U0114102

主编 / 程红岩

肝 胆 良 性 疾 病 影 像 图 谱　＞　＞　＞　＞　＞　＞　＞　＞　＞　＞

第二军医大学出版社
Second Military Medical University Press

主编 / 程红岩

内 容 简 介

本书是一部在收集了东方肝胆外科医院十余年的肝胆良性疾病的影像资料基础上编写而成的影像图谱。书中采用大量图片资料（CT和MRI）全面地分析了肝胆良性疾病典型和非典型的影像学表现。全书共6章，其中肝脏系统3章，胆道系统3章，介绍41种疾病影像特点，图像约700幅。肝脏系统部分包括肝脏良性肿瘤、肝脏肿瘤样病变、肝脏炎性病变及其他良性病变，胆道系统部分则分为胆囊炎性病变、胆管炎性病变和胆系良性肿瘤。

本书可作为影像科医师、肝胆外科医师及相关专业的研究生阅读参考。

图书在版编目(CIP)数据

肝胆良性疾病影像图谱/程红岩主编.—上海：第二
军医大学出版社，2011.9
 ISBN 978-7-5481-0249-6

 Ⅰ. ①肝… Ⅱ. ①程… Ⅲ. ①肝疾病—影像诊断
②胆道疾病—影像诊断 Ⅳ. ①R575.04

 中国版本图书馆CIP数据核字(2011)第100783号

出 版 人：陆小新
责任编辑：胡加飞
策划编辑：邬 懿

肝胆良性疾病影像图谱
主编：程红岩
第二军医大学出版社出版发行
(上海市翔殷路800号 邮编：200433)
全国各地新华书店经销
江苏句容排印厂印刷
开本：889×1194 1/16 印张：23.75 字数：690千
2011年9月第1版   2011年9月第1次印刷
印数：1~2 500
ISBN 978-7-5481-0249-6/R·1050
定价：120.00元

ATLAS OF BENIGN HEPATOBILIARY DISEASE

编 者 名 单 ＞ ＞ ＞ ＞ ＞ ＞ ＞ ＞ ＞ ＞

主　　编　程红岩

副 主 编　徐雯

编写人员　李斯婕　赵　金　陈　栋
　　　　　龙行安　黄　彬　王晓琰

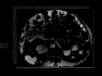

主编简介

　　程红岩，第二军医大学东方肝胆外科医院影像科主任，教授，主任医师。现任中华医学会上海市放射学会和全军医学科学技术委员会放射医学专业委员会委员，上海卫生局质量控制中心介入治疗督察员，中国癌症研究基金会介入医学委员会委员，上海市抗癌协会介入学组和影像学组委员及多家专业杂志编委。从事影像诊断专业30余年，肝癌介入治疗工作15年。1993年在吴孟超院士的领导下负责组建了东方肝胆外科医院影像诊断科，经过多年的努力和积累，逐步形成了以肝胆疾病的影像诊断及肝癌精细介入治疗为专业特色的个人学科方向。先后在"小肝癌影像系列研究"和"胆道阻塞影像诊断新经验"两项研究中以第1作者荣获军队医疗成果二等奖，并荣立个人三等功2次；以第1作者和通讯作者发表论文80余篇。主编出版《肝癌CT图谱》、《肝胆疾病影像学》和《肝胆胰影像学》3部专著；参编多部专著。

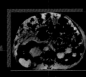

序

　　我国属于肝胆疾病的高发地区，每年有大量的肝胆疾病患者需要诊断和治疗，人们往往谈"瘤"变色，却不知许多良性肿瘤是不需要治疗的。在肝胆疾病中，良性病变占多数。在临床工作中，良性病变间的鉴别诊断，以及良、恶性疾病的鉴别诊断具有十分重要的临床意义。良性疾病种类繁多，具有典型和非典型的影像学表现，只有准确的影像学诊断及鉴别诊断才能更好地为临床治疗方案的制定提供可靠的依据。

　　我院影像科程红岩主任及他们的团队，在前期主编出版《肝癌CT图谱》、《肝胆疾病影像学》的基础上，再次从大量的历史病例中整理总结出了有关肝胆良性疾病的典型及非典型影像表现，以图谱形式出版《肝胆良性疾病影像图谱》。全书以大量高质量的疾病图像为特色，附以简洁的文字说明，较全面、客观地反映了肝胆良性疾病的影像学特点，而且简明、直观易读，便于从病变图像上进行对比参考。因此，它是一部可供研究生、影像科医师及肝、胆外科专业医师在临床工作中学习、借鉴的参考书。

　　特此作序，以字为贺。

第二军医大学东方肝胆外科医院院长

中国科学院院士

吴孟超

2011年6月13日

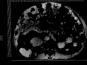

前　　言

　　肝胆良性疾病种类繁多，既有常见病，又有少见病。病灶在影像学表现上有的典型，有的非典型。如何诊断和鉴别诊断肝胆良性疾病是我们日常工作中都会面临的问题。而提高对这些疾病的认识能力，是正确诊断和治疗的根本保证。

　　上海第二军医大学东方肝胆外科医院是全球最大的肝胆专科医院，年平均手术切除肝胆肿瘤7000多例，影像诊断肝胆疾病15 000余例次。多年来，我院影像科积累了大量经过手术病理证实的宝贵影像资料。为此，笔者从大量病例资料中，选择了常见和少见、典型和非典型的肝胆良性疾病，共41种病例。本书选择病例原则是不求大而全，主要以常见为主、少见为辅，以非典型表现为主、典型为辅。许多十分少见疾病未选择其中（在笔者主编并已出版的《肝胆疾病影像学》中收录了200多个病种，几乎包含了文献上所能查到的肝胆疾病的病种）。所有图像均为我院的原始图像（从PACS存储库中提取，以TIF格式下载），保证了图像质量和品质。每病例多采用多期动态扫描检查（无论CT或MRI检查），每病例尽可能做到选择病灶多个层面，以便为读者提供病灶较全面的图像特点，所有病例均有病理证实，以确保疾病诊断的正确性，避免了主观诊断可能造成的人为误诊。有些病例是笔者经手的误诊病例，可供读者参考和借鉴。

　　本书分为6章41节，1~3章为肝脏疾病，4~6章为胆道疾病。每节一个病种。全书约69万字，700余幅图像。目前国内外尚未有同类书籍出版。

　　鉴于笔者的经验和资料的局限性，书中难免有不足之处，谨请专家和广大读者指正。

　　本书在编辑过程中承蒙我院领导，病理科丛文铭主任和其他医生，以及病案室相关人员的大力支持，在此一并表示衷心感谢！

程红岩
二〇一一年4月14日于上海

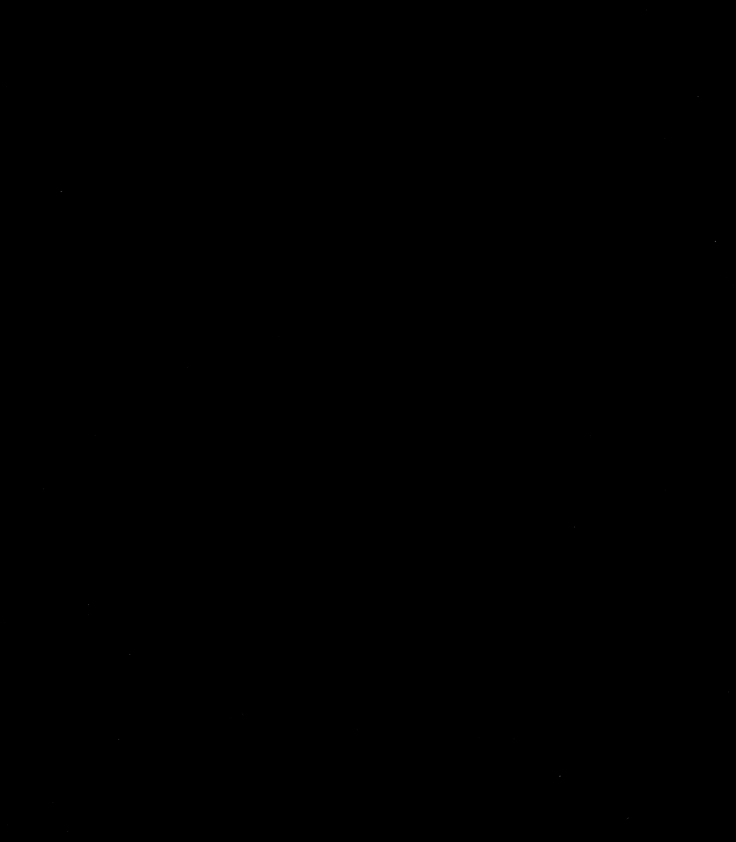

目　录

第一章
肝脏良性肿瘤

ATLAS OF BENIGN HEPATOBILIARY DISEASE

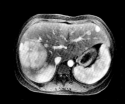

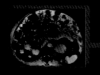

第一章
肝脏良性肿瘤

第一节　肝　囊　肿

肝囊肿（hepatic cysts）是肝脏最常见良性病变之一。按病因分为先天性、创伤性、炎症性、肿瘤性及寄生虫性五类。其中以先天性肝囊肿最常见，占肝囊肿的95%以上，包括单纯性肝囊肿和多囊病性肝囊肿。两者都由小胆管扩张演变而成，囊壁衬以分泌液体的上皮细胞。单纯性肝囊肿的发病率较高；多囊病性肝囊肿又称多囊肝，相对少见。

一、单纯性肝囊肿

（一）病理表现

源于肝内迷走胆管，或因肝内胆管或淋巴管在胚胎期的发育障碍所致。也有认为可能为胎儿患胆管炎，肝内小胆管闭塞，近端小胆管逐渐呈囊性扩大或肝内胆管变性后致局部增生阻塞而成。典型的肝囊肿可单发或多发。囊肿为单房性，囊壁较薄，囊液多为淡黄色或黏液状，如出血或感染也可为咖啡色或脓性液体，若与毛细胆管相通则可混有胆汁。

（二）临床表现

可见于任何年龄，以老年女性多见。一般无明显症状。但较大的囊肿可压迫邻近周围脏器出现食欲不振、上腹隐痛、黄疸等。若因囊肿破裂或囊内出血可出现急腹症，若囊内感染可出现发热或血象升高等。

（三）影像学表现

1. CT　平扫呈单发或多发圆形或椭圆形的均匀低密度影，边缘光滑锐利，多为单房性，其内偶见分隔；如果数量很多，与多囊肝鉴别有一定困难。其CT值近似或略高于水，无强化，囊壁薄而不能显示；小的肝囊肿，由于部分容积效应，CT值常偏高或囊内有出血或感染等时，可与肝实质性占位混淆，需加做薄层及增强扫描。

2. MRI　T_1WI呈低信号，当囊肿内蛋白或脂肪含量较高时可呈等信号或高信号；T_2WI呈均匀较高信号；质子密度加权像上，大多数囊肿呈等信号，少数呈略低信号或略高信号；Gd-DTPA增强后不强化，这是不同于海绵状血管瘤的重要标志。鉴别囊性和非囊性病灶以MRI检查为佳。

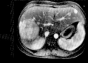

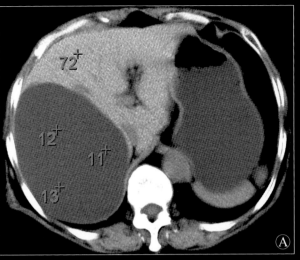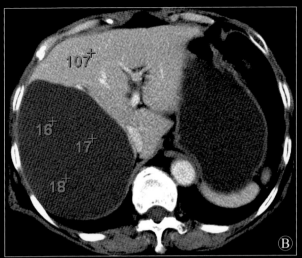

图1-1-1　右肝巨大囊肿CT检查

A. 平扫：肝右叶一巨大椭圆形低密度透亮影，密度均匀，边缘光滑，囊壁菲薄；B. 门静脉期：病灶无强化，边界显示更清楚

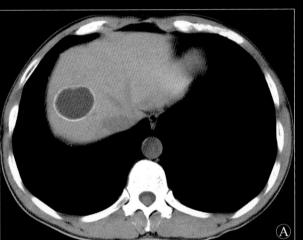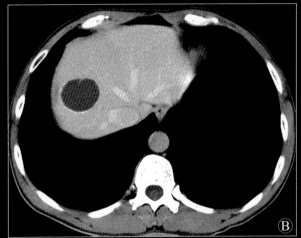

图1-1-2　右肝单发伴囊壁钙化的囊肿CT检查

A. 平扫：肝右叶上段见一类圆形低密度囊性结节影，病灶边缘见环行高密度影，厚度均匀；B. 门静脉期：病灶未见明显强化，病灶内见纤细分隔影

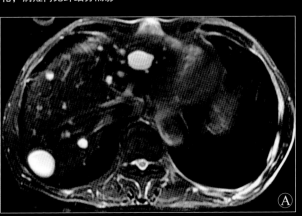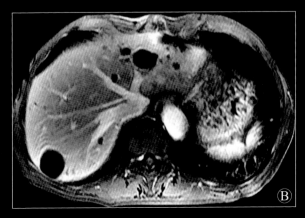

图1-1-3　肝多发性小囊肿MRI检查

A. T₂WI：肝左、右叶多发大小不等的类圆形极高信号影，信号均匀，边缘光滑，呈"灯泡征"；B. 门静脉期：所见病灶呈无强化，呈边界清楚的低信号影

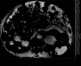

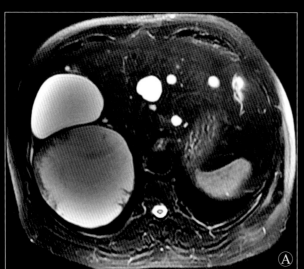

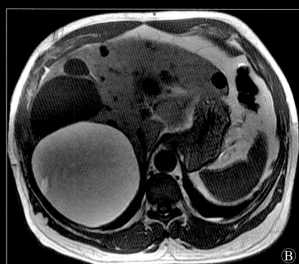

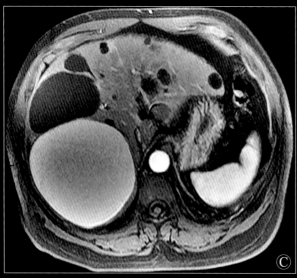

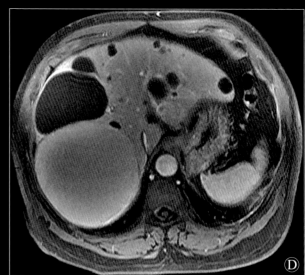

图1-1-4 肝多发性囊肿的MRI检查

A. T_2WI：肝内多发大小不等的类圆形高信号影，信号强度不同，右后叶病灶呈高信号影，其余呈极高信号影；B. T_1WI：右后叶病灶呈较均匀高信号影，其余病灶呈低信号；C、D. 动脉期和门静脉期：所见病灶无明显强化，右后叶病灶仍呈均匀高信号

☀ 诊断要点：囊肿内囊液含蛋白成分较多时，T_1WI呈均匀的极高信号；出血者可稍高信号，但多不均匀。

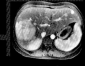

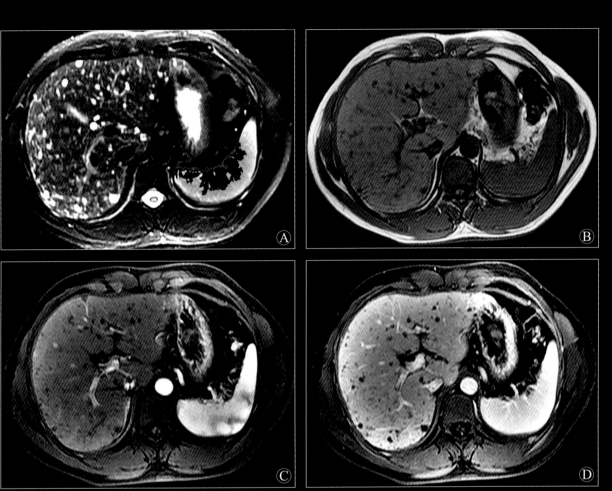

图1-1-5 肝多发细小囊肿的MRI检查

A. T$_2$WI：肝内多发细小囊性极高信号影；B. T$_1$WI：肝内多发性细小圆形低信号影；C、D、E. 动脉期、门静脉期和延迟期：肝内多发性细小低信号影无明显强化

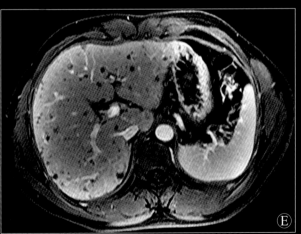 **诊断要点：** 肝内多发性细小囊肿较少见，呈弥漫性分布；需要与肝脏多发性错构瘤相鉴别，两者在MRI上信号相似，瘤内均为液体，但后者多分布在肝脏周围。最终诊断依靠病理检查。

二、出血性肝囊肿

可为单纯性囊肿出血，也可为外伤、感染或肿瘤的继发改变。

影像学表现

1. CT　平扫于低密度囊性病灶内可见不规则高密度影；增强后无强化。

2. MRI　取决于出血量、出血时间及磁场强度，在T_1WI及T_2WI上可表现为高、等、低信号，增强后无强化。急性出血性囊肿在T_2WI上呈低信号，增强后无强化，可与实质性肿瘤相鉴别。

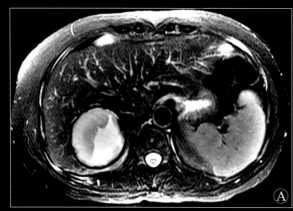
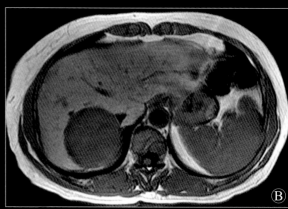
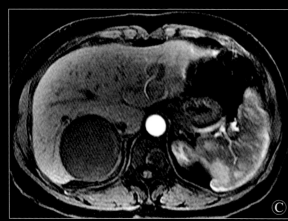
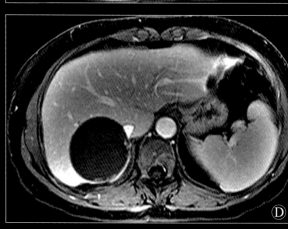
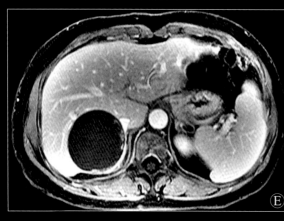
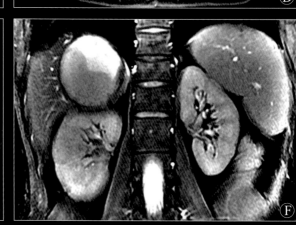

图1-1-6　右肝囊肿伴出血MRI检查

A. T_2WI：肝右后叶见一类圆形不均匀高信号影，其内侧区域信号更高；B. T_1WI：病灶呈低信号；C. 动脉期：病灶边缘见弧形线稍高信号影；D. 门静脉期：病灶仍无明显强化，边界显示更清楚；E. 延迟期：病灶呈均匀低信号，内侧边缘信号稍高；F. 冠状位：肝右叶近右肾见一椭圆形高信号影

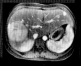

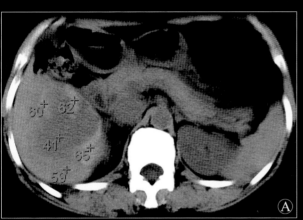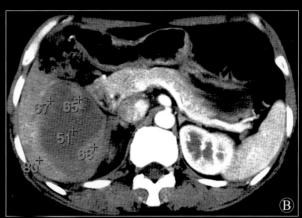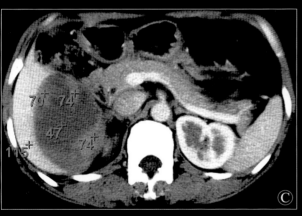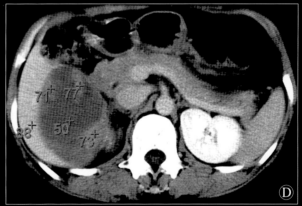

图1-1-7　右肝囊肿伴出血CT检查

A. 平扫：肝右叶下段一椭圆形不均匀低密度影，其边缘见不规则片状及条状高密度影，边界欠清；B. 动脉期：病灶内未见明显强化，病灶周围肝实质轻度强化；C. 门静脉期：病灶边界显示更清楚，病灶内无强化；D. 延迟期：病灶仍未见强化，其内高密度区范围及强度无变化

三、多囊肝

多囊肝为常染色体显性遗传病，可单独存在，但常和多囊肾同时存在，还可合并胰、脾的多发囊肿。多囊肝的囊腔呈多房性，囊壁极薄，囊液多为深褐色或清亮液体。

影像学表现：呈弥漫性分布于肝脏的大小不一的囊性改变，常可见薄壁及分隔状表现，其CT及MRI表现特征与单纯性肝囊肿基本相同，常伴多囊肾。

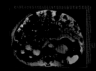

8

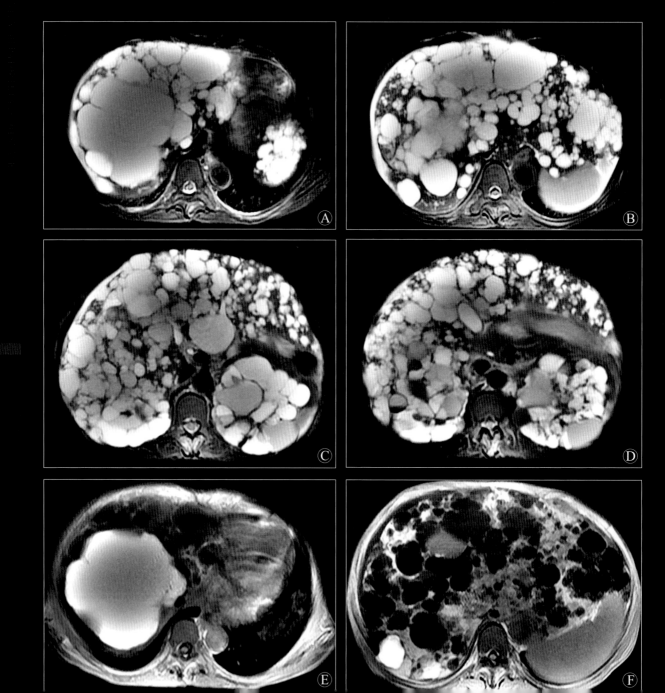

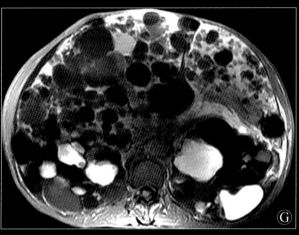
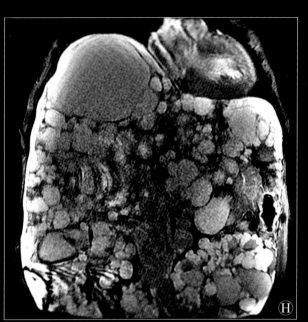
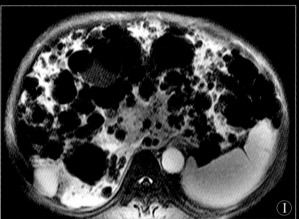
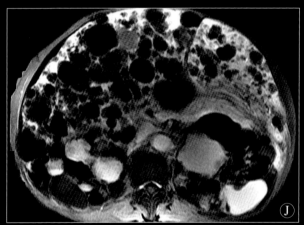

图1-1-8 多囊肝伴多囊肾的MRI检查

A、B、C、D. T_2WI：肝内多发弥漫分布、大小不等的囊性极高信号影，信号均匀，分界不清，部分病灶内见线状低信号分隔影，双肾亦见多发大小不一的囊状极高信号影；E、F、G. T_1WI：肝内及双肾多发大小不等的类圆形低信号影，部分病灶呈高信号，为囊液蛋白含量不同所致；H. 冠状位：肝内及双肾弥漫大小不一的囊状高信号影，分界不清；I、J. 门静脉期：肝、肾所见病灶均无明显强化

第二节 肝血管瘤

一、肝海绵状血管瘤

肝血管瘤是肝脏最常见的良性肿瘤之一，绝大多数肝血管瘤为肝海绵状血管瘤（hepatic cavernous hemangioma），故临床上所说的血管瘤即为海绵状血管瘤。病因不明，可能与肝动脉末梢的先天性畸形有关；也可能为后天性发生，如服用类固醇激素、避孕药及妇女怀孕期间可诱发本病。恶变罕见。

（一）病理表现

可单发或多发，左、右叶发生率无明显差别，瘤体呈膨胀性生长，外观呈暗红色或紫褐色，界清，质软，有条索状纤维包膜包裹，肿瘤切面呈海绵状或蜂窝状的大小不一、相互交通的含血腔隙。

（二）临床表现

该病多见于成年人，女性多见，多无明显症状，当压迫肝组织或邻近脏器时可出现上腹部不适、胀痛等症状，或可触及包块，表面光滑、质软或中等硬度、有弹性或轻压痛，包块与肝脏同随呼吸运动而移动。血管瘤破裂引发大出血者罕见。

（三）影像学表现

1. CT 平扫时典型表现为单发或多发边界清楚的均匀低密度影，伴有脂肪肝者呈等或略高密度影。较大的血管瘤往往不均质，病理证实伴有变性及出血性坏死所引起的液化、囊性变及钙化等。增强扫描动脉期可出现几种不同的强化表现，最常见的是周边型强化，其次是中央型强化和混合型强化（周边型+中央型）；弥漫型强化较少见，即病灶开始即均匀强化，较小的血管瘤动脉期即可呈均匀一致的强化。部分病灶中央可见不强化的血栓或纤维瘢痕。

2. MRI T_1WI可表现为均匀低信号、低信号病灶内有更低信号或为混杂性低信号，在T_2WI上表现为较高信号，即"灯泡征"。发生囊变者，囊腔呈圆或卵圆形，内含透亮的浆液或胶样物质，在T_1WI上表现为低信号，T_2WI表现为比肿瘤主体更高的信号，纤维瘢痕在PDWI、T_1WI和T_2WI均表现为低信号，纤维瘢痕组织中如有出血或血栓，T_2WI则表现为高信号。增强后表现与CT类似。

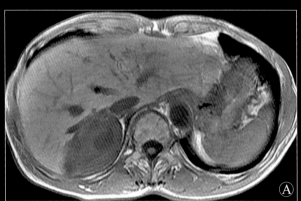
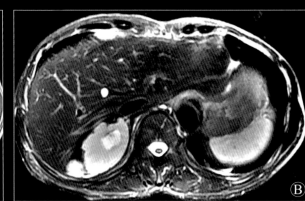
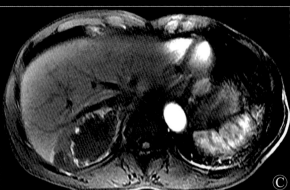
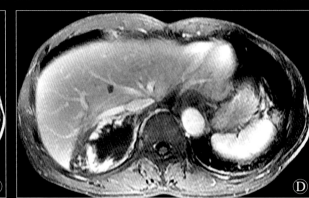

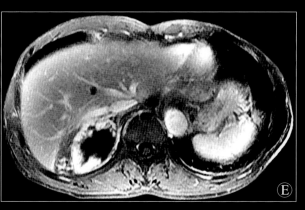

图1-2-1 右肝血管瘤和小囊肿MRI检查（边缘强化型）

A. T₁WI：肝右后叶见一块状不均匀低密度影，边界尚清；肝右前叶尚见一边界清楚的小圆形低信号影；B. T₂WI：右后叶病灶呈不均匀较高信号，右前叶小病灶呈极高信号影；C. 动脉期：右后叶病灶边缘开始强化；D. 门静脉期：病灶内见造影剂从边缘向中央填充；E. 延迟期：病灶内造影剂填充范围更广，右前叶小病灶始终无强化，即小囊肿

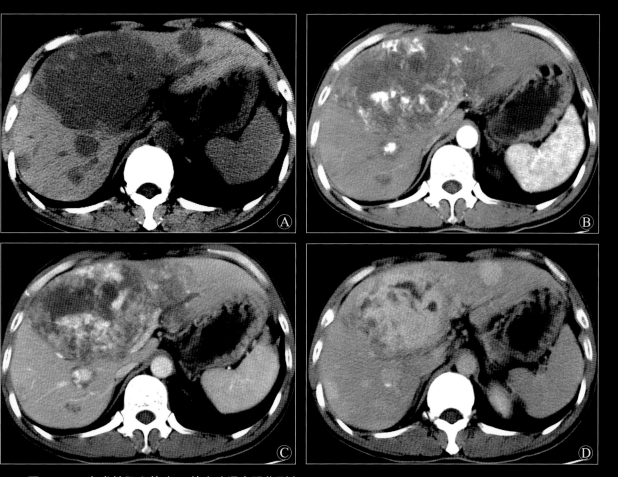

图1-2-2 多发性肝血管瘤CT检查（混合强化型）

A. 平扫：肝内多发大小不等的块状及结节状低密度影，中肝叶病灶最大，形态不规则呈分叶状，边界尚清楚；B. 动脉期：所见病灶明显不均匀的"混合型"强化；C. 门静脉期：病灶强化更明显；D. 延迟期：造影剂进一步填充，肝左叶小病灶呈均匀稍高密度

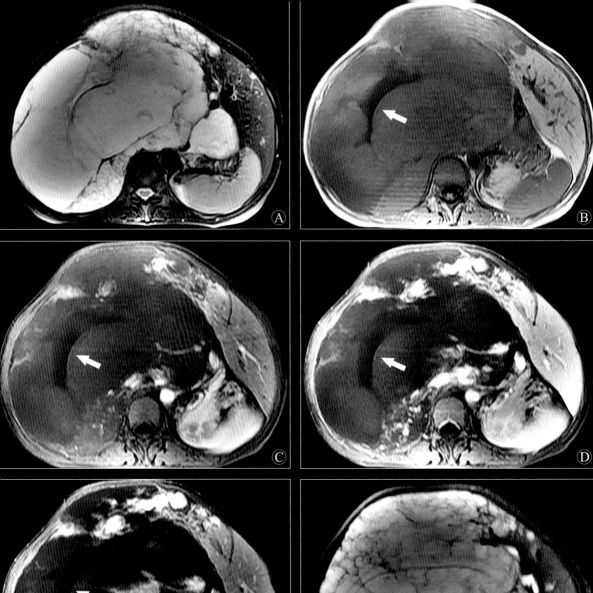

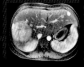

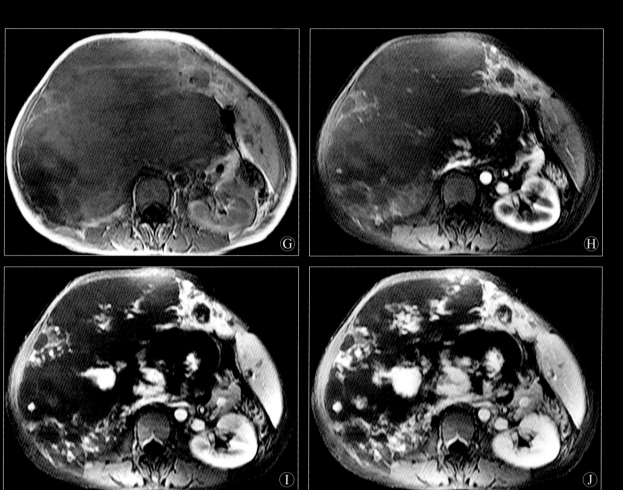

图1-2-3 肝巨大血管瘤MRI检查（边缘强化型）

（A~E和F~J分别为2个不同的层面）

A、F. T$_2$WI：肝右叶至尾叶及左内叶一巨大块状高信号影，信号欠均匀，其内见分隔影；B、G. T$_1$WI：病灶呈不均匀低信号影，其内见不规则更低信号区；C、H. 动脉期：病灶边缘不规则强化；D、I. 门静脉期：病灶强化更明显；E、J. 延迟期：病灶内造影剂填充更多；B、C、D、E. 瘤体中所见条带状无强化影为瘢痕（箭头），其在T$_2$WI上为高信号

☀ 诊断要点：巨大血管瘤相对少见，三期扫描非常重要，抓住强化特点诊断不困难，当CT诊断不能明确时，MRI检查更有利于血管瘤的诊断和鉴别诊断。

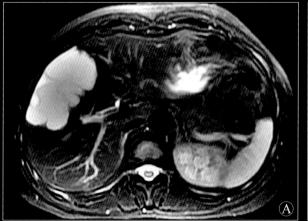

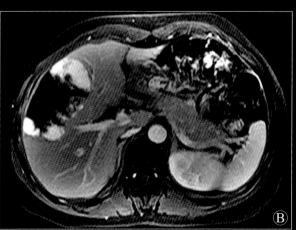

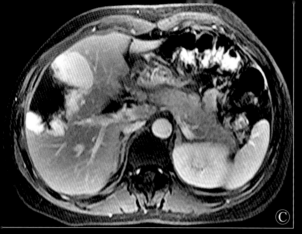
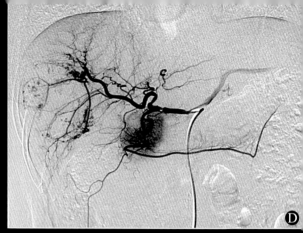

图1-2-4　右肝血管瘤MRI和DSA检查（边缘强化型）

A. T$_2$WI：肝右叶见一不规则块状极高信号影；B. 门静脉期：造影剂从边缘向中央充填；C. 延迟期：造影剂进一步充填；D. DSA：右肝区见块状不均匀点状染色灶，血管网丰富

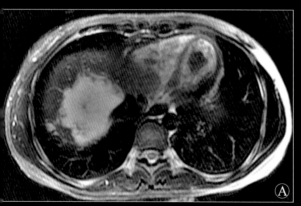
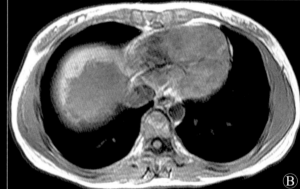
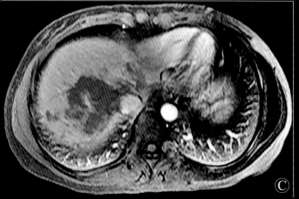
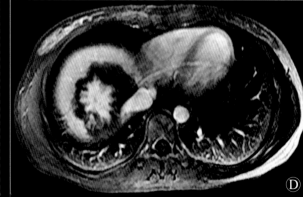

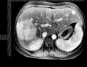
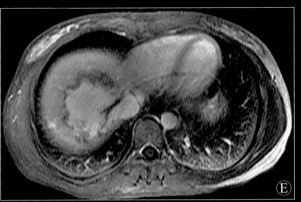

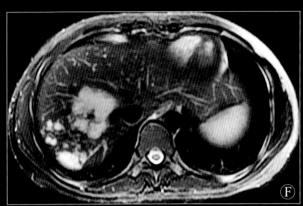

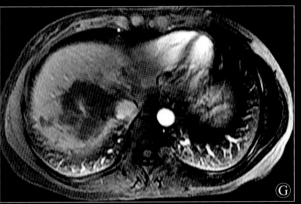

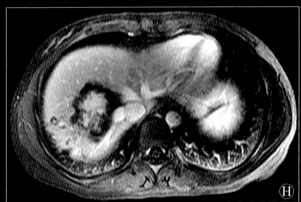

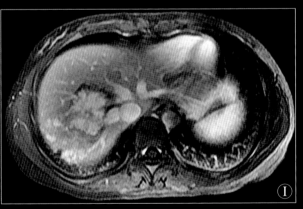

图1-2-5　肝多发血管瘤MRI检查（中央型强化）

（A~E和F~I分别为2个不同层面）

A、F. T_2WI：肝右叶上段见多发大小不等的块状及小结节状极高信号影，边缘模糊；B. T_1WI：病灶呈低信号；C、G. 动脉期：病灶从中央开始轻度点状强化；D、H. 门静脉期：病灶中央强化区域扩大；E、I. 延迟期：病灶强化更明显，大病灶边缘尚未强化

☀ **诊断要点**：多数血管瘤病例强化从瘤体边缘开始，从中央开始者较少见，三期扫描有助于诊断。

二、不典型血管瘤

由于瘤体的继发性病理变化、瘤体的血流动力学异常、瘤体的并发症、瘤周肝组织的异常等原因，导致瘤腔内发生变性、出血、囊变、血栓、钙化及伴动-门静脉瘘，使血管瘤失去特征性，在影像学上呈不典型的表现。硬化性血管瘤是其中之一，为血管瘤发生退行性改变、血栓形成，并进一步发生纤维化、钙化，使整个血管瘤呈灰白色纤维硬化性结节状。

影像学表现：CT表现为肝实质内边界欠清的低密度病灶，因合并血栓、纤维化及钙化而密度不均匀，增强后动脉期无强化或边缘少许结节状或点状轻度强化，门脉期及延迟期病灶内无或少许造影剂充填。MRI上T_1WI病灶呈低信号，信号欠均匀，边界欠清，T_2WI呈等或高信号。

影像学诊断较困难。

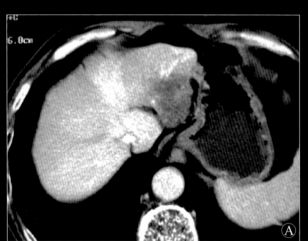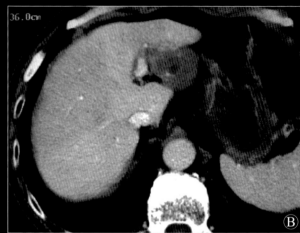
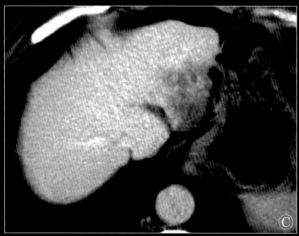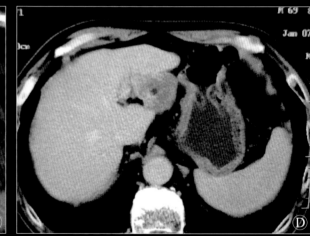

图1-2-6　左肝不典型血管瘤CT检查

A、B. 门静脉期：左外叶外生性低密度结节，边缘和中央可见小点状强化影；C、D. 延迟期：较门静脉期进一步轻度充填

☼ **手术病理**：肿瘤质地较软，边缘清楚；切面暗红色，无包膜，呈海绵状。镜下：肿瘤组织由相互连接不规则扩张的毛细血管网构成，血管内皮细胞分化成熟，部分区域纤维组织增生。

诊断：海绵状血管瘤。

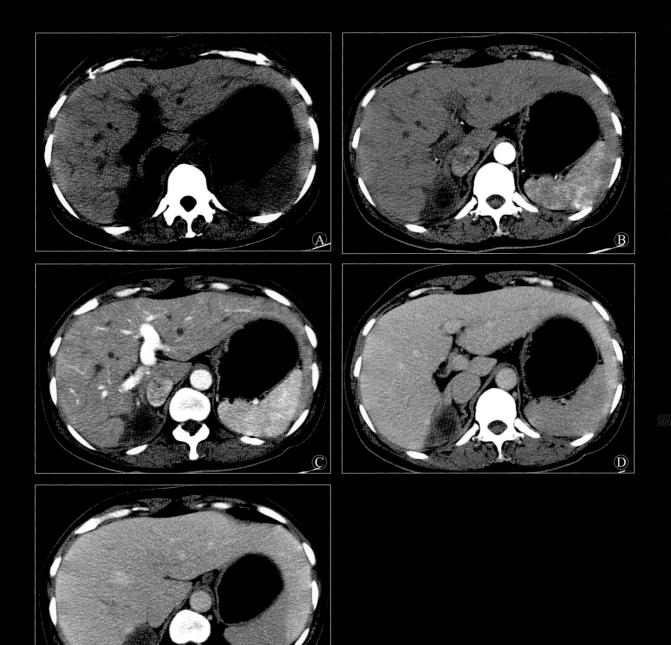

图1-2-7　右肝硬化性血管瘤CT检查

A. 平扫：肝右后叶见一不规则结节状低密度影，密度不均匀，其内可见圆形更低密度影；B. 动脉期：病灶边缘轻度强化；C．门静脉期：病灶边缘轻度强化区域稍扩大；D、E. 延迟期：病灶呈不均匀低密度，边缘密度稍高

☀ **手术病理**：肿瘤呈黄白色，质地中等；切面呈黄色，瘤内出血坏死。镜下：瘤组织由扩张的毛细血管、厚壁小动脉、增生的小胆管以及大片胶原结缔组织构成，毛细血管管壁增厚。

诊断：硬化性血管瘤。

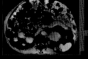
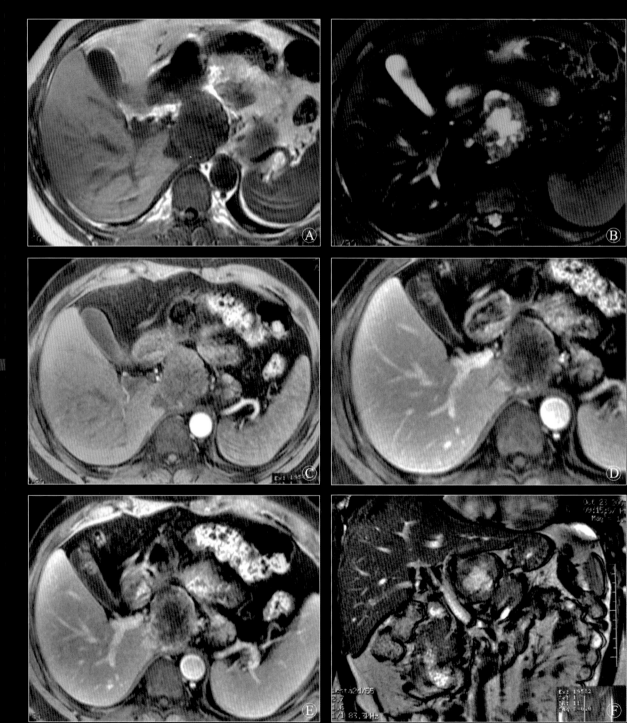

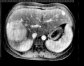
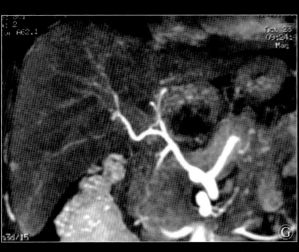

图1-2-8 肝尾状叶硬化性血管瘤MRI检查

A. T₁WI：肝尾状叶可见向外突出的低信号结节影；B. T₂WI：尾状叶结节影呈高信号，其内可见不规则结节状极高信号影；C. 动脉期：病灶轻度强化；D. 门静脉期：病灶边缘强化区域扩大；E. 延迟期：病灶强化更明显；F. 冠状位：尾状叶结节向外突出，呈高信号，内部不规则更高信号影；G. 血管成像：病灶由肝左动脉供血

患者超声检查呈不均匀的低回声结节。手术病理：切面灰白色，无包膜；镜下：瘤组织由大片增生性纤维结缔组织构成，散在分布扩张小血管及厚壁动脉血管。

诊断：硬化性血管瘤。

诊断要点：不典型血管瘤常误诊，特别是CT检查时。必要时做MRI检查有助于诊断和鉴别诊断。

19

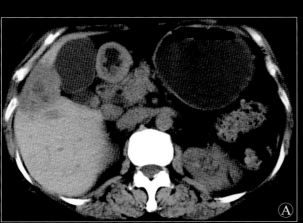

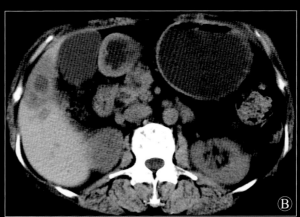

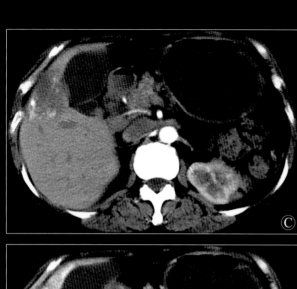

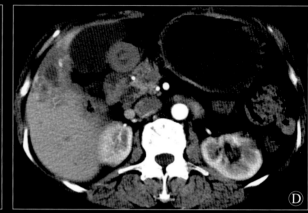

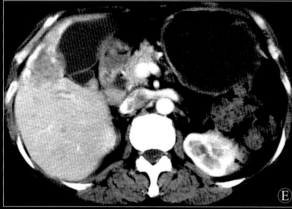

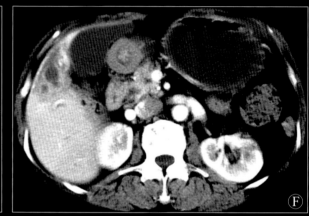

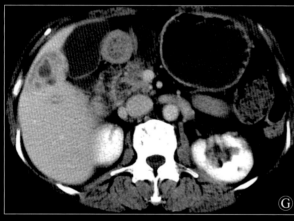

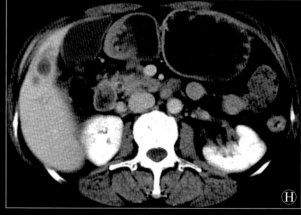

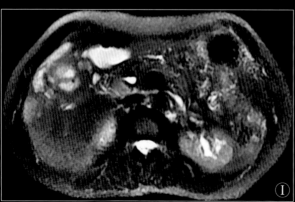

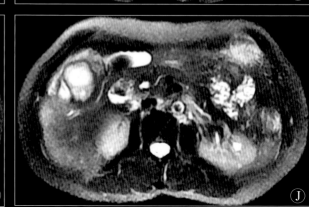

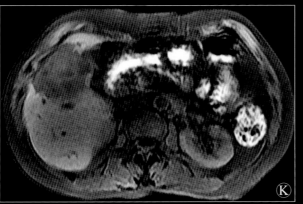

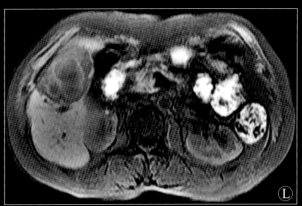

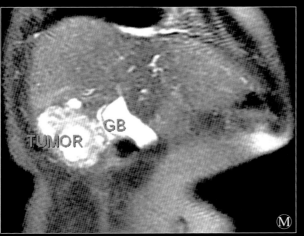

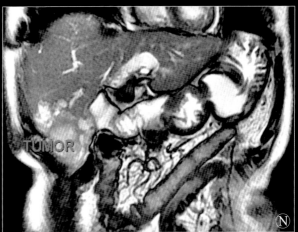

图1-2-9 肝右叶硬化性血管瘤CT、MRCP检查

A、B. CT平扫：肝右前叶胆囊旁可见约5 cm的密度不均匀、边缘模糊低密度影；C、D. 动脉期：病灶轻度不规则强化；E、F. 门静脉期：病灶进一步轻度强化；G、H. 延迟期：病灶大部分强化，其内仍可见大小不等的低密度无强化区；I、J. T_2WI：病灶呈不均匀的高信号影；K、L. T_1WI：病灶呈不均匀低信号影；M、N. 冠状位：病灶呈不均匀高信号影（TUMOR=肿瘤，GB=胆囊）

术中：肿块大小4 cm×5 cm，周围组织水肿。切开病灶内有约2 cm×2 cm的空腔，内有混浊黏性分泌物。病理：肿块灰白色，质硬无包膜，有出血和少量坏死。镜下：病灶由增生的胶原结缔组织构成，内含大小不一的厚壁血管。

诊断：硬化性血管瘤。

诊断要点：本病例易误诊为肝脓肿。增强后延迟期病灶大部分强化呈等密度，提示血管瘤可能。

第三节 肝 腺 瘤

肝腺瘤（hepatic adenoma）多发生于正常的肝组织。瘤体常呈类圆形，70%～80%为单发，也可多发。

（一）病理表现

瘤体切面呈棕褐色或绿棕色，可有肝细胞脂肪变性，常可见出血及坏死，瘤细胞为分化较好的肝细胞但排列紊乱，无正常肝小叶结构，肿瘤内有散在分布的小血管但不含汇管及胆管，多有完整包膜，肿瘤边缘可有营养血管。腺瘤恶变率为8%～13%。

21

（二）临床表现

腺瘤多见于育龄期妇女，与长期服用含雌激素避孕药物有关；发生于男性者，与长期服用含雄激素类药物有关；糖原累积病患者也易发生本病。

多无临床症状，但因易并发出血，故可出现腹痛、休克等症状。

（三）影像学表现

1. CT 平扫多表现为略低或接近于肝脏密度的类圆形肿块，病灶内有新鲜出血时表现为高密度，陈旧性出血为低密度，部分病灶内新旧出血混杂则表现为不均匀高低混杂密度；有7%～10%的病例内可见脂肪变性，CT值为负值。增强后典型表现为动脉期明显均匀或较均匀强化（除外出血、坏死及脂肪），有时见供血动脉与病灶相连，门脉期及延迟期强化更趋均匀但密度下降接近于正常肝组织。约25%的病例可见低密度包膜影。

2. MRI T$_1$WI可表现为略低信号或高信号，高信号是由于出血或含脂肪成分；T$_2$WI表现为略高信号。腺瘤内的脂肪成分在反相位与脂肪抑制脉冲序列上信号强度常均匀减低。增强扫描特点与CT类似。

较大的腺瘤由于出血坏死等，可表现不典型，即动脉期强化不均匀，但病灶边缘多可见包膜，为腺瘤特征之一。

鉴别：腺瘤与局灶性结节增生鉴别要点是后者的典型特征是中央瘢痕组织延迟强化，而肿瘤内出血、坏死、脂肪成分及包膜等是腺瘤的特点。

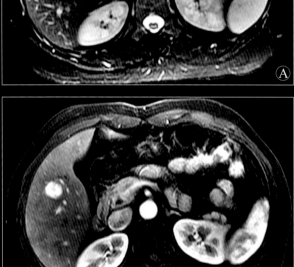
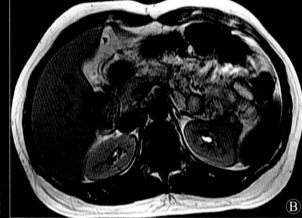
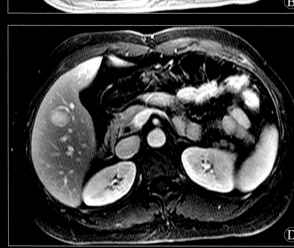

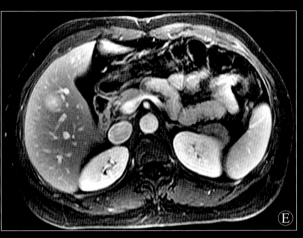
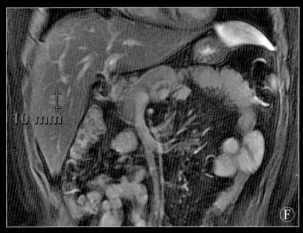

图1-3-1　右肝小腺瘤MRI检查

　　A. T$_2$WI：肝右前叶见一小结节状、边界清楚的高信号影，中央小条状更高信号影；B. T$_1$WI：病灶呈低信号；C. 动脉期：病灶明显强化；D、E. 门静脉和延迟期：病灶强化减退，但仍呈高信号；F. 冠状位：病灶呈不均匀稍高信号

　　术中：肿瘤质硬，中央有星状瘢痕。病理：肿瘤呈灰白色，无包膜，少量出血。
　　诊断：腺瘤。

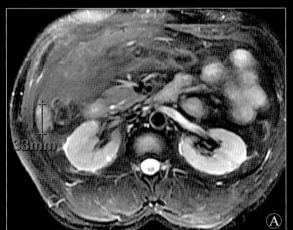
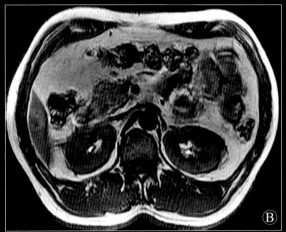
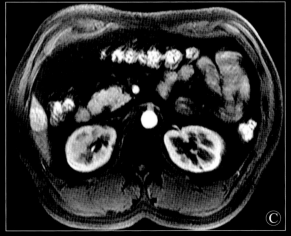
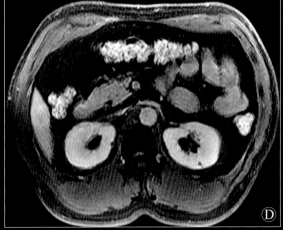

图1-3-2　右肝小腺瘤MRI检查

A．T₂WI：肝后叶下极见一小结节状、边界清楚的高信号影；B．T₁WI：病灶呈不均匀稍高信号；C．动脉期：病灶明显强化；D．延迟期：病灶强化减退，但仍呈边缘模糊的稍高信号

病理：灰白色，无包膜，少量出血。

诊断：腺瘤，生长活跃，微血管高密度。

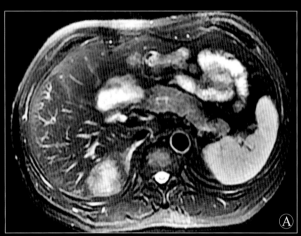
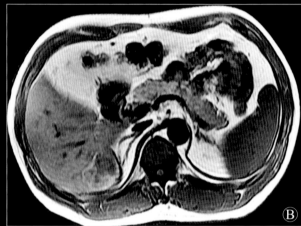
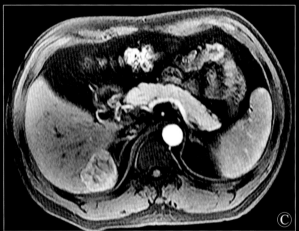
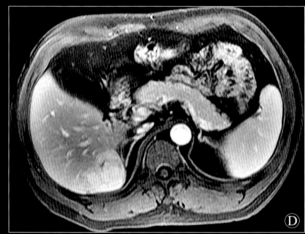
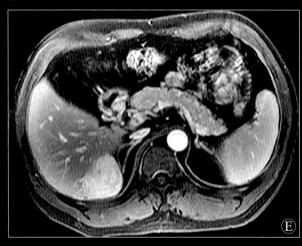
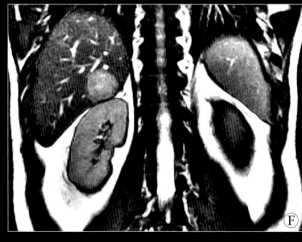

图1-3-3　右肝腺瘤MRI检查

A．T₂WI：肝右后叶内缘见一结节状高信号影，信号欠均匀，中央信号更高，边界清楚；B．T₁WI：病灶呈高低混杂信号，边

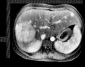

缘信号更高；C. 动脉期：病灶明显强化，欠均匀；D、E. 门静脉和延迟期：病灶强化更明显，呈均匀高信号；F. 冠状位：肝右叶右肾上方见一结节状高信号影，边缘稍模糊

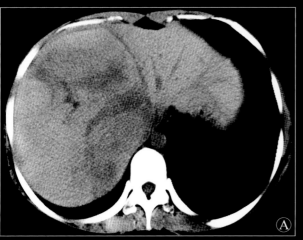

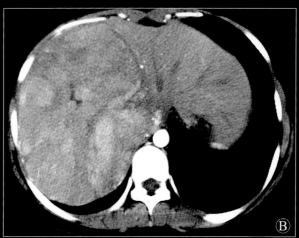

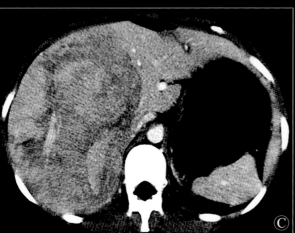

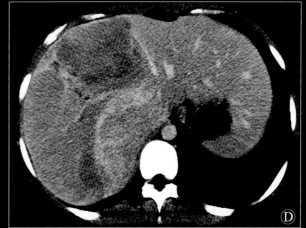

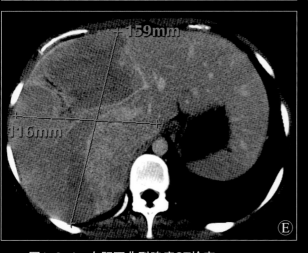

图1-3-4 右肝不典型腺瘤CT检查

A. 平扫：肝右叶见一巨大卵圆形略低密度影，其内见更低密度区，边缘清楚，局部可见线状低信号包膜影；B. 动脉期：病灶呈不均匀强化；C. 门静脉期：病灶强化更不均匀；D、E. 延迟期：病灶强化减退呈不均匀低密度，包膜强化

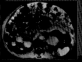
☀ 诊断要点：患者女性，22岁，无肝炎、肝硬化病史，肿瘤指标均正常。特点是大且有包膜。肝细胞癌也可有假包膜，两者强化特点和病史不同，巨大肝癌通常瘤体内有液化坏死区，多可鉴别。

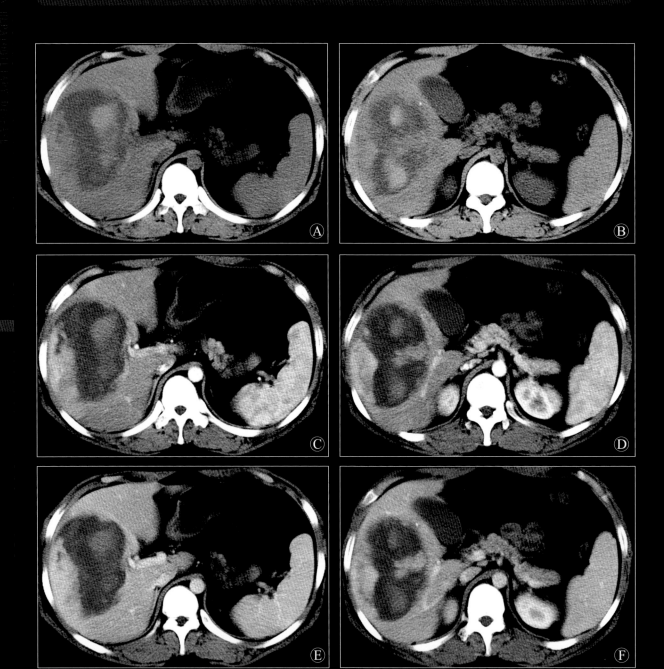

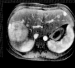

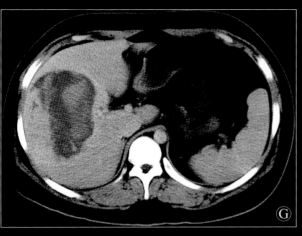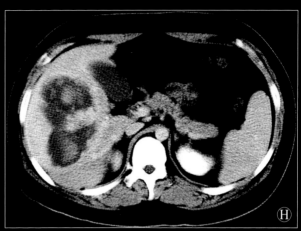

图1-3-5　右肝巨大腺瘤伴出血坏死CT检查

A、B. 平扫：肝右叶巨块低密度影，其内片状高密度（出血）；C、D. 动脉期：病灶明显不均匀强化；E、F. 门静脉期：病灶进一步强化；G、H. 延迟期：强化区呈等密度，出血区无强化

术中：肿瘤质地中等，包膜完整，切开瘤内有出血坏死。病理：肿瘤呈灰黄色，有出血。

诊断：腺瘤。

诊断要点：病灶实质区呈明显强化，为腺瘤的动态强化特点，但病灶大部分区域有液化坏死，出血在CT平扫呈高密度。

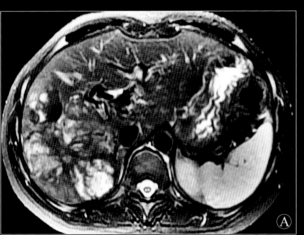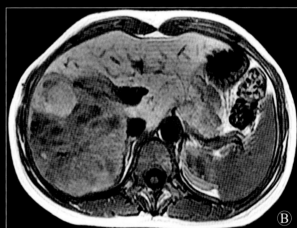

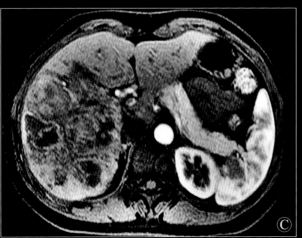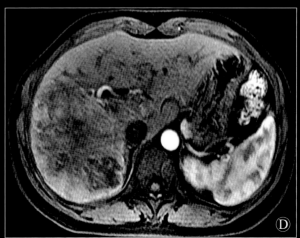

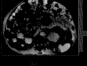
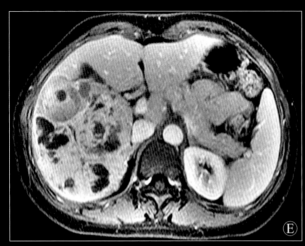

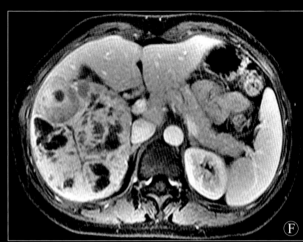

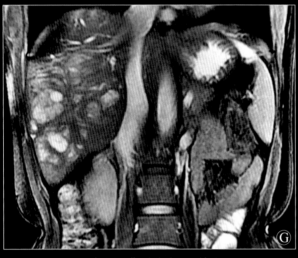

图1-3-6　右肝不典型腺瘤MRI检查

A. T$_2$WI：肝右叶见一块状不均匀高信号影，部分区域信号更高；B. T$_1$WI：病灶呈高低混杂信号；C、D. 动脉期（不同层面）：病灶不均匀强化，可见右肝动脉增粗；E. 门静脉期：病灶强化更明显；F. 延迟期：病灶强化区域信号强度稍减退，仍呈高信号表现与门脉期相似；G. 冠状位：病灶呈不均匀高信号，其内见多发囊状更高信号区

☀ 诊断要点：患者女性，41岁。该肿瘤较大，内有出血和坏死导致信号不均，需与血管平滑肌脂肪瘤鉴别。若有脂肪成分，可考虑为血管平滑肌脂肪瘤，并需结合病史。

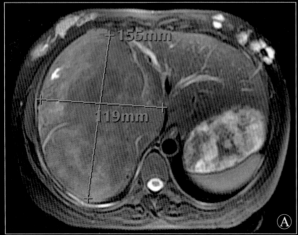

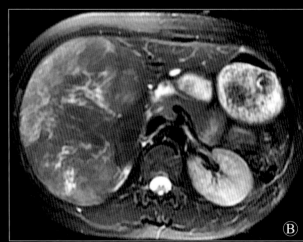

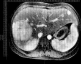

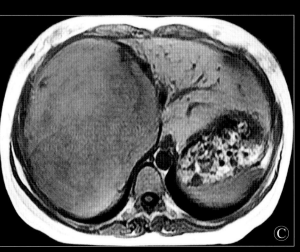

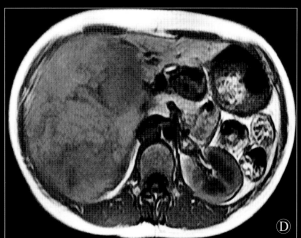

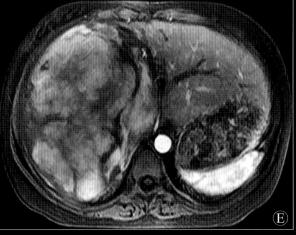

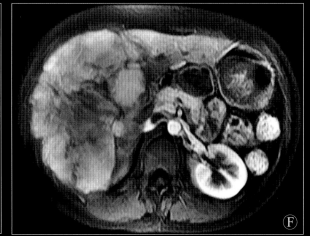

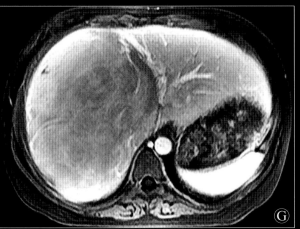

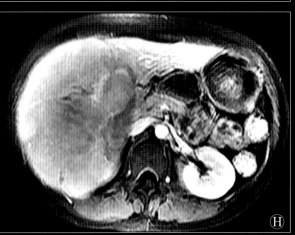

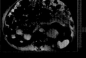
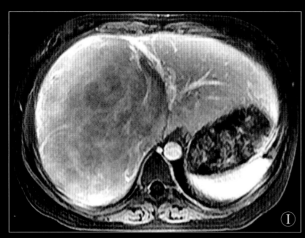

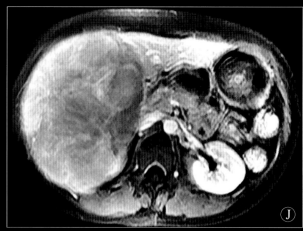

图1-3-7 右肝巨大腺瘤伴部分包膜及内出血MRI检查

A、B. T₂WI：肝右叶巨大块状稍高信号影，信号欠均匀，边界清楚；C、D. T₁WI：病灶呈稍低信号；E、F. 动脉期：病灶明显强化，欠均匀；G、H. 门静脉期：病灶强化减退呈稍低信号，略不均匀；I、J. 延迟期：病灶信号进一步降低

☀ 诊断要点：强化后期信号趋向一致。

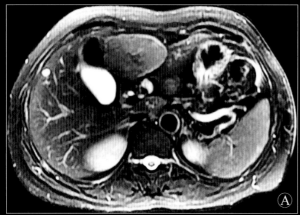

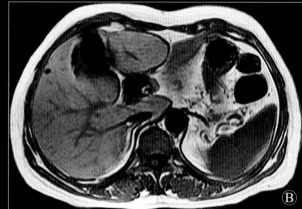

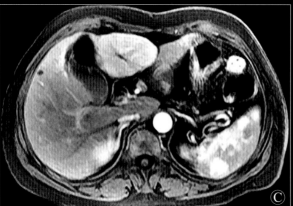

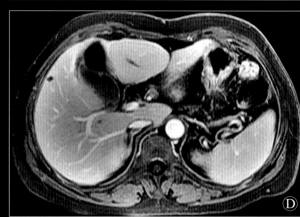

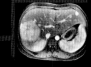

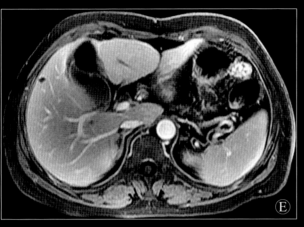

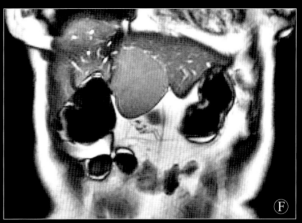

图1-3-8 肝左叶腺瘤（误诊为FNH）MRI检查

A. T_2WI：肝左外叶块状稍高信号影，信号欠均匀，边界清楚呈高信号；B. T_1WI：病灶呈等信号，边缘呈低信号；C. 动脉期：病灶明显强化，欠均匀；D、E. 门静脉期和延迟期：病灶强化减退呈稍低信号，病灶中央可见无强化的条状低信号影，边缘呈高信号；F. 冠状位：病灶呈均匀的高信号

☀ 术中：肿瘤呈黄白色，质中，包膜完整，切开无明显出血。

病理诊断：腺瘤。

诊断要点：本病灶内条状无强化影，与局灶性结节增生相似，后者常无包膜，但本例有包膜并强化。

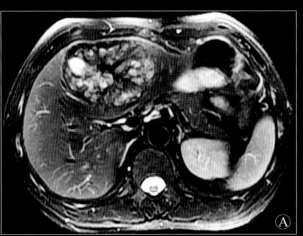

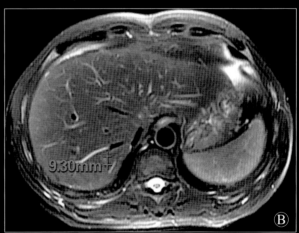

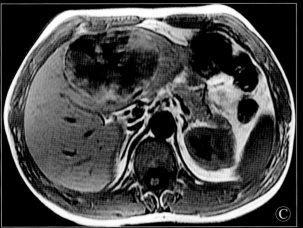

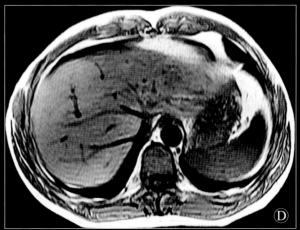

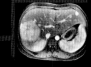

31

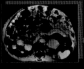

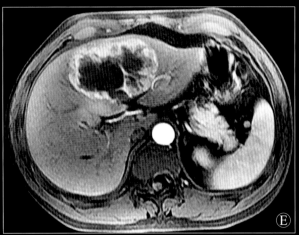

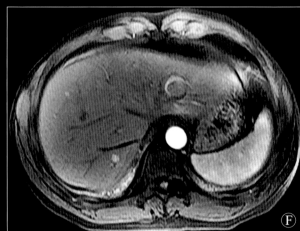

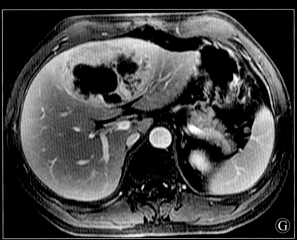

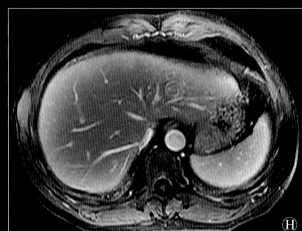

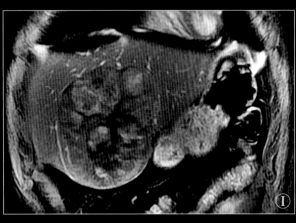

图1-3-9　肝左叶及右后叶肝腺瘤MRI检查

A、B. T₂WI：肝左外叶块状不均匀高信号影，边界清楚呈高信号；右后叶可见9 mm的小结节高信号影；C、D. T₁WI：左叶病灶呈不均匀低信号；右叶病灶显示不清；E、F. 动脉期：左叶病灶明显不均匀强化，右叶病灶明显均匀强化；G、H. 延迟期（门静脉期和延迟期病灶表现相同）：左叶病灶强化减退不均匀稍高信号，病灶内始终有无强化液化坏死组织；右叶病灶呈模糊的稍高信号；F. 冠状位：病灶呈混杂信号影，包膜呈高信号

术中：肿瘤质软，外生，切开见瘤周边为血凝块样组织。病理：肿瘤暗红色，部分灰白色，无明显包膜。瘤组织由分化较好的肝细胞构成，局部肝窦见紫癜样扩张，大片凝固

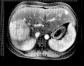

坏死区，大量薄壁血管。

诊断：腺瘤。

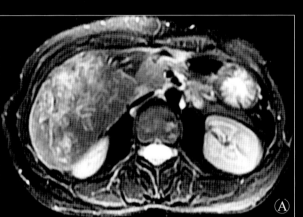

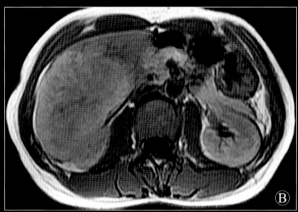

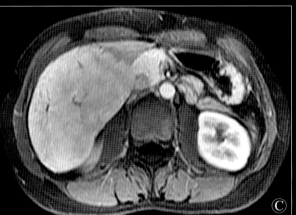

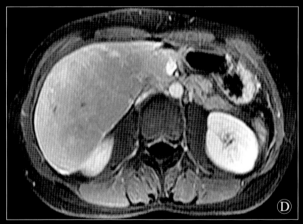

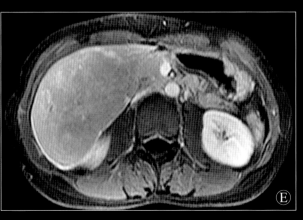

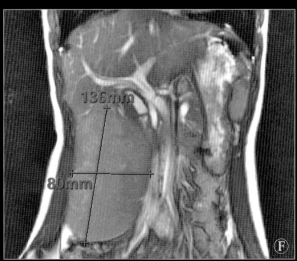

图1-3-10 肝右叶巨大外生型腺瘤MRI检查

A. T$_2$WI：肝右叶块状不均匀高信号影；B. T$_1$WI：病灶呈高信号；C. 动脉期：病灶明显不均匀强化；D、E. 门静脉期和延迟期：病灶强化减退不均匀稍低信号；F. 冠状位：病灶向下向外生长，大小约14 cm×8 cm，呈均匀稍高信号影

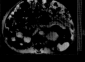

术中：肿瘤质软，包膜完整，切面呈灰黄色。

病理诊断：腺瘤。

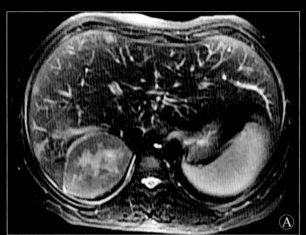
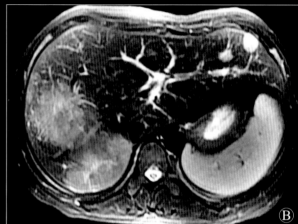

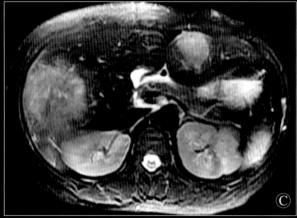
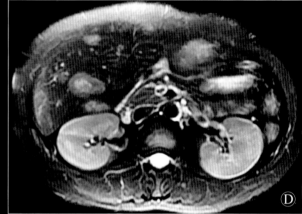

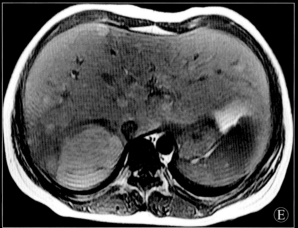
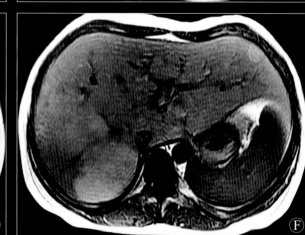

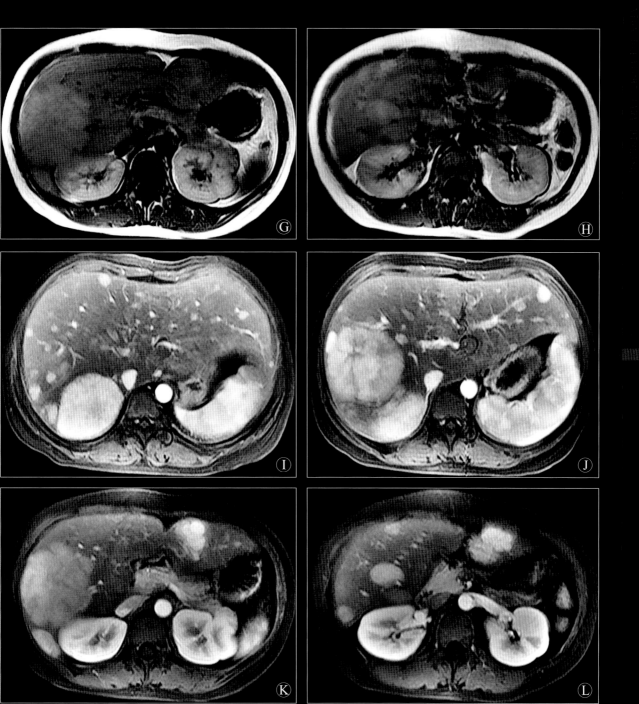

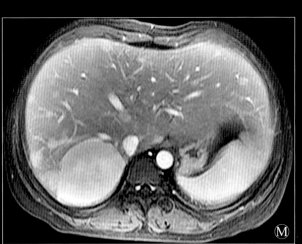

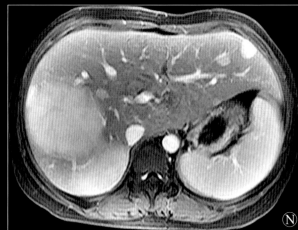

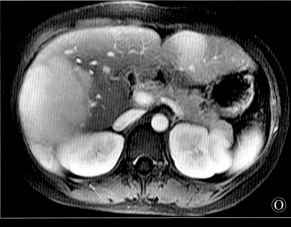

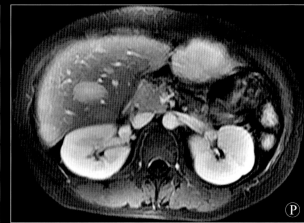

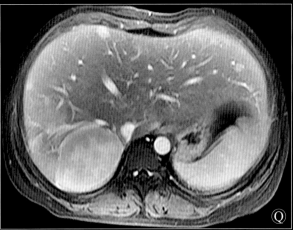

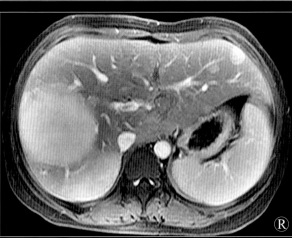

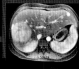

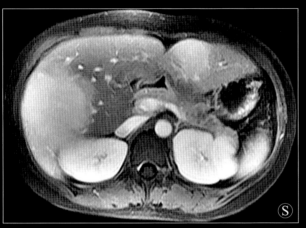 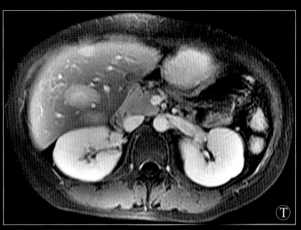

图1-3-11 肝多发性腺瘤MRI检查

A、B、C、D. T_2WI：肝脏增大，轮廓饱满，肝信号较低，脾脏增大。肝实质内可见多发性大小不等的高信号结节影；E、F、G、H. T_1WI：肝实质信号稍升高，其内可见多发性高信号结节；I、J、K、L. 动脉期：肝实质内可见大量大小不等的强化结节影；较T_1WI和T_2WI上显示更多；M、N、O、P. 门静脉期；Q、R、S、T. 延迟期：肝内小结节强化影呈等信号，较大结节呈均匀的稍高信号影。在增强的各期上肝实质的信号均较低

☀ 患者女性，22岁，肝多发性占位4年。活检病理：肝糖原累积症伴多发性肝腺瘤。

第四节 肝脂肪瘤

肝脂肪瘤（hepatic lipoma）是肝脏罕见的良性肿瘤，来源于间叶组织。需与肝局灶性脂肪浸润及血管平滑肌脂肪瘤鉴别。

（一）病理表现

多单发，肿瘤质软，切面呈淡黄色，有包膜，极少有出血坏死。镜检：由分化成熟的脂肪细胞组成，细胞大小一致，核无异型。

（二）临床表现

多见于40岁以上女性，中老年肥胖者。一般无临床症状，肿瘤较大者可出现肝区不适、隐痛等，或可扪及腹部包块。

（三）影像学表现

1. CT 平扫呈边界清楚的极低密度肿块，CT值 < −20 HU，病灶较小时密度多均匀，较大时病灶内可见纤维分隔或斑点状高密度影；增强后无明显强化。

2. MRI T_1WI及T_2WI（未压脂）均呈高信号，与皮下脂肪信号相似，脂肪抑制序列中信号明显下降。增强后无明显强化。

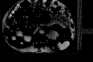
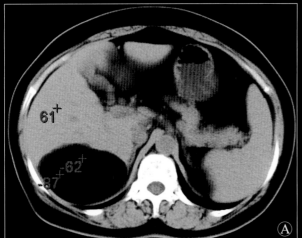

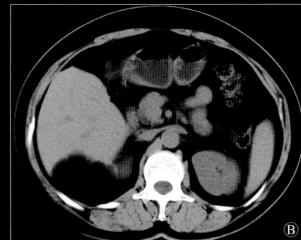

38

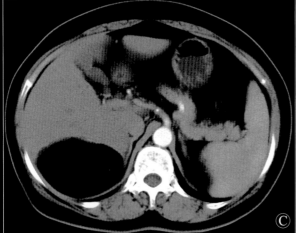

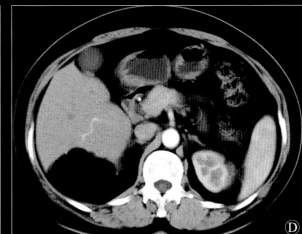

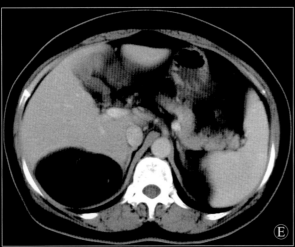

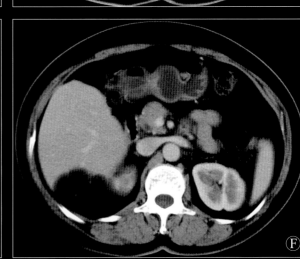

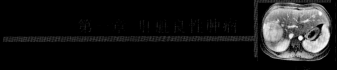

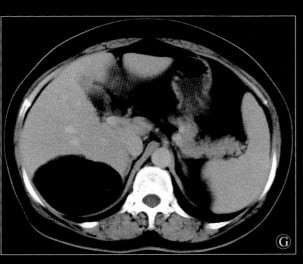

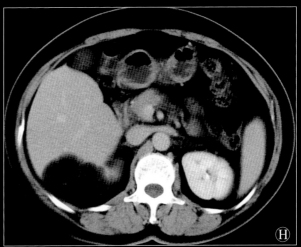

图1-4-1 右肝块状型脂肪瘤CT检查

A、B. 平扫：肝右后叶下段一椭圆形较低密度影，点测CT值为负值（−62 HU），边界清楚，病灶内见纤细分隔影；C、D. 动脉期：病灶未见明显强化；E、F. 门静脉期：病灶亦未见强化，边界显示更清楚；G、H. 延迟期：病灶仍无强化，瘤内分隔显示清楚

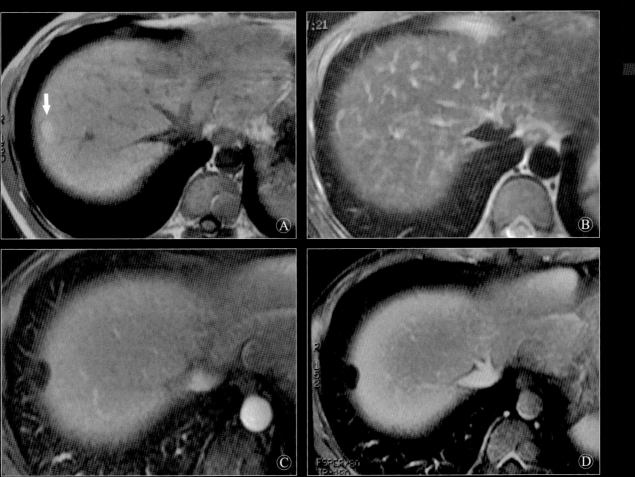

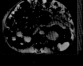
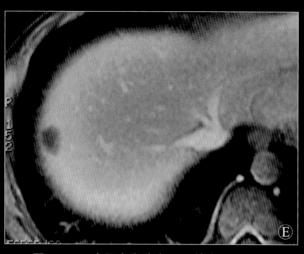

图1-4-2　右肝小脂肪瘤 MRI 检查

A. T$_1$WI：肝右前叶可见小结节高信号影（箭头）；B. T$_2$WI：脂肪抑制后小结节影呈等信号；C. 动脉期：病灶呈低信号，无明显强化；D. 门静脉期：病灶无强化；E. 延迟期：病灶仍无明显强化

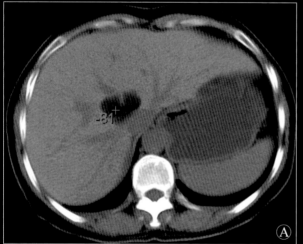

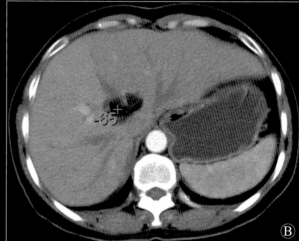

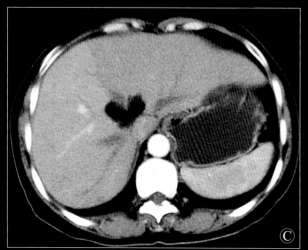

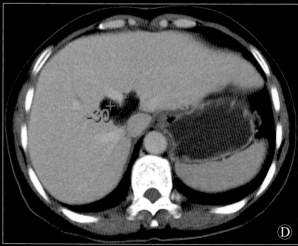

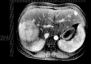

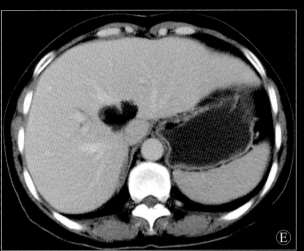

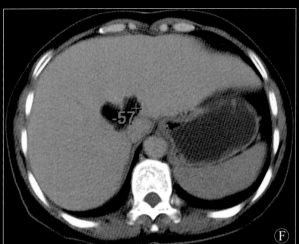

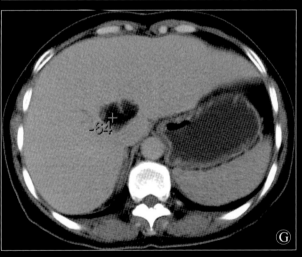

图1-4-3 中肝叶脂肪瘤CT 检查

A. 平扫：中肝叶可见V字形较低密度结节影，点测CT值为负值（-81 HU），边界清楚，病灶内密度不均；B、C. 动脉期：病灶未见明显强化；D、E. 门静脉期：病灶亦未见强化，边界显示更清楚；F、G. 延迟期：病灶仍无强化

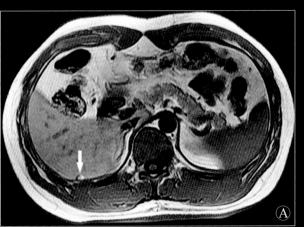

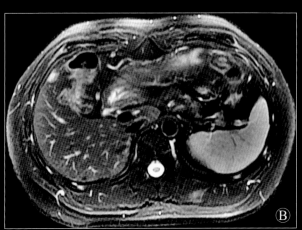

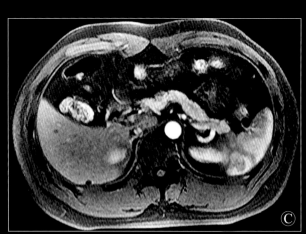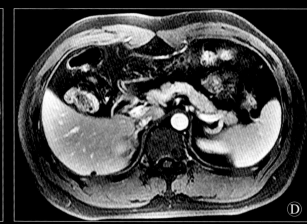

图1-4-4　右肝小脂肪瘤 MRI 检查

A. T$_1$WI：肝右后叶包膜下可见小结节高信号影（箭头）；B. T$_2$WI：脂肪抑制后小结节影呈低信号；C. 动脉期：病灶呈低信号，无明显强化；D. 门静脉期：病灶仍无明显强化

第五节　肝血管平滑肌脂肪瘤

肝血管平滑肌脂肪瘤（hepatic angiomyolipoma, HAML）是肝脏少见的良性间叶性肿瘤，属错构瘤样病变，少有恶变。

（一）病理表现

瘤体大小可在1～36 cm之间，多为单发。肿瘤切面呈灰白色、暗红色或淡黄色，周边无明显包膜。组织学特点：肿瘤由血管、平滑肌细胞、成熟的脂肪组织按不同比例构成。

按各组织成分的多少分为4型：①经典型：血管、平滑肌、脂肪3种成分比例大致相等；②肌细胞型：以肌细胞为主，需与肝细胞癌鉴别；③脂肪细胞型：成熟的脂肪细胞占75%以上，需与脂肪性肿瘤鉴别；④紫癜型：以小血管为主，血窦明显扩张，可有血湖形成，瘤组织往往有含铁血黄素沉着，需与血管肉瘤鉴别。

按细胞形态特点可分为3型：①上皮样型；②梭形型；③中间型（椭圆或短梭形）。

（二）临床表现

多发生于成年人，男女之比约为1：4。多无明显临床症状及体征，部分患者仅在体检时发现，出现症状者多表现为上腹部隐痛、易疲劳及扪及肿块。有文献报道有5%～15%的HAML合并有结节硬化，此时常多发，并易合并肾脏的血管平滑肌脂肪瘤。

（三）影像学表现

影像学表现呈多样性，主要取决于病灶内各种组织成分的比例。病灶内脂肪成分可以通过测量CT值（＜-20 HU）及MRI脂肪抑制成像技术确定；但如果脂肪成分含量较少时，CT不易显示，MRI化学位移成像技术则有助于显示；如果病灶内可见到扭曲的血管影尤其是脂肪内见到血管影（MRI检查T$_2$WI可显示为流空）应首先想到本病。对于不能显示脂肪成分的以实性成分为主的病灶时，则很难与其他实质性肿瘤相鉴别。但从笔者所收集的病例也可发现一些特点：病灶密度及信号多不均匀，动态增强后血供较丰富。即使脂肪成分含量在90%左右时，病灶内密度或信号仍不均匀，增强后仍可见到强化的实质成分。

本病影像学表现呈多样性，易误诊。

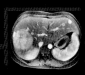

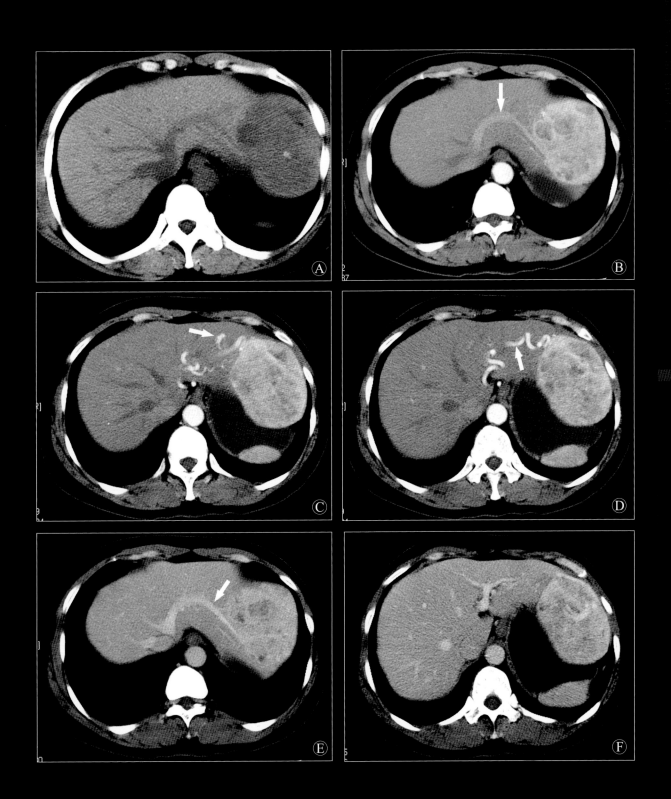

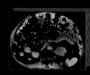

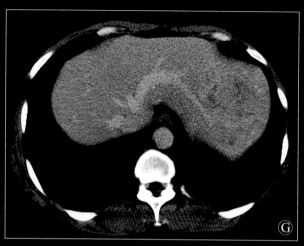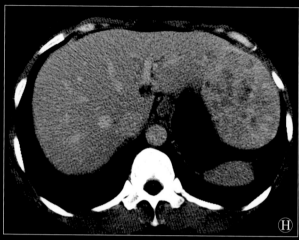

图1-5-1 左肝血管平滑肌脂肪瘤CT检查

A. 平扫：肝左外叶见一块状低密度影，密度欠均匀，边缘稍模糊；B、C、D. 动脉期：病灶明显不均匀强化，并可见粗大的供血动脉（箭头）和粗大的左肝静脉（箭头）；E、F. 门静脉期：病灶强化开始减退，边缘见较粗的左肝引流静脉（箭头）；G、H. 延迟期：病灶减退呈不均匀略低密度

☀ 诊断要点：由于HAML内的成分不同，其信号或密度多不均匀，通常血供较丰富。该患者肿瘤可见粗大的动脉供血，无明显包膜，诊断时需考虑到本病。

44

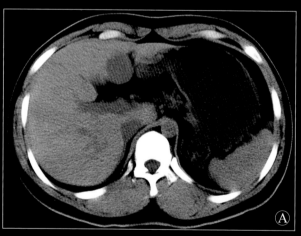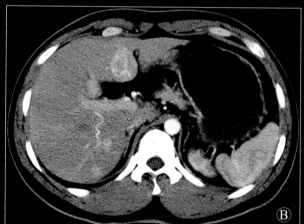

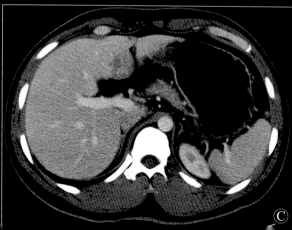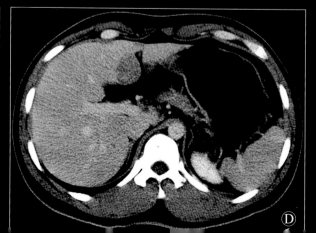

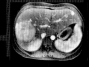

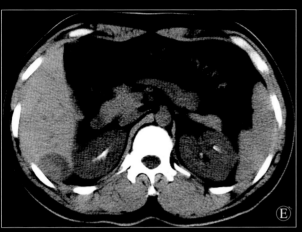

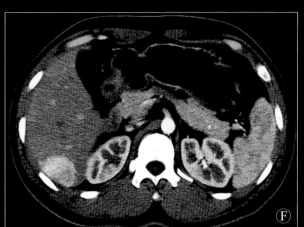

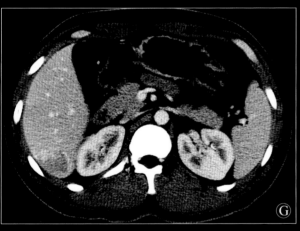

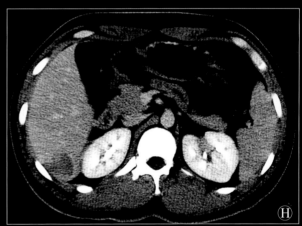

图1-5-2 多发性肝血管平滑肌脂肪瘤CT检查（肝左、右叶各1个病灶）

A、E. 平扫：肝左内叶及右后叶下段各见一结节状低密度影，密度尚均匀，边界清楚；B、F. 动脉期：病灶不均匀强化，右后叶下段病灶强化更明显；C、G. 门静脉期：病灶强化开始减退，呈高低混杂密度；D、H. 延迟期：病灶强化减退呈低密度

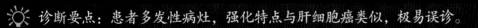

诊断要点：患者多发性病灶，强化特点与肝细胞癌类似，极易误诊。

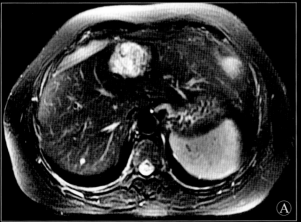

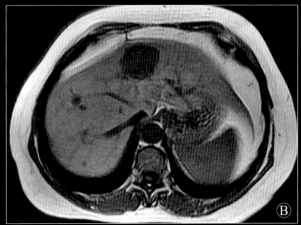

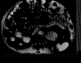

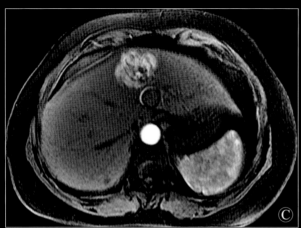

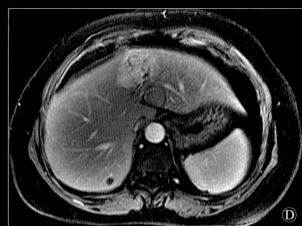

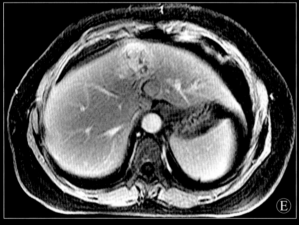

图1-5-3　左肝血管平滑肌脂肪瘤 MRI 检查

A. T₂WI：肝左叶见一类圆形高信号影，信号欠均匀，边缘稍模糊；B. T₁WI：病灶呈低信号，信号欠均匀；C. 动脉期：病灶明显不均匀强化；D. 门静脉期：病灶强化更明显；E. 延迟期：病灶信号稍减退，呈仍以稍高信号为主的混杂信号

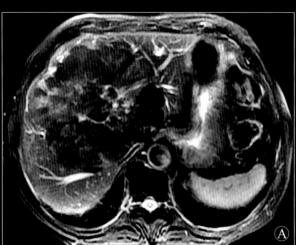

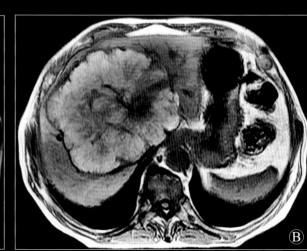

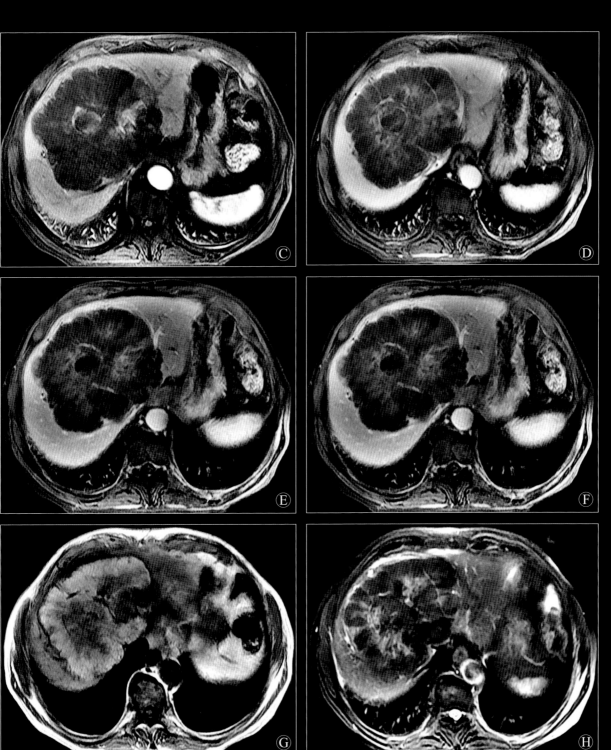

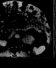

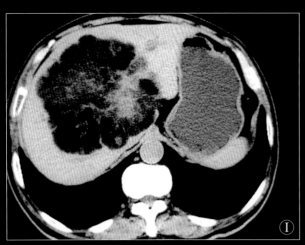

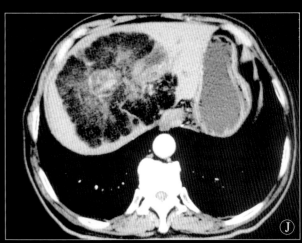

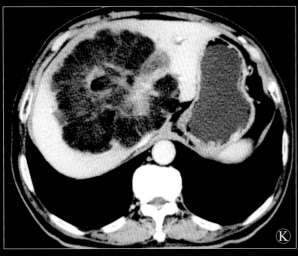

图1-5-4　中肝叶巨块型血管平滑肌脂肪瘤MRI 和CT 检查

A. T_2WI：中肝叶一巨块型不规则低信号影，信号不均匀；B. T_1WI：病灶呈较均匀高信号影，病灶边缘及病灶内见线状低信号影；C. 动脉期：病灶不均匀轻度强化；D. 门静脉期：病灶强化更明显，强化区域扩大；E. 延迟期：病灶进一步强化，病灶呈混杂信号，但仍以低信号为主；F. 冠状位：病灶呈高低混杂信号，边缘以高信号为主；G. T_1WI：中肝叶见一不规则块状混杂信号影，以高信号为主，边界尚清楚；H. T_2WI：脂肪抑制后病灶呈不均匀低信号；I. CT平扫：病灶呈高低混杂密度，以低密度为主，呈脂肪密度；J. 动脉期：病灶不均匀强化，病灶中央强化更明显；K. 门静脉期：病灶强化开始减退，呈混杂密度

☀ **诊断要点**：瘤体内有大量脂肪成分，多考虑本病。

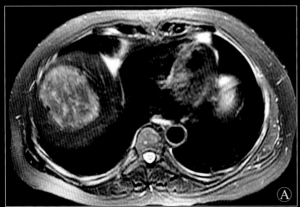

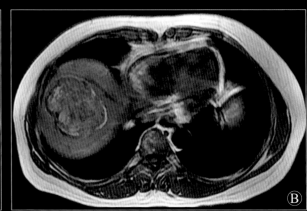

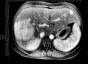
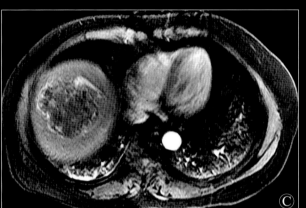

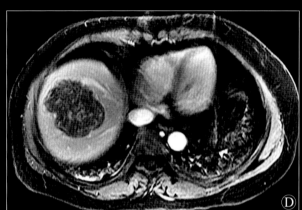

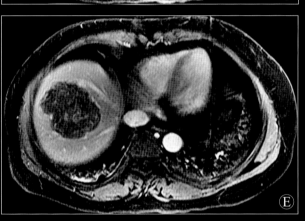

图1-5-5 右肝血管平滑肌脂肪瘤（瘤内含较多脂肪成分）MRI 检查

A. T₂WI：肝右叶上段见一不规则块状高信号影，信号欠均匀，其内见更高信号影；B. T₁WI：病灶亦呈不均匀高信号影，病灶内缘呈高信号影，外缘呈低信号影；C. 动脉期：病灶明显不均匀强化；D. 门静脉期：病灶强化开始减退，呈不均匀低信号；E. 延迟期：病灶强化减退呈不均匀低信号，以低信号为主

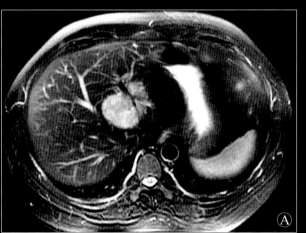

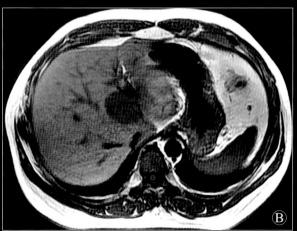

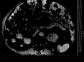

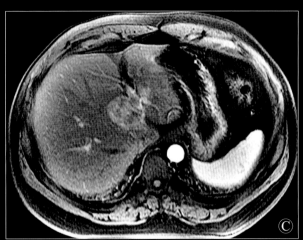
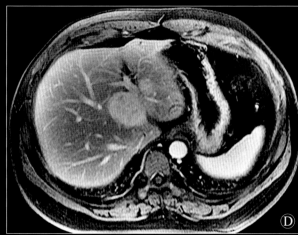

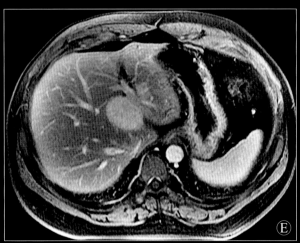
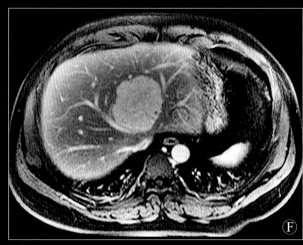

图1-5-6　左肝血管平滑肌脂肪瘤的MRI 检查

A. T₂WI：肝左叶见一块状高信号影，信号均匀，边界清楚；B. T₁WI：病灶呈低信号；C. 动脉期：病灶不均匀强化；D. 门静脉期：病灶进一步强化；E、F. 延迟期：病灶均匀强化，呈均匀高信号影，呈完全充填表现

诊断要点：本病例需与肝腺瘤、肝局灶性结节增生相鉴别。腺瘤常有包膜，动脉期强化最显著，其后缓慢减退呈均匀一致；肝局灶性结节增生动脉期强化更明显，瘤体内常见低密度或低信号的瘢痕。

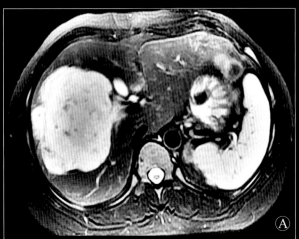
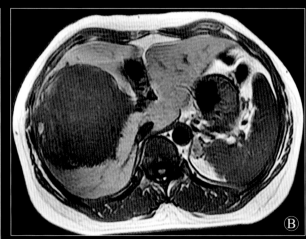

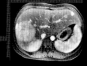

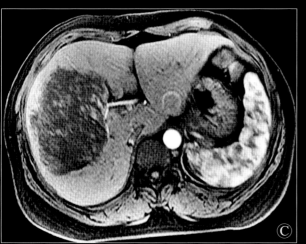

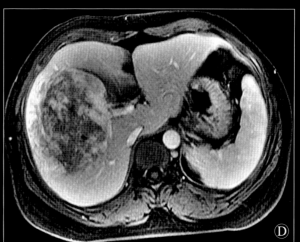

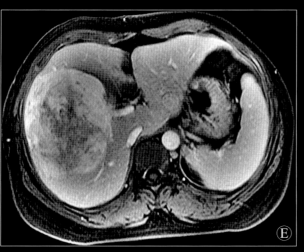

图1-5-7　右肝巨块血管平滑肌脂肪瘤的MRI 检查

A. T₂WI：肝右叶见一不规则团块状较高信号影，信号欠均匀；B. T₁WI：病灶呈不均匀低信号；C. 动脉期：病灶不均匀强化；D. 门静脉期：病灶进一步强化；E. 延迟期：病灶强化更明显，呈逐渐充填表现

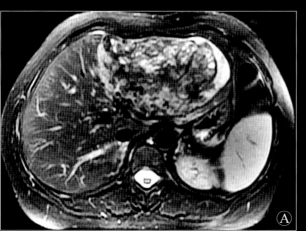

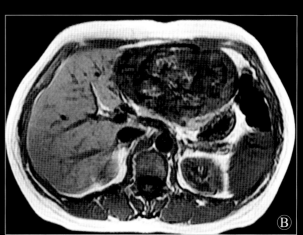

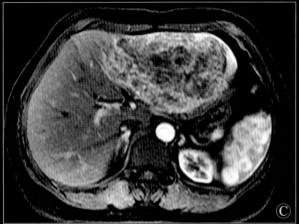
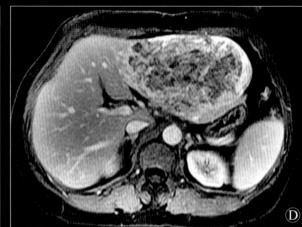
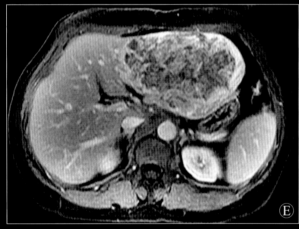
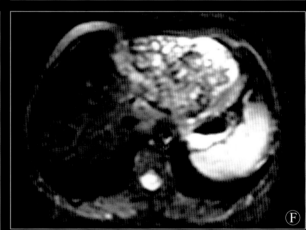
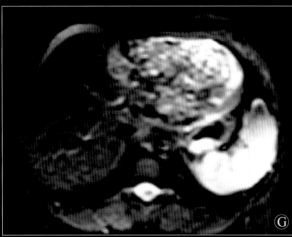
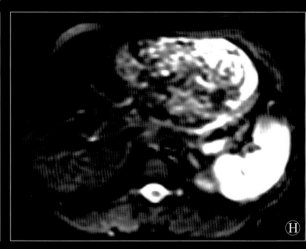

52

图1-5-8 左肝巨块血管平滑肌脂肪瘤的MRI 检查

A. T₂WI：肝左外叶一巨块状混杂信号，以高信号为主，病灶内可见流空的血管影；B. T₁WI：病灶亦呈混杂信号，以低信号为主；C. 动脉期：病灶不均匀强化；D. 门静脉期：病灶强化开始减退；E. 延迟期：病灶呈不均匀低信号，以低信号为主；F、G、H. DWI：b值分别是1000、600、400，病灶均呈不均匀高信号影，其内见条索状低信号影及小圆形更高信号影

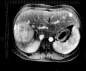

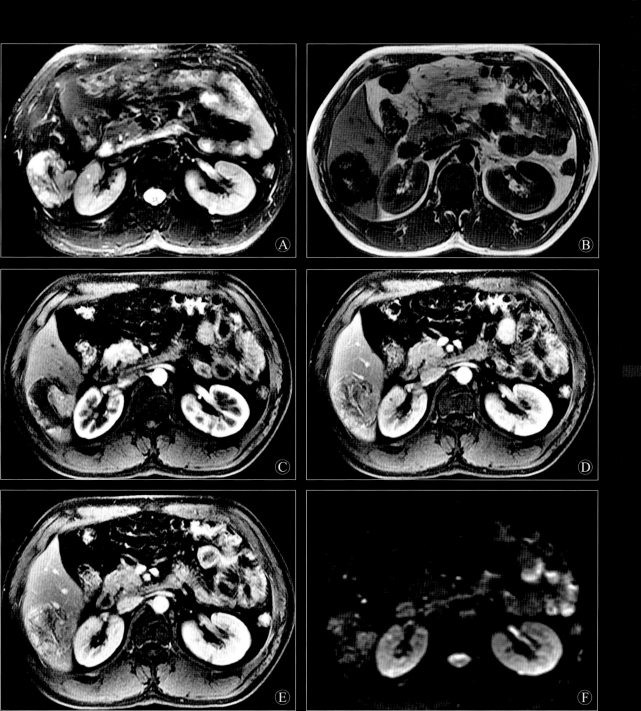

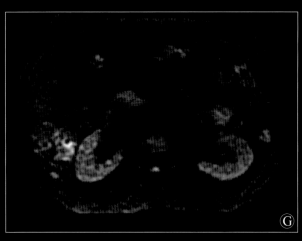

图1-5-9 肝右后叶血管平滑肌脂肪瘤MRI 检查

A. T$_2$WI：肝右后叶下段见一结节状高信号影，信号欠均匀，其内见条索状低信号影；B. T$_1$WI：病灶呈高低混杂信号；C. 动脉期：病灶不均匀强化；D. 门静脉期：病灶进一步强化；E. 延迟期：病灶强化无明显减退，仍呈不均匀高信号；F. DWI：b值为800；G. DWI：b值为600

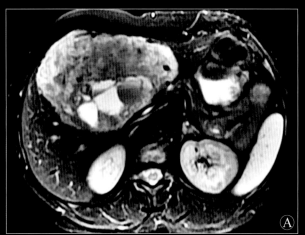

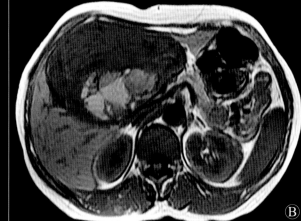

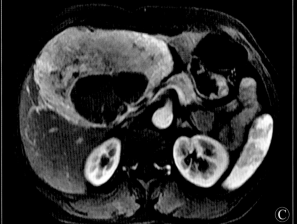

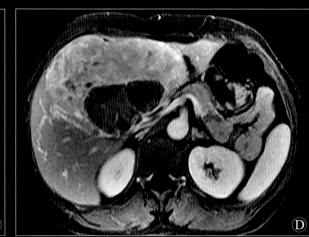

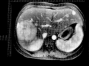

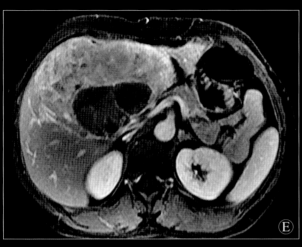

图1-5-10　中肝叶巨块血管平滑肌脂肪瘤MRI 检查（瘤内成分不一致）

　　A. T₂WI：中肝叶见一不规则块状高信号影，信号不均匀，其内见不规则更高信号区；B. T₁WI：病灶呈不均匀低信号影，其内见不规则高信号区；C. 动脉期：病灶明显不均匀强化；D. 门静脉期：病灶强化开始减退；E. 延迟期：病灶强化减退，呈不均匀低信号；病灶内在T₁WI上不规则高信号区始终无强化

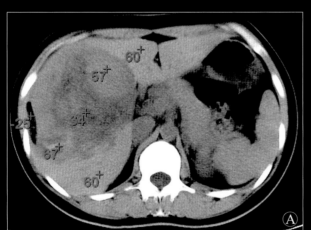

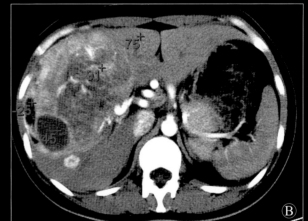

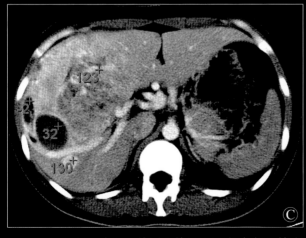

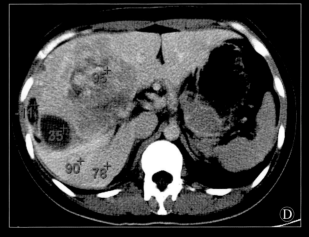

图1-5-11　右肝巨块型血管平滑肌脂肪瘤CT检查

　　A. 平扫：肝右叶见一巨块状低密度影，密度不均匀，其外缘可见梭形更低密度影；B. 动脉期：病灶明显不均匀强化，右肝动脉增粗；C. 门静脉期：病灶进一步强化；D. 延迟期：病灶进一步强化，大部分呈略低密度，其外缘梭形更低密度影始终未见强化，CT值较低，为脂肪组织密度。另瘤体的外下区域卵圆形结节影始终无强化

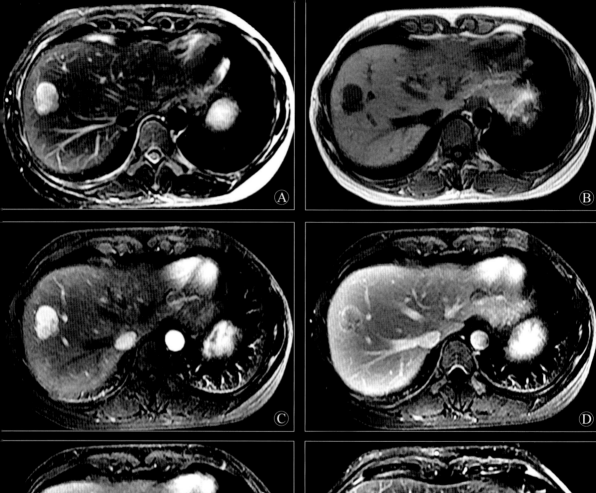
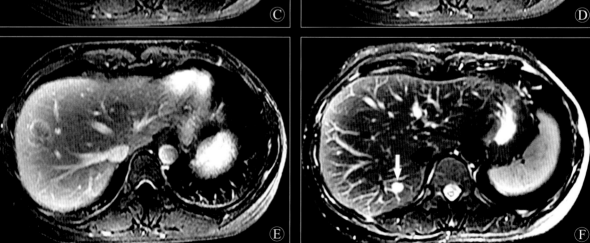

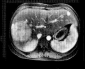

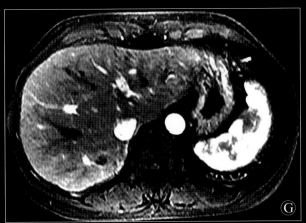

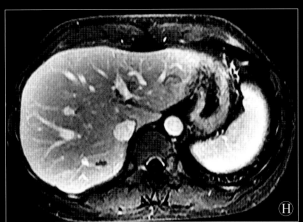

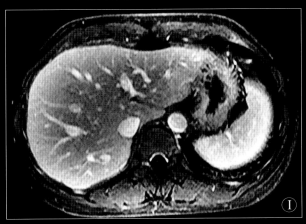

图1-5-12　右肝多发性血管平滑肌脂肪瘤MRI检查

A. T₂WI：肝右前叶上段见一椭圆形高信号结节影，信号尚均匀，边缘清楚；B. T₁WI：病灶呈低信号；C. 动脉期：病灶明显较均匀强化；D. 门静脉期：病灶强化开始减退；E. 延迟期：病灶呈低信号，包膜仍呈稍高信号；F. T₂WI：肝右后叶见一小圆形高信号影，信号均匀，边界清楚（箭头）；G. 动脉期：病灶边缘稍强化；H. 门静脉期：病灶内造影剂进一步填充；I. 延迟期：病灶进一步强化，呈均匀高信号

☀ 诊断要点：患者女性，42岁，体检发现肝占位。右前叶病灶术前误诊为肝癌，右后叶诊断为小血管瘤。手术证实2个病灶均为HAML，且表现不一样，大者造影剂快速减退，小者逐渐充填，为其内成分不一样所致。

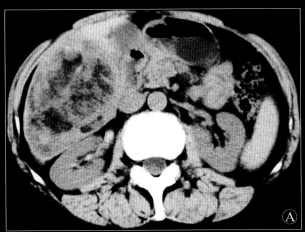

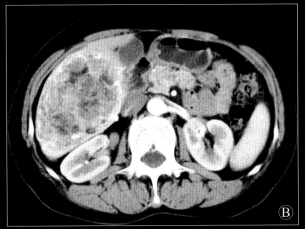

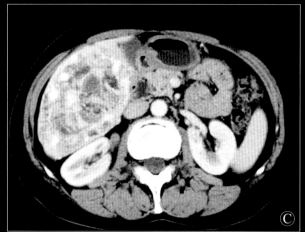

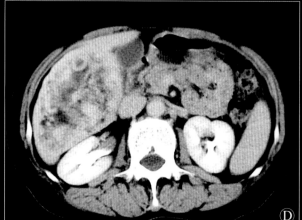

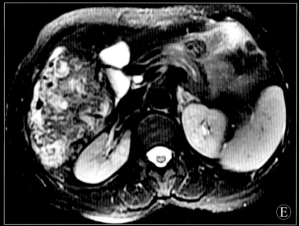

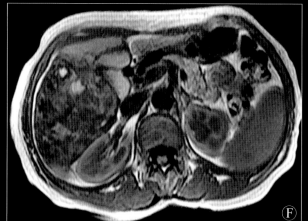

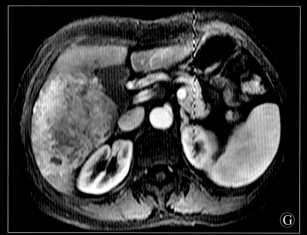

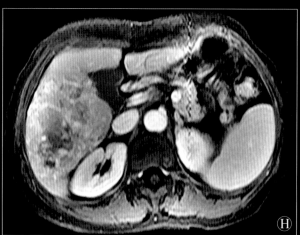

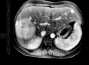

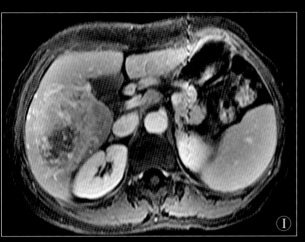
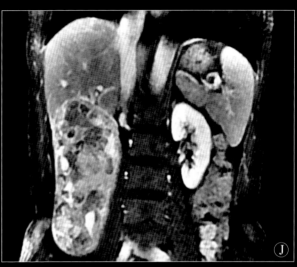

图1-5-13　右肝巨块外生型血管平滑肌脂肪瘤CT、MRI检查

A. CT平扫：肝右后叶混杂密度的巨块影，边缘模糊；B. 动脉期：病灶明显不均匀强化；C. 门静脉期：病灶进一步强化；D. 延迟期：强化减退呈不均匀等密度；E. T₂WI：病灶呈不均匀高低混杂信号影；F. T₁WI：混杂信号影；G. 动脉期：病灶明显不均匀强化；H. 门静脉期：病灶进一步强化；I. 延迟期：病灶呈混杂稍低信号；J. 冠状位：病灶向下生长，呈混杂信号

☀️ 病理：肿瘤呈暗红色或灰黄色，周边部分包膜。瘤组织由增生的上皮样细胞、畸形血管和少量脂肪组织构成。

59

第六节　肝囊腺瘤

肝囊腺瘤（hepatic cystadenoma）起源于胆道，为良性、囊实性肿瘤，病因不明，其潜在癌变倾向较大，但从影像学上常难以鉴别良、恶性，故应尽早手术切除。

（一）病理表现

肿瘤可发生于胆管的任何部位，囊腔与正常胆管系统无交通。病变以单个球状、多房性囊性肿块为特征，偶可单房性，内壁光滑。囊内壁有乳头状增生时，可见到灰白色细颗粒乳头，即诊断为乳头状囊腺瘤。囊液可为清亮、棕黄色黏液性、胶冻状或血性。囊腔内有纤维组织形成的分隔，囊壁由上皮细胞及纤维组织构成。当上皮细胞出现不典型增生，如核体积增大、染色质增多、细胞多层排列、极性消失、核分裂象活跃，则提示为"交界性病变"，具有癌变倾向。

（二）临床表现

85%~90%患者为中、老年女性，临床表现有腹胀、腹痛、纳差、触及包块等，偶有黄疸。

（三）影像学表现

1. CT　呈圆形或椭圆形的囊性肿块，边界清楚，囊壁厚薄不一，囊内可见囊壁结节、乳头状突起及房隔等软组织影，偶可见斑点状或环线状钙化；增强后囊壁、壁结节、乳头状突起及房隔等均有强化，囊液CT值可略高于水但无强化。

2. MRI　可以更清晰地显示囊壁、壁结节、乳头状突起及房隔等结构特征，典型的含有浆液或稀薄黏液的囊液在T₁WI呈均匀低信号，T₂WI呈均匀高信号；瘤内实性成分较多，囊内含胆汁或丰富蛋白质的内容以及合并囊内出血时，T₁WI及T₂WI可出现不同的信号强度，增强后强化特点与CT类似。

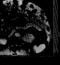

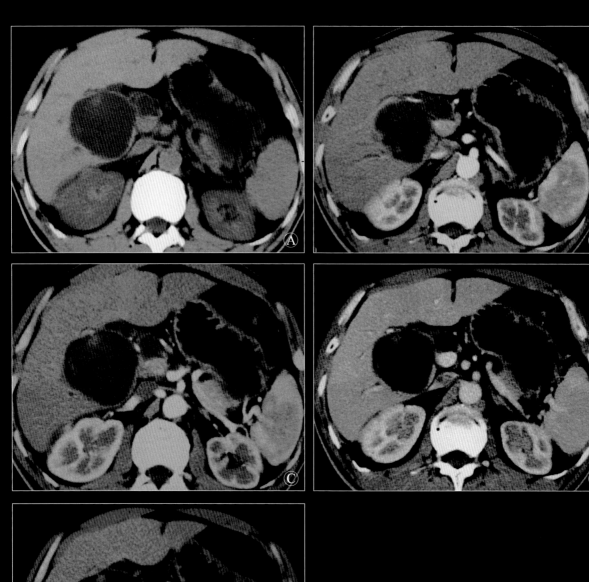

图1-6-1 右肝囊腺瘤CT检查

A. 平扫：肝右叶见低密度结节状影，边缘清楚，壁内可见2个小结节向囊腔内突出；B、C. 动脉期：可见多个壁结节，伴轻度强化；D、E. 门静脉期和延迟期：壁结节进一步强化，囊壁显示更清楚，囊内仍呈液性低密度影

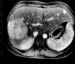

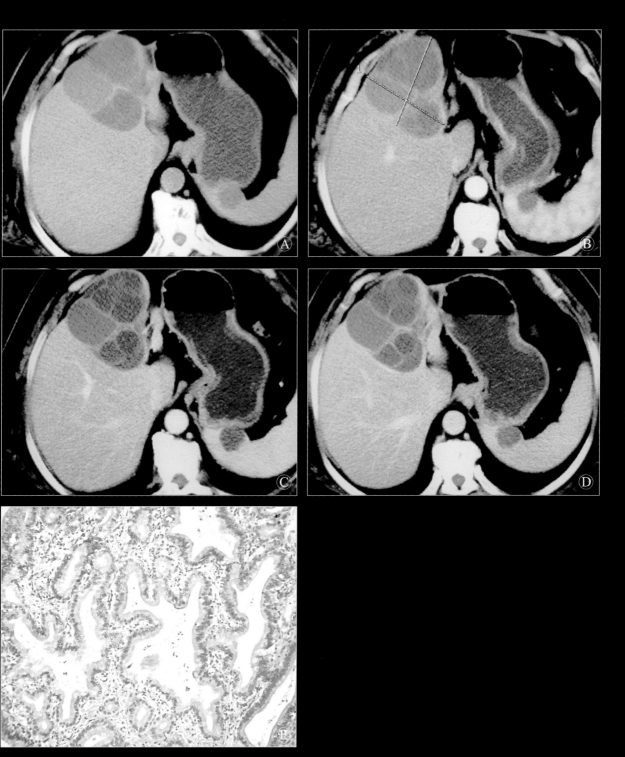

图1-6-2 左肝囊腺瘤CT及病理检查

A. 平扫：肝左内叶见囊状低密度影，边界清楚，局部壁较厚，其内有分隔；B. 动脉期：病灶内分隔及壁轻度强化；C. 门脉期：囊壁及分隔呈等密度；D. 延迟期：囊壁及分隔仍呈等密度；E. 病理组织学镜下观：囊肿内容物由大片出血及凝固性坏死组织及乳头样增生腺管构成，腺管衬覆单层柱状腺上皮细胞，核圆形，偶见核分裂，管腔内含有黏液及坏死肝组织，胆管上皮无异型，管壁纤维组织增生，伴少细胞浸润，肝小叶结构基本正常（H.E.×200）

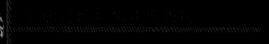

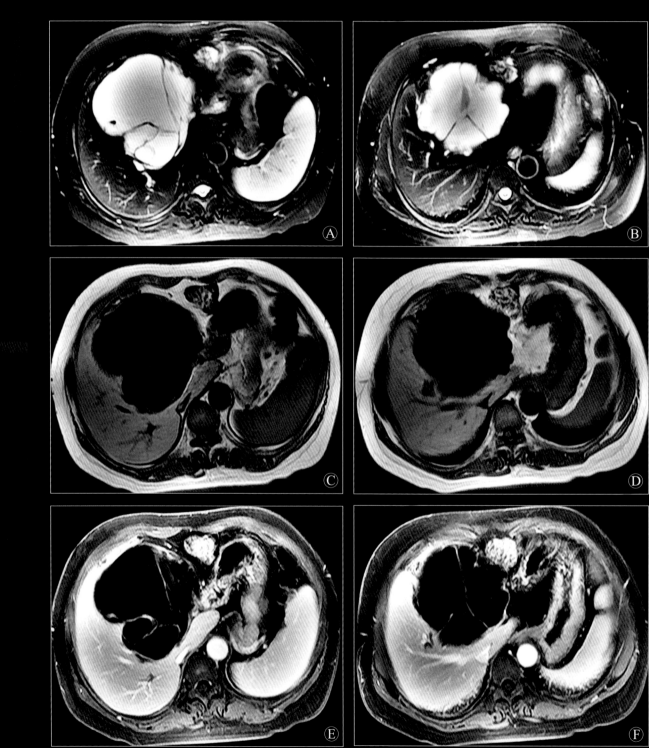

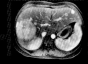

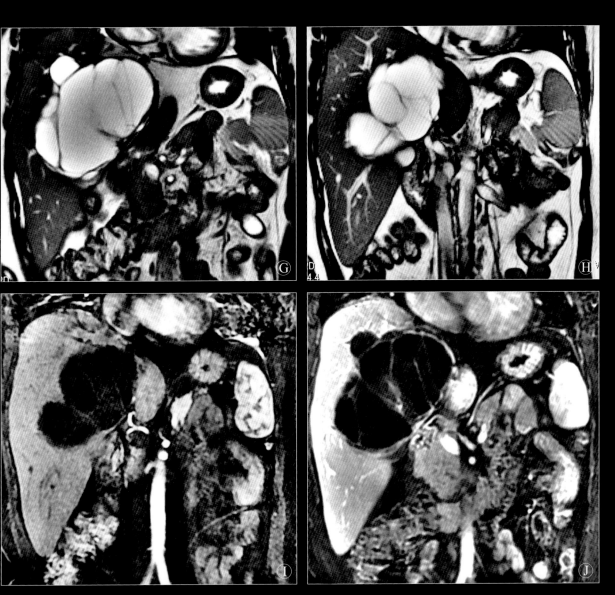

图1-6-3　中肝叶囊腺瘤MRI检查

　　A、B. T₂WI：为病灶不同层面，中肝叶见不规则多房囊性极高信号影，其内见分隔及小壁结节影；C、D. T₁WI：病灶呈水样信号，其内分隔及壁结节呈相对高信号；E、F. 门静脉期：病灶内分隔及壁结节轻度强化；G、H. 冠状位：病灶呈不规则多房囊性极高信号影；I、J. 血管成像：动脉期病灶内分隔稍强化，肝动脉无增粗；门脉期病灶内分隔强化更明显

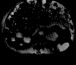
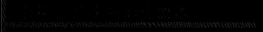

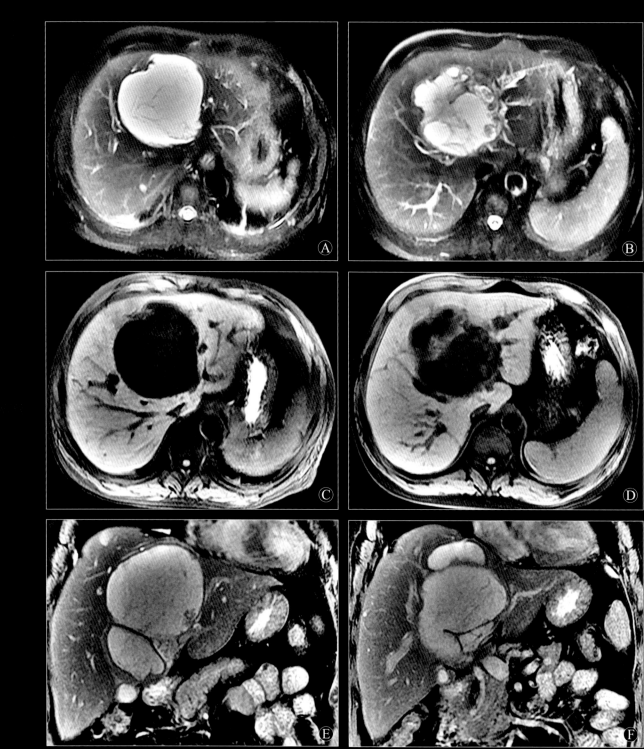

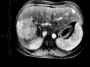
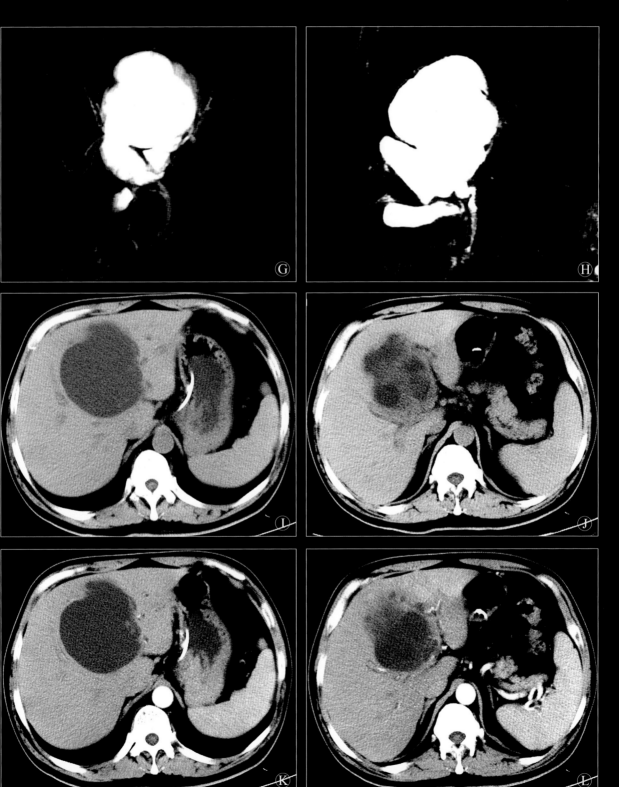

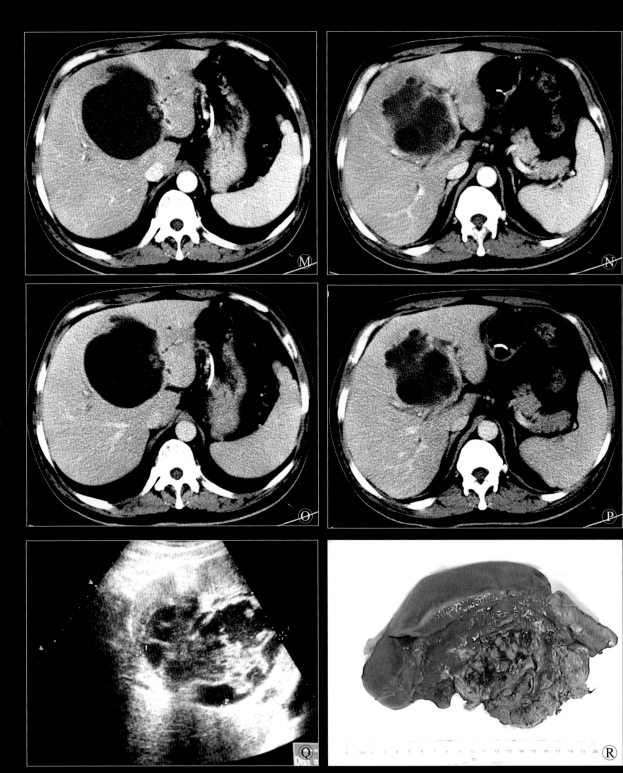

66

图1-6-4　中肝叶囊腺瘤MRI、CT、超声及病理检查

　　A、B. T₂WI：中肝叶可见边缘清楚、卵圆形极高信号影，病灶边缘可见小结节和分隔影；C、D. T₁WI：病灶呈低信号影，小结节和分隔呈相对稍高信号影；E、F. 冠状位：病灶呈多房性，不规则有分隔的囊性块状影；G、H. MRCP：肝区见不规则囊状极高信号影，其旁胆管无扩张；I、J. CT平扫：病灶呈低密度，边界欠清，下部区域密度欠均匀；K、L. 动脉期：病灶边缘小结节轻度强化，液性区域无强化；M、N. 门静脉期：病灶边缘结节强化更明显；O、P. 延迟期：病灶边缘结节仍呈稍高信号；Q. 病灶的超声图像，显示病灶内有分隔和结节；R. 大体病理图像，显示病灶内分隔和结节

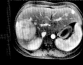

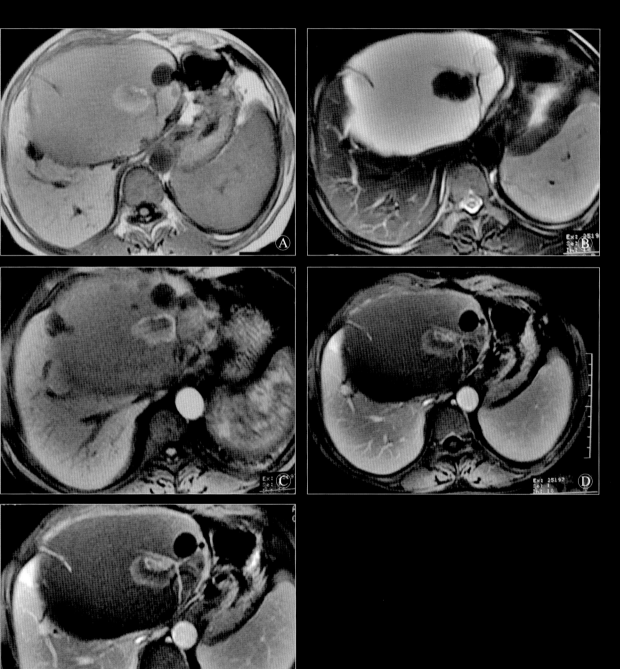

图1-6-5 左肝巨块型囊腺瘤MRI检查

A. T$_1$WI：肝左叶见巨块状低信号影，边缘清楚，内可见线状分隔、小圆性更低信号影和卵圆形高信号结节影；B. T$_2$WI：巨块和小圆形影呈极高信号，卵圆形结节呈低信号，分隔呈低信号；C、D、E（动脉期、门静脉期和延迟期）：巨块和小圆形影呈低信号无强化；卵圆形结节呈高信号，略有强化，囊壁和分隔呈高信号强化

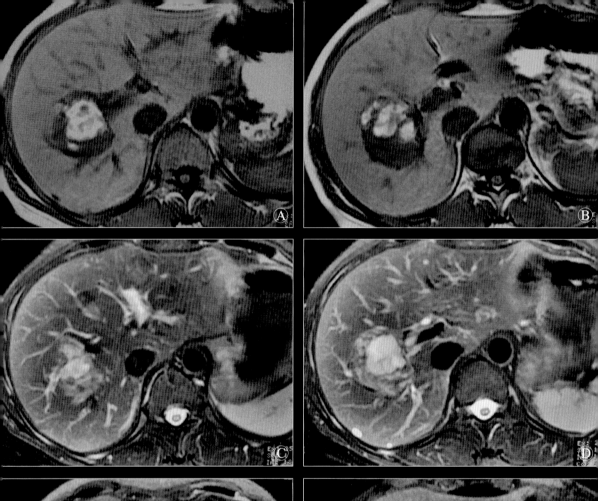
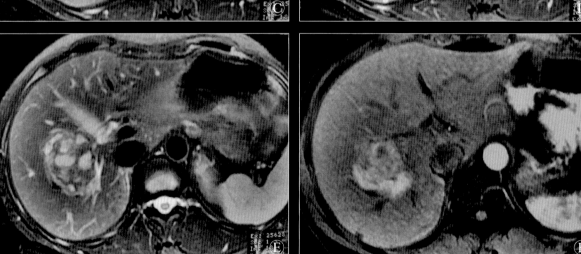

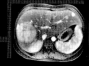

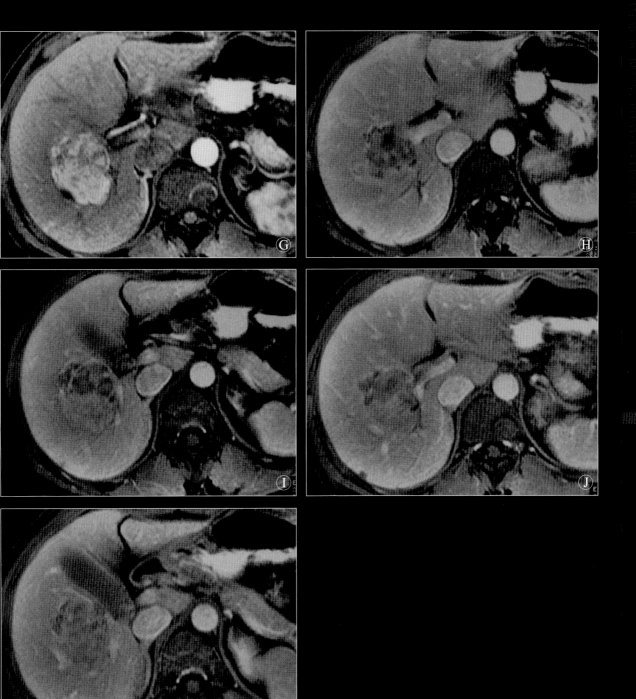

图1-6-6 右肝不典型囊腺瘤MRI检查

A、B. T₁WI：肝右前叶见结节状影，信号不均呈低信号结节内伴高信号影；C、D、E. T₂WI：病灶呈高信号结节，内有更高信号影；F、G. 动脉期：病灶明显强化；H、I. 门静脉期：病灶强化减退呈低信号和等信号影；J、K. 延迟期：病灶内信号又稍有增高，近等信号

☀ 术中：见肝右前肿瘤，质软，包膜完整。病理：肿瘤暗红色，内有严重出血。镜下：肿块以多灶性大片出血及血栓样组织为中心，无实质性细胞成分，病灶间包绕梭形间叶样

69

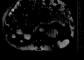

组织，夹杂散在薄壁血管。

　　诊断：囊腺瘤伴出血。

　　诊断要点：患者女性，48岁，超声检查呈杂乱强回声区，部分无回声；术前误诊肝癌。在T_2WI上瘤体内有较多液性成分，T_1WI上瘤体内有大片高信号，应考虑不典型囊腺瘤伴出血可能。

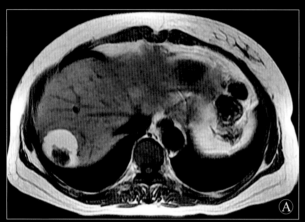

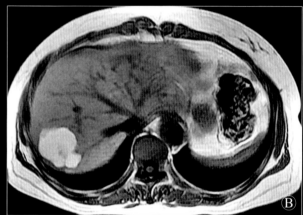

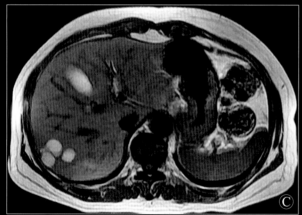

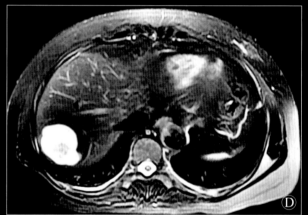

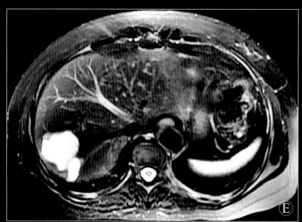

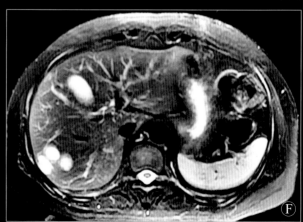

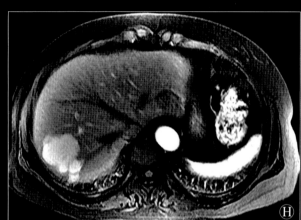

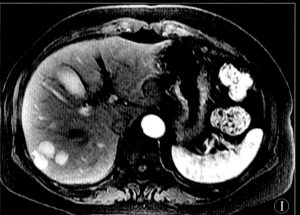

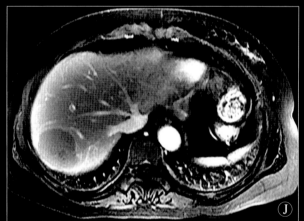

71

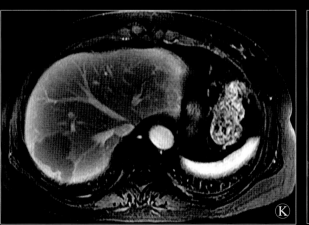

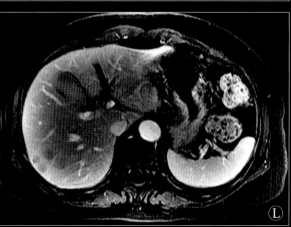

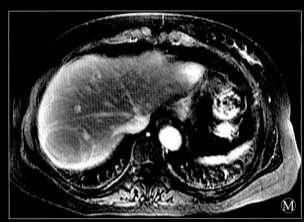
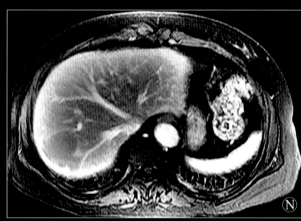

图1-6-7 不典型右肝囊腺瘤MRI检查

A、B、C. T₁WI：肝右叶见不规则分叶结节状高信号影，边缘清楚，内可见低信号区；D、E、F. T₂WI：病灶呈极高信号，T₁WI低信号区仍呈低信号；G、H、I. 动脉期:病灶呈较高信号，T₁WI低信号区仍呈低信号；J、K、L. 门静脉期：病灶呈均匀低信号，T₁WI低信号区呈轻度稍高信号；M、N. 延迟期：表现与门静脉期相同

患者女性，49岁。发现肝占位5年，进行性增大，肿瘤指标正常。

手术病理：2个相邻病灶，质地较软；切面呈囊性，大者瘤体内可见附壁菜花样结节，灰白色。镜下：病灶可见腺管呈乳头样增生，细胞柱状或立方状，无明显异型，可见片状凝固性坏死，局部腺管排列密集，细胞多层排列，腔内小乳头状生长。

诊断：囊腺瘤伴低级别上皮内瘤变。

诊断要点：本病例表现不典型，T₁WI上呈高信号，可能与囊液含较多蛋白有关。从T₂WI上可判断病灶内含大量液性成分，增强后无特征性表现。

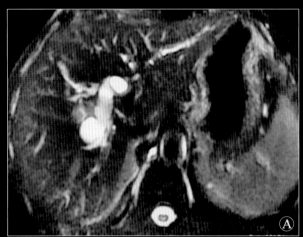
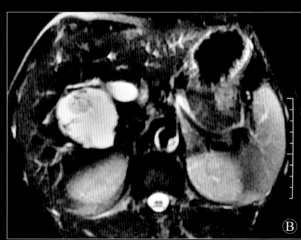

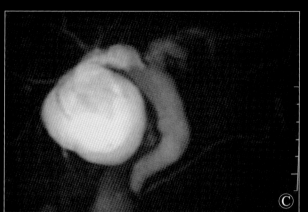
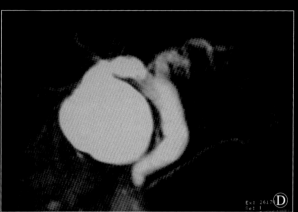
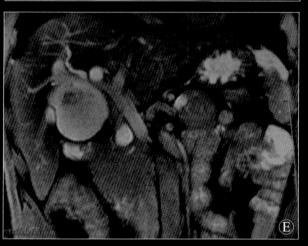

图 1-6-8 右肝囊腺瘤MRI检查

A、B. T$_2$WI：右肝见一不规则囊状较高信号影，信号欠均匀，其内见结节状相对低信号区；C、D. MRCP：右肝不规则囊状较高信号影，信号欠均匀，肝外胆管明显扩张；E. 冠状位：右肝不规则囊状较高信号影，其上部可见结节状低信号区，边界不清

☀ 患者男性，51岁。术中：囊性肿块，质地较软，穿刺囊液清亮。病理：肿块由乳头状腺瘤组织构成，囊壁组织内见多发性腺管结构，腔内含黏液及脱落乳头组织，部分囊壁组织大片坏死及肉芽组织增生。

诊断：右肝管乳头状囊腺瘤，局部高级别上皮内瘤变。

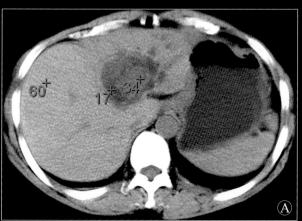
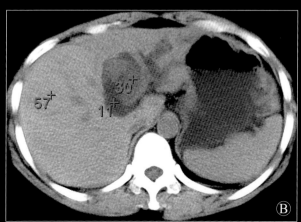

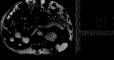

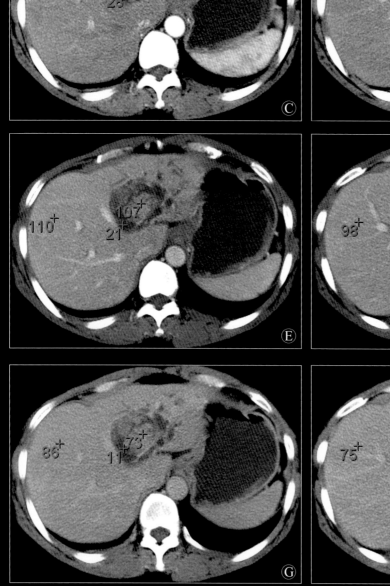

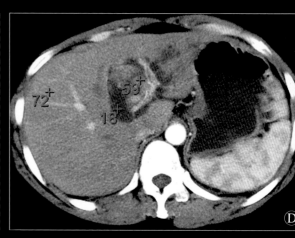

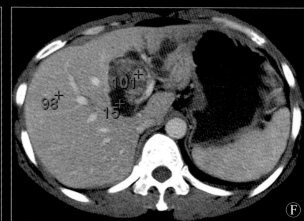

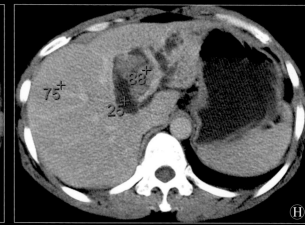

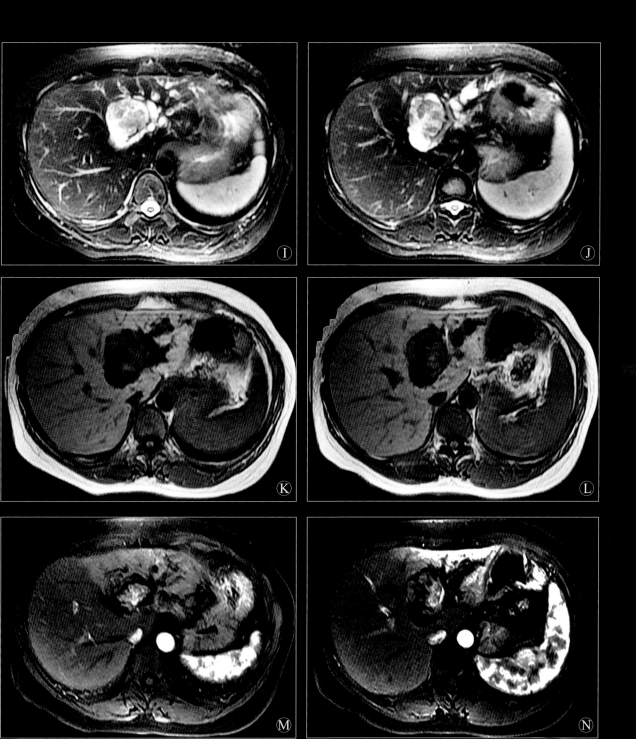

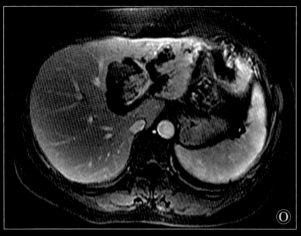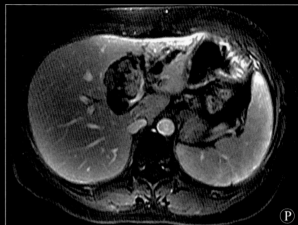

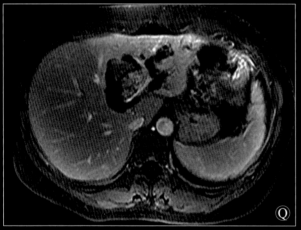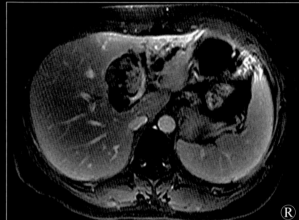

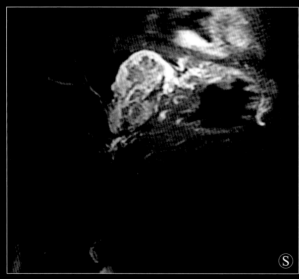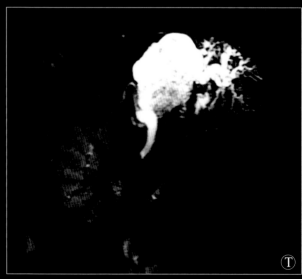

图 1-6-9　左肝囊腺瘤CT、MRI检查

A、B. CT平扫：肝左叶囊实性肿块；C、D. 动脉期：病灶实性部分强化；E、F. 门静脉期：实性部分仍强化；G、H. 延迟期：实性部分强化减退；I、J. T$_2$WI：病灶呈不均的高信号结节，左肝内胆管扩张；K、L. T$_1$WI 病灶呈不均匀的低信号；M、N. 动脉期，实性部分强化；O、P. 门静脉期，Q、R. 延迟期：表现与CT相同；S、T. MRCP：显示肿块呈不均匀高信号

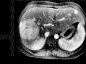

☀ 术中：左半肝触及不规则质软肿块，累及左肝管。病理：肿块为6 cm×3.5 cm的囊腔，囊内充满淡黄色黏稠液体，囊壁上可见多个腺瘤样组织。

　　诊断：胆管乳头状囊腺瘤，伴高级别上皮内瘤变。

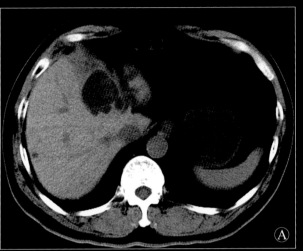

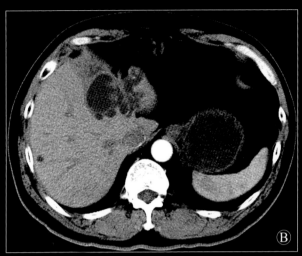

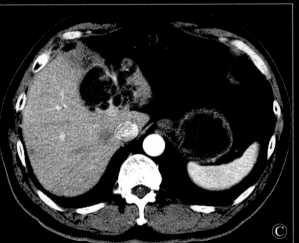

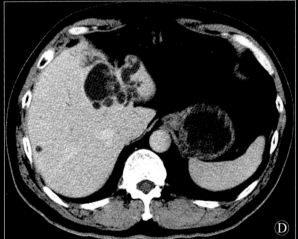

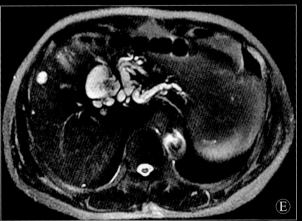

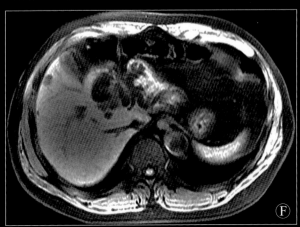

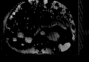

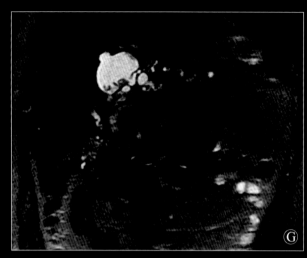

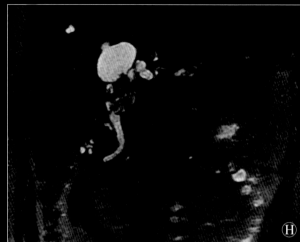

图 1-6-10 左肝囊腺瘤CT、MRI检查

A. CT平扫：肝左叶囊性肿块，可见乳头样突起物；B、C、D. 动脉期、门静脉期和延迟期：病灶突起物轻度强化，呈不规则形态；E. T₂WI：病灶呈不均匀高信号结节，内有不规则低信号，左侧肝内胆管扩张；F. T₁WI：病灶呈不均匀低信号，内有软组织信号影；G、H. ERCP（薄层）：病灶及肝总管内不规则充盈缺损影

术中：见左肝萎缩。肿瘤大小为5.4 cm×4.6 cm，质软，压迫肝门。病理：肿瘤呈灰白色、鱼肉样，周边有包膜（厚0.1~0.2 cm），瘤内有黏液样物质。

诊断：胆管乳头状囊腺瘤，伴高级别上皮内瘤变。

第七节　肝淋巴管瘤

肝淋巴管瘤（hepatic lymphangioma）起源于淋巴系统，是由含淋巴液的管腔构成的良性肿瘤，非常少见，其发生可能与淋巴管系统先天发育畸形有关，也可能与外伤、炎症等引起淋巴管阻塞有关。单发于肝脏者称为肝淋巴管瘤。但大多数情况是合并其他脏器（如脾、骨骼肌、骨及胃肠道等）的淋巴管瘤，称之为淋巴管瘤病。

（一）病理表现

大体特点：肝脏肿大，病灶单发或多发，呈白色囊性病灶，腔内含有浆液或乳糜样液体。镜下特点为肝实质出现大量囊性扩张的淋巴管，管腔大小不一，腔内含淋巴液，无红细胞。管壁内衬单层扁平内皮细胞，可呈乳头状或簇状增生，其下层为含平滑肌的基底膜，并有纤维组织包绕。组织学上可分为毛细血管型、海绵状型及囊状型，其中以囊状型最多见，淋巴管肉瘤极为罕见。

（二）临床表现

可见于各个年龄段，但全身型淋巴管瘤病多见于儿童及青年人。男女之比约为1∶2。淋巴管瘤95%发生在颈、腋部，其余5%散发于全身各处。根据病变侵犯的范围，临床上分为3型：全身型、肝脾型和肝或脾型。症状与体征与累及器官的数量和部位有关，一般症状包括腹胀、肝脾肿大、胸腔积液、腹水和受累器官功能障碍等。

（三）影像学表现

1. CT　表现为肝脏低密度的囊性病灶，边缘不规则，可见液平，囊腔可有分隔，也可见实质成分，病灶边缘、分隔及实质成分可有强化。

2. MRI　在T₁WI及T₂WI上，根据囊内含有脂肪和液体的比例多少，而有不同表现，一般T₁WI表现为低信

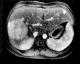

号，T₂WI为高信号，信号欠均匀，并可显示典型的囊内液平。

在影像学上，应注意与肝间叶错构瘤、囊腺瘤和肝血管瘤相鉴别。

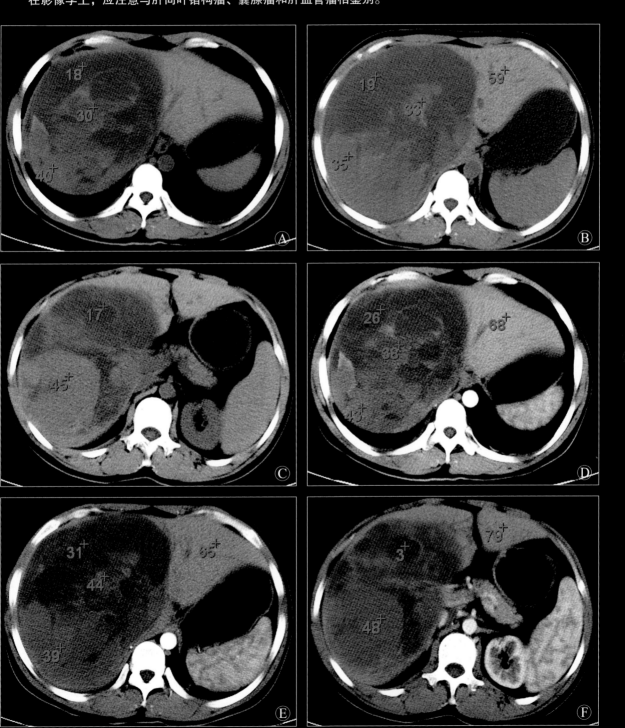

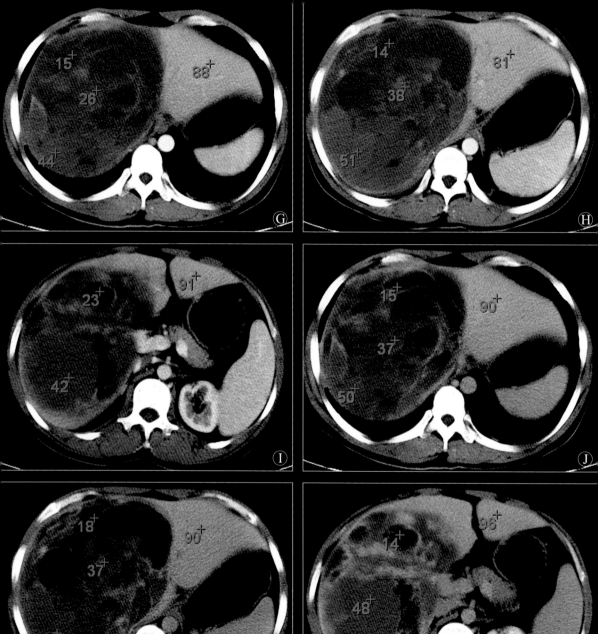

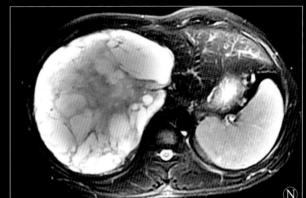

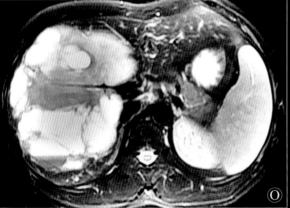

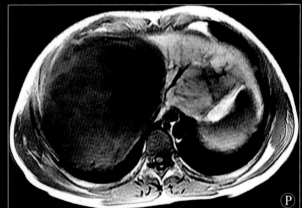

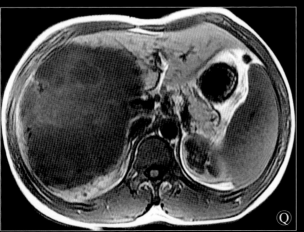

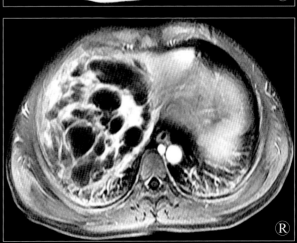

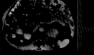

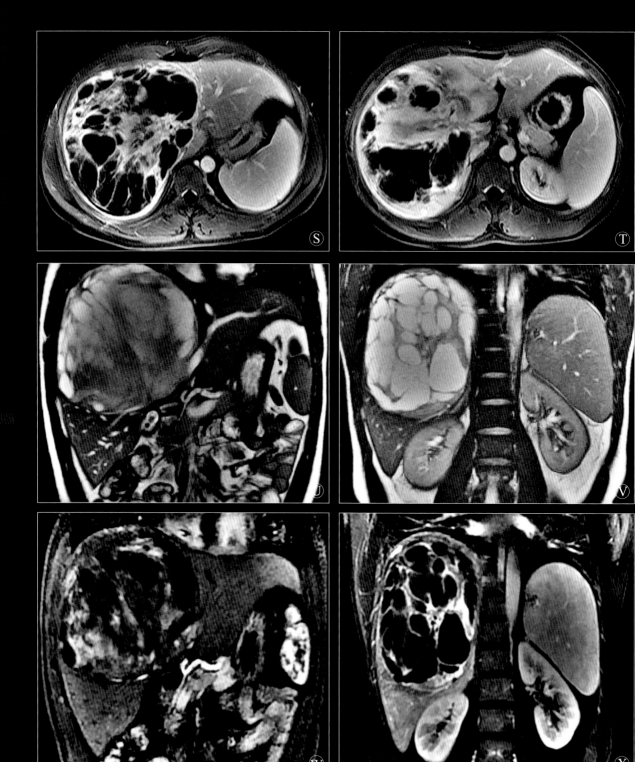

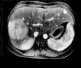

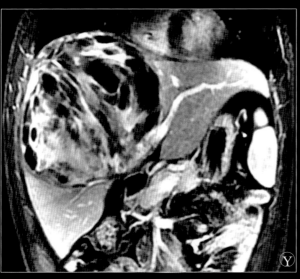

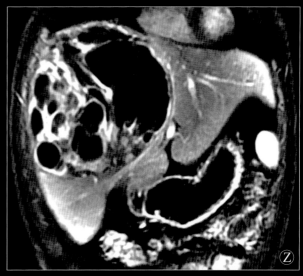

图1-7-1　右肝巨块型淋巴管瘤多平面CT、MRI检查

A、B、C. 平扫：肝右叶见一巨大囊实性占位，病灶后部以实性成分为主；D、E、F. 动脉期：病灶实性区域轻度强化，液性区域无强化；G、H、I. 门脉期：强化区域开始轻度增加；J、K、L. 延迟期：病灶实性部分及分隔进一步轻度强化；M、N、O. T_2WI：病灶呈不均匀的高信号，瘤内可见大量大小不等的团状、结节状更高信号；P、Q. T_1WI：呈不均匀低信号；R、S、T. 门静脉期：病灶内大量大小不等的囊状影，间隔厚薄不均，伴强化，形似多房的囊腔；U、V. 冠状位：病灶呈不均匀高信号；W、X、Y、Z. 血管成像（动脉期和门静脉期）：肝动脉增粗，间隔明显强化，门静脉正常

83

术中：右叶肿瘤质地较柔软，在肿瘤顶部切开2 cm切口，有大量陈旧性血性囊液涌出，共吸出1 000 ml左右，肿瘤体积明显缩小。其后切除肿瘤。剖开见肿瘤呈多房囊性，分隔呈黄白胶冻样，腔内有大块的血凝块。病理肉眼所见：瘤体呈灰白色，周围有包膜，有较多出血，部分区域呈海绵状。镜下所见：瘤组织由不规则的薄壁管网所构成，衬扁平内皮细胞，分化成熟。周围大片纤维性间质，伴黏液变性和广泛出血。

病理诊断：淋巴管瘤。

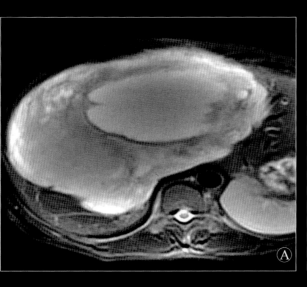

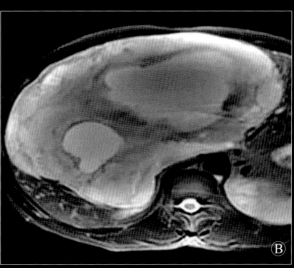

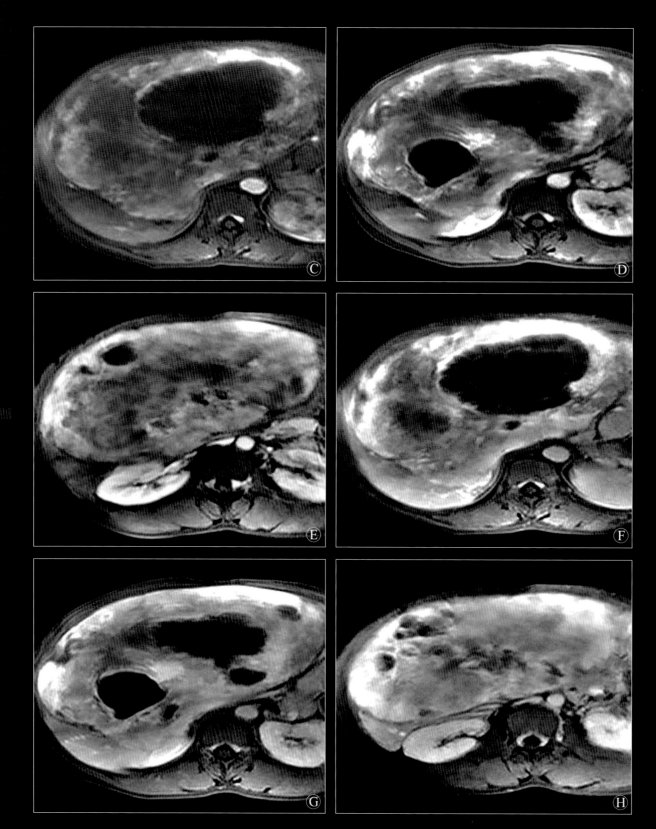

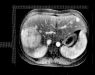
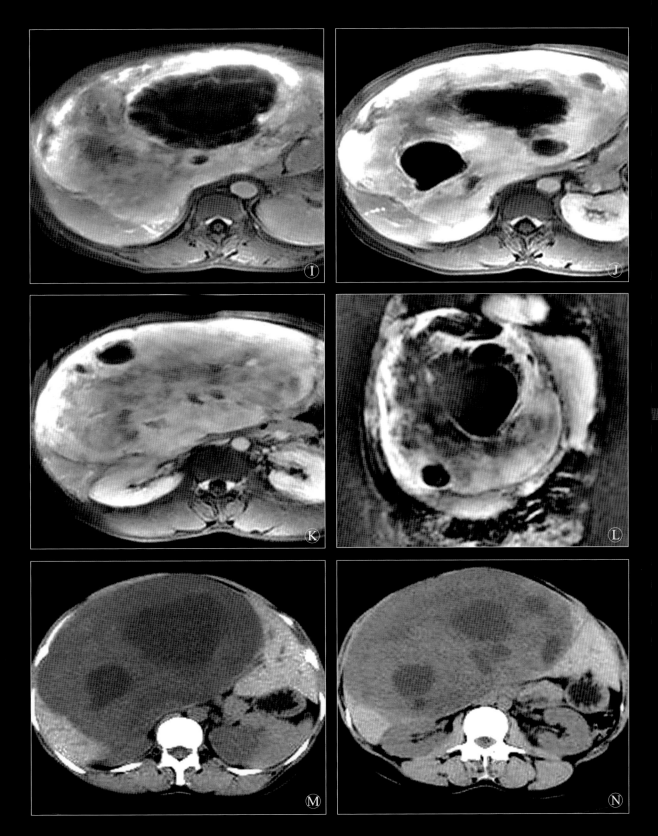

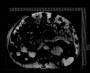
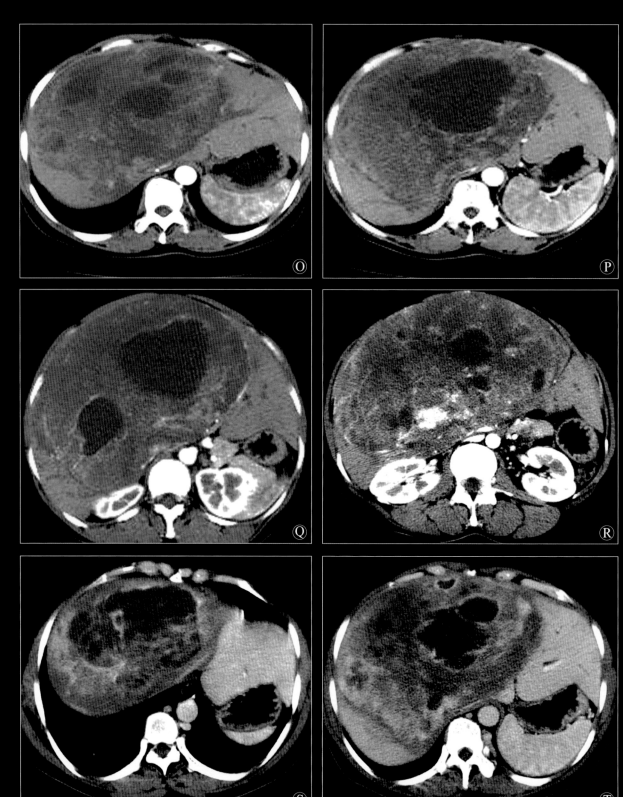

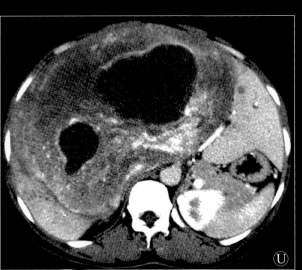
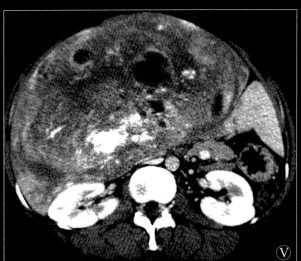
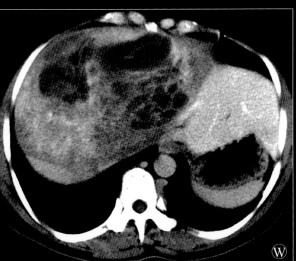
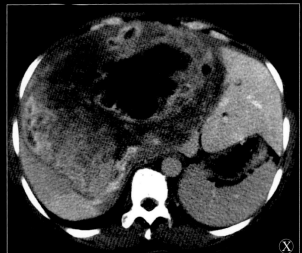
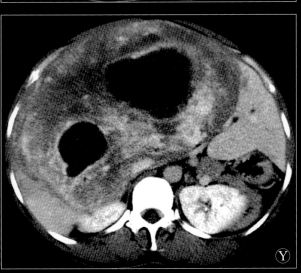
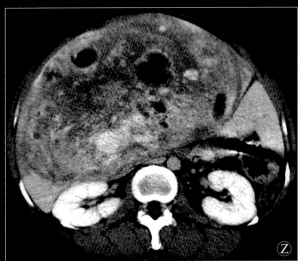

图1-7-2　右肝巨块型淋巴管瘤，多平面的MRI、CT检查

A、B. T$_2$WI：病灶呈巨块形不均匀的高信号，和更高信号影；C、D、E. 动脉期：病灶呈不均匀强化；F、G、H. 门静脉期：病灶继续强化；I、J、K. 延迟期：病灶进一步强化，并可见内部大量大小不等的囊状影无强化影，间隔厚薄不均；L. 冠状

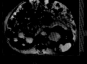

位：病灶内可见多发性大小不等的囊腔；M、N. CT平扫：病灶呈巨大囊实性低密度；O、P、Q、R. 动脉期：病灶实性区域轻度强化，液性区域无强化；S、T、U、V. 门静脉期：强化区域增加；W、X、Y、Z. 延迟期：病灶实性部分及分隔进一步明显强化

☀ 大体病理：病灶24 cm×18.2 cm，灰白色，周边部分有包膜，质地较软，有严重出血，中央可见多个腔，腔内淡黄色液体。镜下：瘤体组织由大片疏松纤维组织及淋巴管裂隙构成，淋巴管衬覆扁平细胞，管腔狭长或轻度扩张，腔内含淡黄色液体，间质水肿，夹杂少量厚壁血管，局部片状出血，周围为假包膜，边缘清楚，可见高度扩张的淋巴管。

诊断：淋巴管瘤。

诊断要点：由于本病十分少见，术前误诊为肝囊腺瘤或囊腺癌。肝囊腺瘤瘤体内也可呈多房囊性，但数量较少，间隔较细，并有壁结节，而本病以大量多房囊性为特点。

第八节　肝间叶性错构瘤

肝间叶性错构瘤（hepatic mesenchymal hamartoma, HMH）主要发生于婴幼儿，很少恶变。一般认为，与胚胎期胆管板的发育异常有关。

（一）病理表现

85%的肝间叶性错构瘤为囊性，呈典型的多房性，囊壁光滑或毛糙，囊腔含清亮、淡黄色、暗红色或黏胶样液体，囊肿边缘围绕灰黄色黏液组织和灰白色纤维包膜。实性肿块少见出血、坏死和钙化，肿块边缘清楚，偶有蒂。瘤组织由间叶组织、淋巴血管样囊腔、分支状扭曲胆管和肝细胞岛等构成，以水肿和黏液变的纤维结缔组织为背景，其中夹杂增生的小血管、小胆管和肝细胞岛，并可见星形间叶细胞，还可见散在的髓外造血，实性肿块组织中还可含有脂肪、平滑肌和骨样组织。若有真性囊肿则衬覆胆管立方上皮，假性囊肿则囊壁为纤维结缔组织。

（二）临床表现

80%～85%患者为2岁以下婴幼儿。本病是这一年龄段中仅次于肝母细胞瘤和婴儿血管内皮瘤的第三位常见肝脏肿瘤，其中60%为男性。偶见于成年人。临床表现为腹部膨胀或扪及上腹部无痛性包块。肿块生长缓慢，也可短期内迅速增大。肿块多位于肝右叶或以蒂柄与肝脏相连。

（三）影像学表现

1. CT　大多表现为肝实质内多囊性病灶，囊内密度不均匀，可见间质性实质组织，有时也可见钙化。增强扫描囊壁、间隔及囊内间质性实质部分有不同程度强化，其强化程度与间质含量有关；少部分病灶可呈实性改变。

2. MRI　囊液呈T_1WI低信号、T_2WI高信号，若囊液蛋白成分含量高，T_1WI则呈高信号，囊壁、间隔及间质组织在T_1WI及T_2WI上呈低、等信号。以实质成分为主的病灶，往往纤维组织成分较多，肿瘤的信号常低于周围正常肝实质，T_1WI及T_2WI都表现为低信号，增强表现与CT类似。

囊性者主要应与肝囊肿、胆管囊腺瘤鉴别，实性者应与肝母细胞瘤、恶性间叶瘤等鉴别。

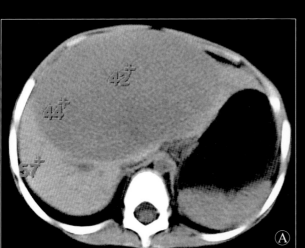

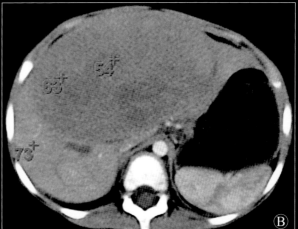

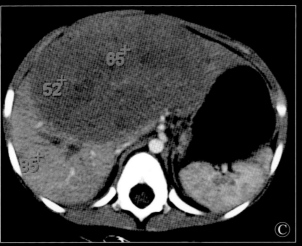

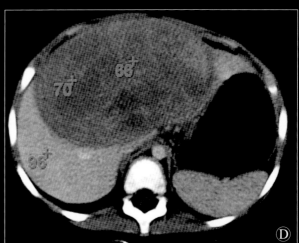

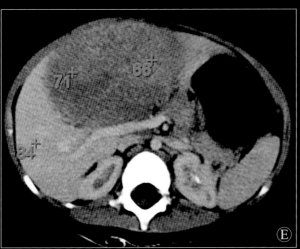

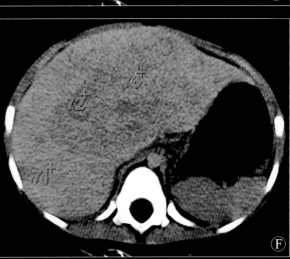

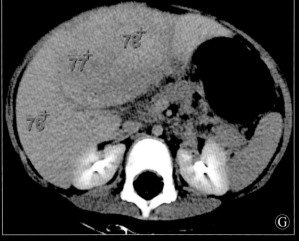

图1-8-1 中肝叶巨块型间叶性错构瘤CT检查

A. 平扫：中肝叶见一巨大块状低密度影，密度均匀，边界清楚；B、C. 动脉期：病灶轻度强化；D、E. 门静脉期：病灶进一步轻度强化；F、G. 延迟期：病灶接近等密度，密度均匀

☀ 患者女性，4岁，术前诊断肝母细胞瘤。术中：肿瘤位于左叶，质软包膜完整。切除后剖开肿瘤呈灰黄色，质地不均，包膜完整。病理：切面呈灰白淡黄相间，边缘清楚，无明显出血，镜下瘤组织由增生的纤维组织、扩张的小胆管和分化成熟的肝细胞岛构成，汇管区有反应性血管、胆管及纤维组织增生。免疫组化Hep-1（＋）。

诊断：间叶性错构瘤。

诊断要点：造影剂缓慢充填，延迟期呈等密度。

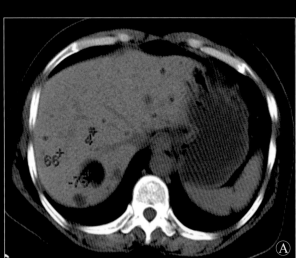

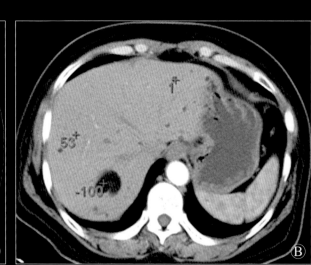

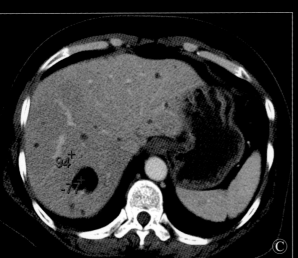

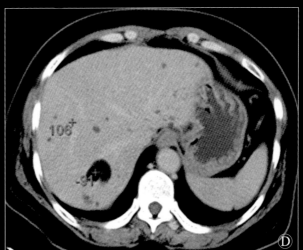

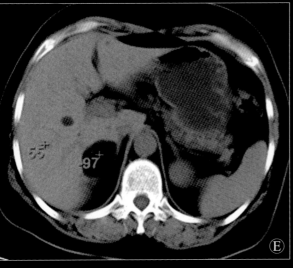

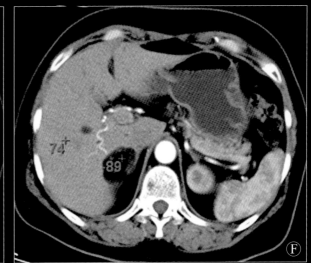

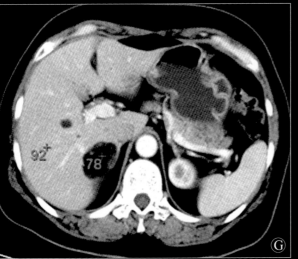

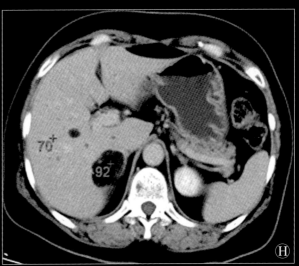

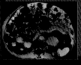

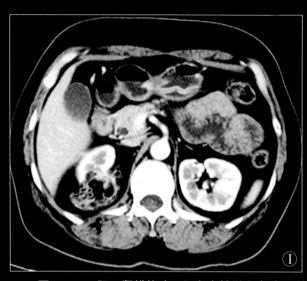

图1-8-2　肝、肾错构瘤，肝多发性微小囊肿CT检查

　　A. 平扫：肝右后叶见一类圆形较低密度影，呈脂肪密度（CT值–75 HU），其内见分隔影；B. 动脉期：病灶无明显强化，边界显示更清楚；C. 门静脉期：病灶无明显强化；D. 延迟期：病灶仍呈不均匀低密度；E. 平扫：肝右后叶另见一块状不均匀较低密度影（CT值–97 HU），边缘见多发小结节样稍高密度影；F. 动脉期：病灶内结节轻度强化，低密度区域无明显强化，肝右后支动脉增粗；G. 门静脉期：病灶内结节仍轻度强化；H. 延迟期：病灶呈不均匀低密度影；I. 门静脉期：右肾后上极见一外突的块状不均匀强化灶，内有脂肪成分（CT值–53 HU）

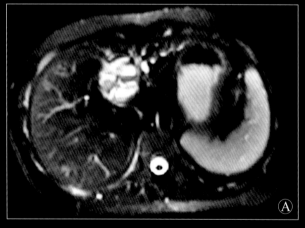

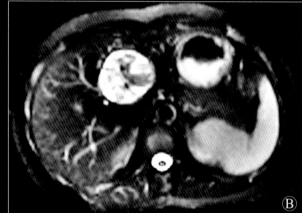

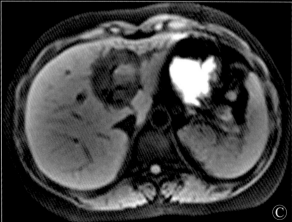

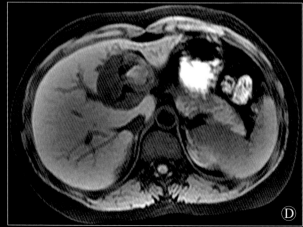

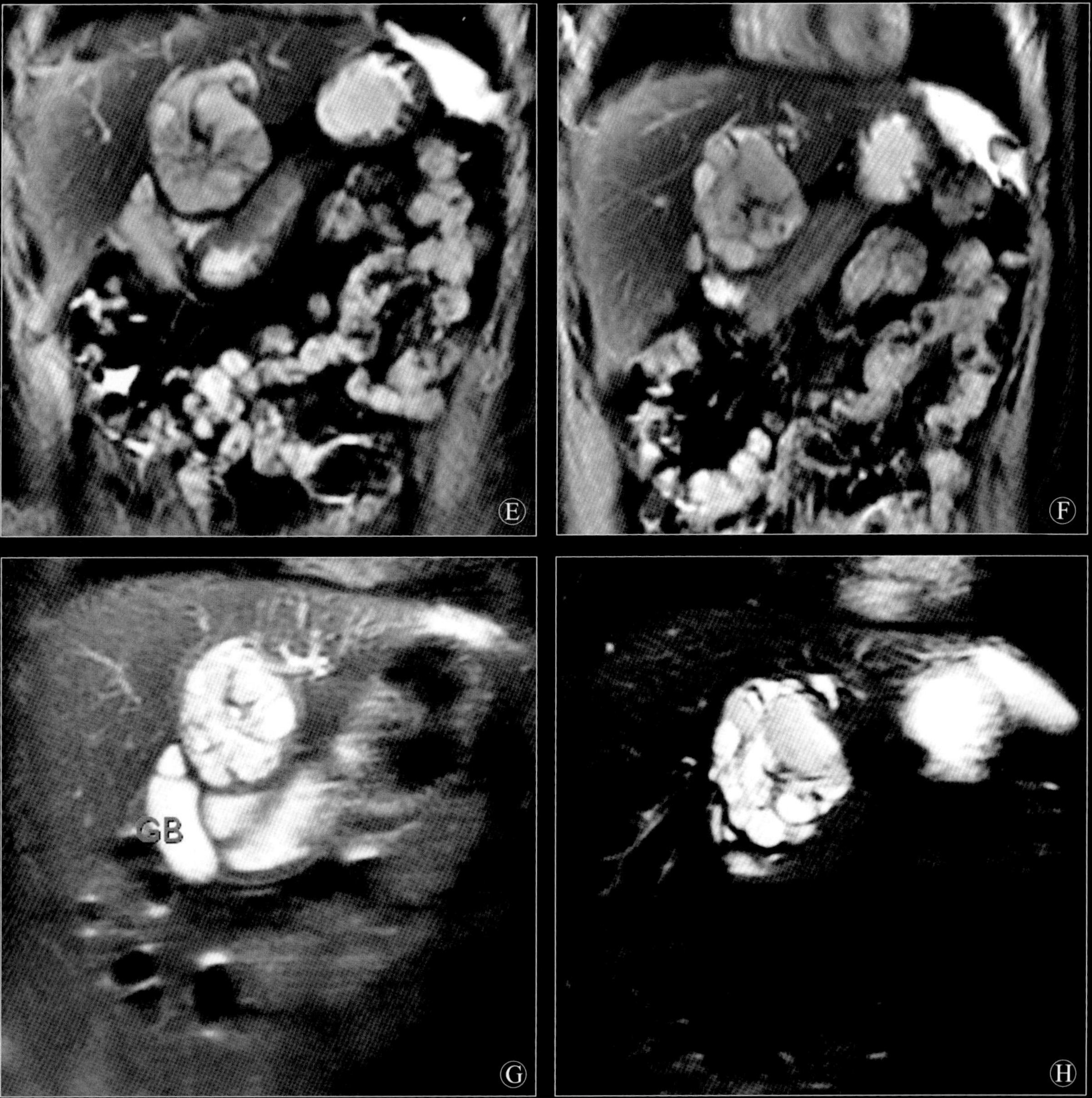
E
F
GB
G
H

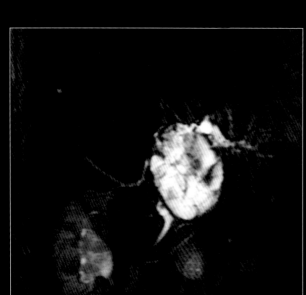

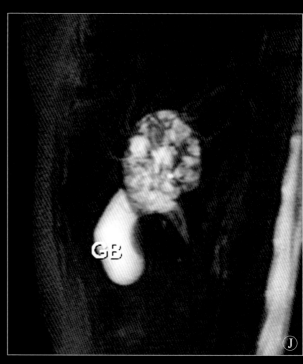

图1-8-3 左肝间叶性错构瘤MRI检查

A、B. T$_2$WI：肝左叶见一类圆形较高信号结节影，信号不均，内有不规则更高信号区和低信号分隔；C、D. T$_1$WI：病灶呈不均匀低信号；E、F. 冠状位：病灶呈多房样囊性肿块；G、J. MRCP：病灶内信号不均

术中：肿瘤切开呈囊性，囊液为陈旧性血性，囊壁光滑。病理：肿瘤呈灰白色，部分包膜，少许出血，有钙化。

诊断要点：患者女性，41岁。图像提示病灶内有多发性分隔和大量液性组织。需要与囊腺瘤和淋巴管瘤鉴别。

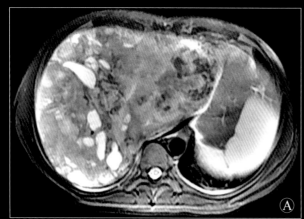

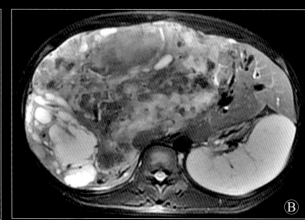

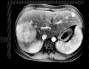

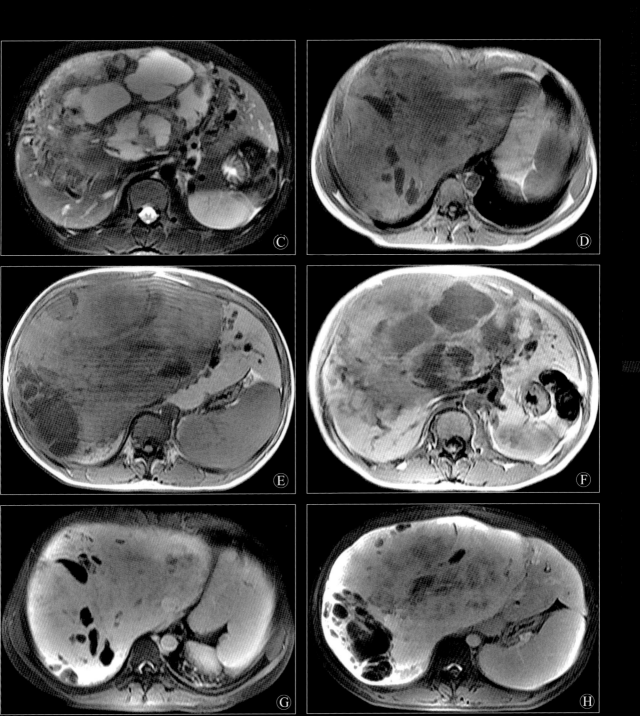

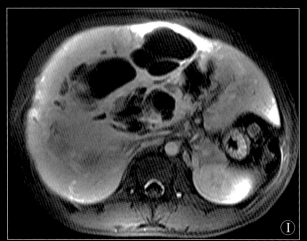

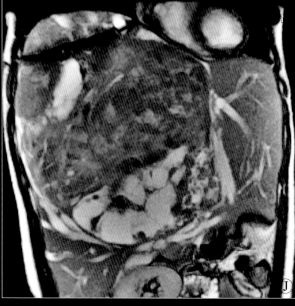

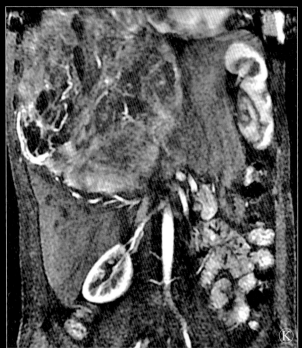

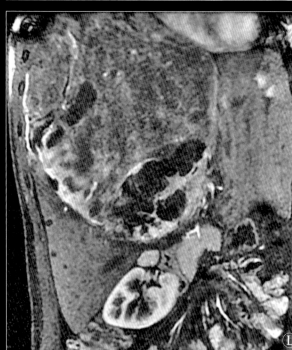

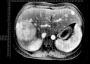

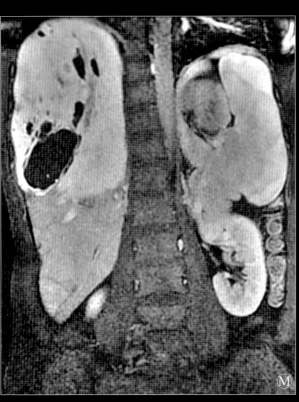

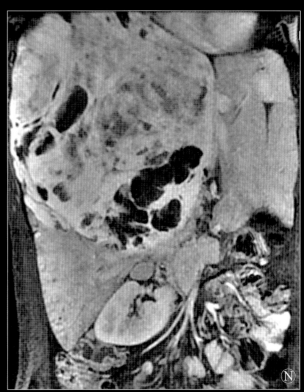

图1-8-4 肝脏巨大间叶性错构瘤MRI检查

A、B、C. T₂WI：肝脏可见一巨大边缘清楚、信号不均匀的高信号影，内有多发性散在分布的团状更高囊性信号影，病灶占据整个右肝和部分左肝；D、E、F. T₁WI：病灶呈不均匀低信号；G、H、I. 门静脉期：病灶显著强化，内有多发性散在分布的无强化囊状区域；J. 冠状位：病灶呈多房样囊性和实性肿块；K、L、M、N. MRA：病灶血供丰富，可见大量动脉血管以及显著强化，瘤内大量无强化囊性区域

☀ 术中：肿瘤大小为35 cm×28 cm×25 cm，质中。大体病理：肿瘤呈灰白色，中央多个囊腔，腔内黄色液体，周边有包膜伴出血。镜下：瘤组织由大片胶原结缔组织和大量畸形血管构成，其中有散在淋巴管囊状扩张。

诊断要点：患者女性，26岁。图像提示病灶内有大片实性组织和多发性散在分布的液性组织。

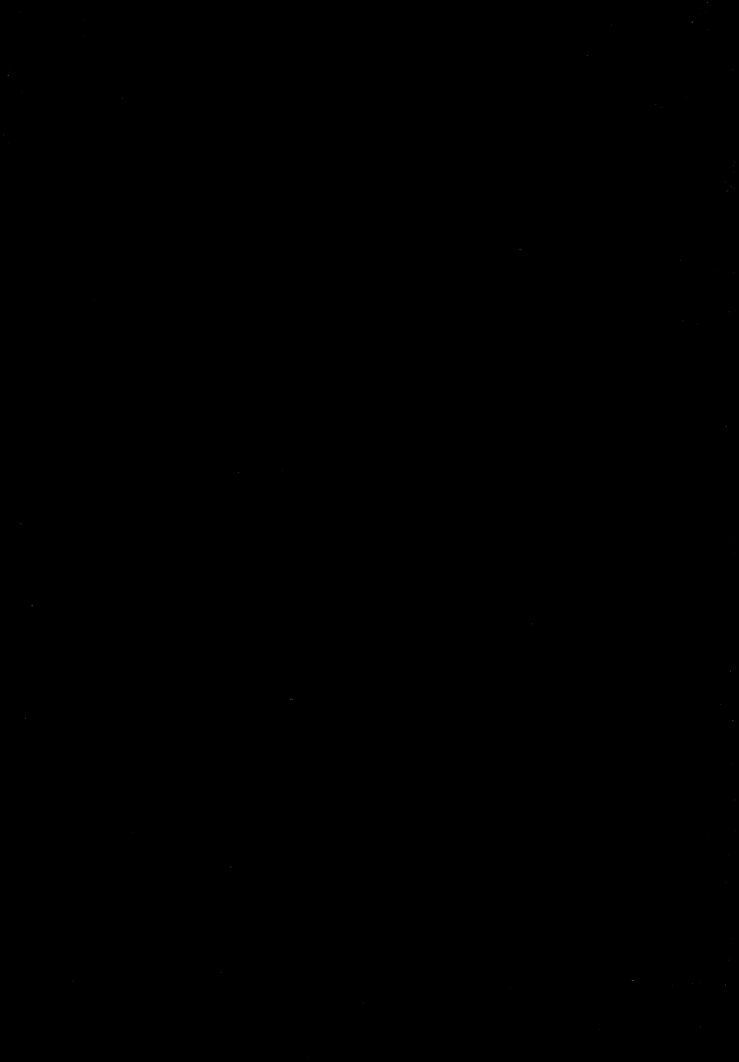

第二章
肝脏肿瘤样疾病

ATLAS OF BENIGN HEPATOBILIARY DISEASE

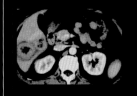

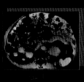

第二章
肝脏肿瘤样病变

第一节　肝炎性假瘤

肝炎性假瘤（hepatic inflammatory psendotumor）又名炎性肌纤维母细胞瘤，是肝组织在受到某种致病因子损害的基础上发生的一种炎性增生性改变，可能与免疫变态反应或病毒感染有关。瘤体是由局部组织炎性细胞浸润、纤维组织增生及胶原组织组成的局限性团块。

（一）病理表现

病灶大多为孤立性，少数多发，质地较硬，边界清楚，但无真性纤维包膜，切面多为灰黄色，镜下由增生的纤维母细胞及慢性炎症细胞浸润为主。炎性假瘤的组织学形态变化多样，但常以一种变化为主，可表现为浆细胞肉芽肿、纤维增生、静脉内膜炎、黄色肉芽肿及坏死等，同一病灶其主要成分及病理类型在病程的不同阶段尚可变化。

病理上炎性假瘤可分成3型：黄色肉芽肿型、浆细胞肉芽肿型及玻璃样变硬化型。肝脏通常无肝硬化。

（二）临床表现

可发生于任何年龄，多见于中年男性，一般无症状或有上腹痛、低热等，HBsAg多为阴性，肝功能及甲胎蛋白多正常。

（三）影像学表现

表现多样，取决于病变的主要成分及病理过程。

1. CT　平扫多呈低密度影或轻度强化，个别病例接近于肝实质密度，病灶形态多样，边界欠清晰，增强扫描动脉期无强化，门脉期及延迟期病灶有多种表现。

2. MRI　T_1WI多为略低信号或等信号，其内信号不均匀，T_2WI也多为略低信号或等信号，凝固性坏死及纤维增生在T_2WI上表现低信号或等信号，炎性细胞浸润因含水量较多在T_2WI上表现为高信号。Gd-DTPA增强后强化特点与CT相类似。

根据强化特点分为6类：①病灶无强化，病理显示病灶以大量凝固性坏死为主，伴有少量的炎性细胞浸润；②病灶不均匀强化或均匀强化；③周边轻至中度环形强化，强化带宽窄不一；④周边部分强化呈突起状或钟乳石状，病理显示以大量凝固性坏死为主，伴有较多纤维组织及炎性细胞，有一定的血供；⑤病灶内粗细不均的完整或不完整的纤维分隔，可有强化；⑥病灶中心结节状强化。

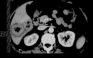

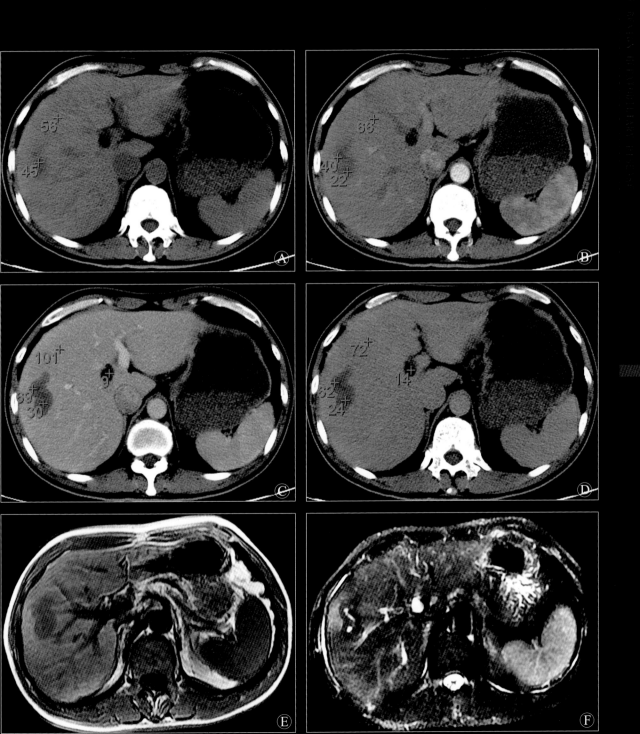

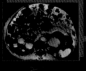
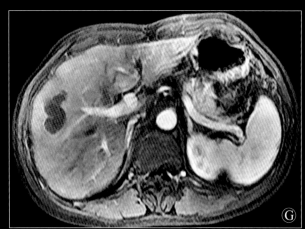

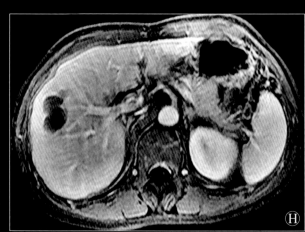

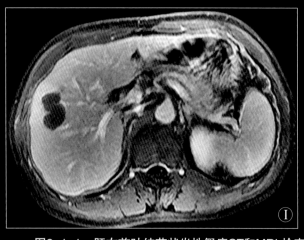

图2-1-1　肝右前叶结节状炎性假瘤CT和MRI检查（无强化型）

（A~D为CT检查，E~I为MRI检查）

A. 平扫：肝右前叶可见一葫芦状、边缘模糊的低密度结节影；B. 动脉期：病灶无明显强化，边缘模糊；C. 门静脉期：病灶无强化；D. 延迟期：病灶无强化，边缘清楚；E. T₁WI：病灶呈低信号结节影，内有更低小条状影；F. T₂WI：病灶呈低信号结节影，其内可见小条状高信号影；G. 动脉期：病灶无明显强化，边缘清楚；H. 门静脉期：病灶无强化呈低信号；I. 延迟期：病灶无强化呈低信号，内有更低小条状信号影，提示为液化坏死区

诊断要点：无强化型在临床上较常见，特点是病灶形态不规则，在门静脉期和延迟期上显示清楚，呈边缘清楚的较低密度或信号的结节影。

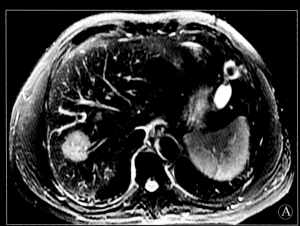

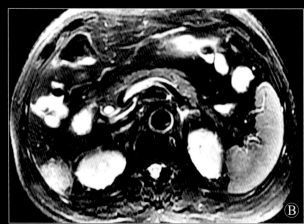

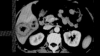

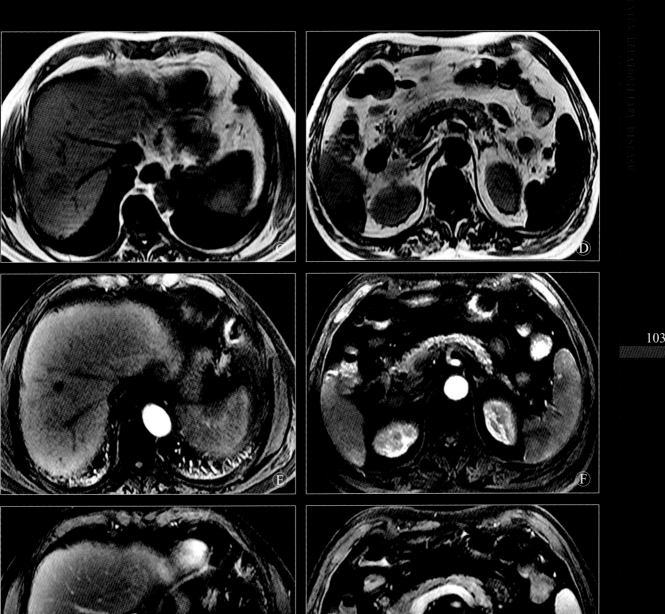

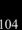

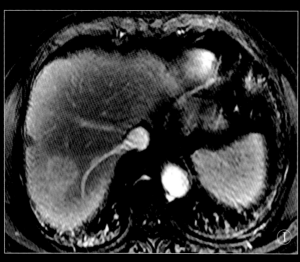

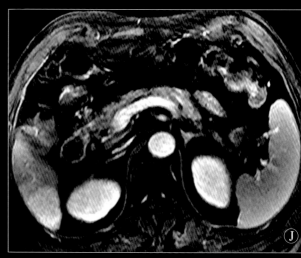

图2-1-2 右肝结节状炎性假瘤MRI检查（均匀强化型）

A、B. T_2WI：肝右后叶上下段各见一结节状高信号影，边界尚清；C、D. T_1WI：病灶呈低信号；E、F. 动脉期：病灶区轻度强化，边界显示不清；G、H. 门静脉期：病灶强化更明显；I、J. 延迟期：病灶呈均匀高信号影

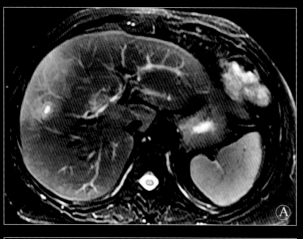

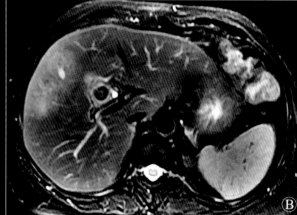

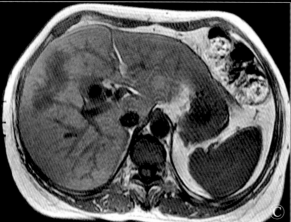

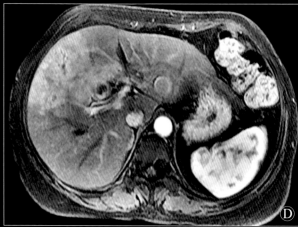

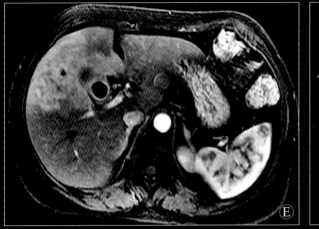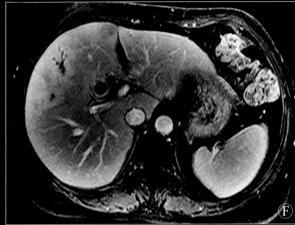

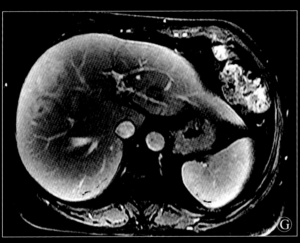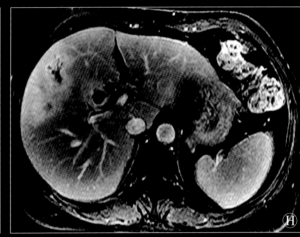

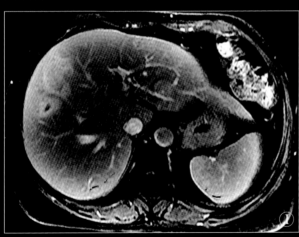

图2-1-3　右肝多发结节状炎性假瘤MRI检查（环形强化）

A、B. T_2WI：肝右前叶见2枚相邻的结节状及片状稍高信号影，后方病灶信号不均匀，中央见更高信号区；C. T_1WI：病灶均呈低信号；D、E. 动脉期：右前叶见大片楔形强化区（血供异常），信号欠均匀，2个小病灶呈环形强化；F、G. 门静脉期：病灶均呈厚壁强化的高信号影，内部可见无强化的小结节和树支状低信号影；H、I. 延迟期：病灶和门静脉期表现相似

☀ 患者女性，58岁。入院前1个月曾有右上腹疼痛伴高热。检查发现肝占位及胆囊炎、胆囊结石。

　　手术病理：病灶质地较硬。2个病灶均呈灰白色，无包膜结节；镜下：病灶由增生的纤维组织和较多的淋巴细胞、浆细胞和嗜酸性粒细胞混合构成，未见异型细胞，病变呈多灶性分布，周围肝组织汇管区呈反应性炎性改变。

　　诊断：炎性假瘤。

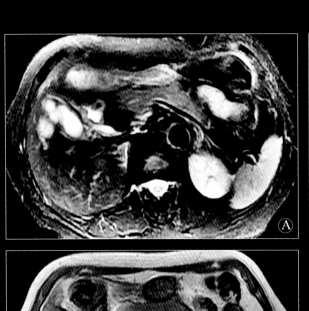

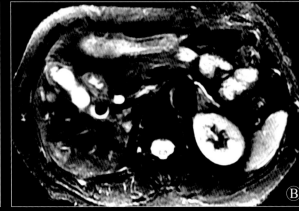

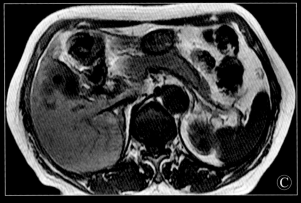

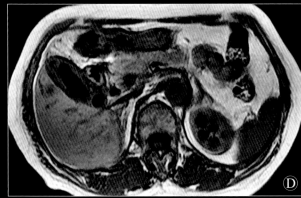

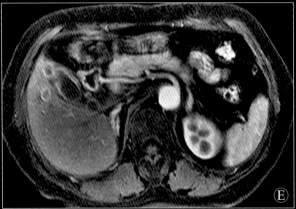

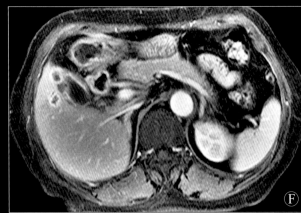

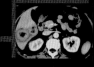

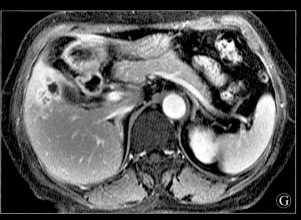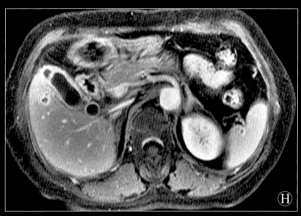

图2-1-4　右肝结节状炎性假瘤MRI检查（边缘环形强化型）

A、B. T$_2$WI：肝右后叶胆囊旁见一小结节较高信号影，边界尚清；C、D. T$_1$WI：病灶呈边缘模糊的低信号；E. 动脉期：病灶边缘轻度强化；F. 门静脉期：病灶边缘轻度强化；G、H. 延迟期：病灶边缘高信号，中央无强化；胆囊壁局部增厚，不规则强化，但胆囊壁无破坏（胆囊炎，胆囊腺肌增生）

患者女性，67岁，炎性假瘤、慢性胆囊炎（误诊为胆囊癌肝转移）。

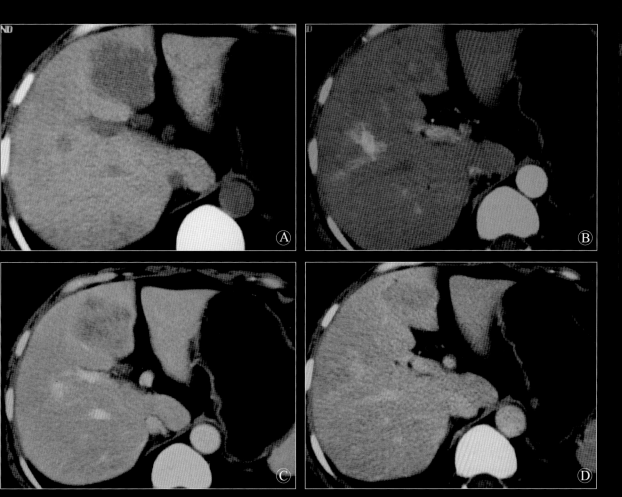

图2-1-5　肝左内后叶炎性假瘤CT检查（不均匀强化型）

A. 平扫：肝左内叶内可见一低密度结节状影，边缘清楚；B. 动脉期：病灶轻度强化，呈不均匀稍高密度影；C. 门静脉期：病灶呈低密度；D. 延迟期：病灶呈低密度，边缘模糊

☀ 患者女性，65岁，体检发现肝占位。超声检查呈不规则低回声区，内部回声不均。术前误诊为肝癌。病理：肿瘤呈灰白色，质硬，无明显包膜；镜下：病灶内见密集增生的小胆管及大量淋巴细胞，有淋巴滤泡形成，病灶呈多结节融合状分布。特殊染色：Masson(+)，AB(−)，网染(+)。

诊断：炎性假瘤。

诊断要点：需与少血供肝癌相鉴别，后者多有肝炎肝硬化病史，AFP常升高，必要时加做MRI检查，以利于鉴别。

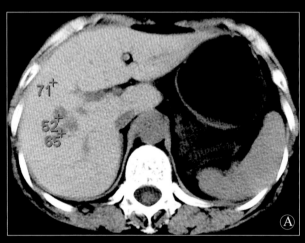

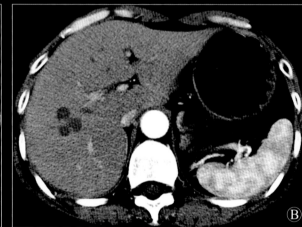

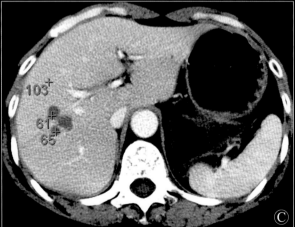

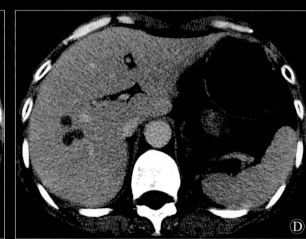

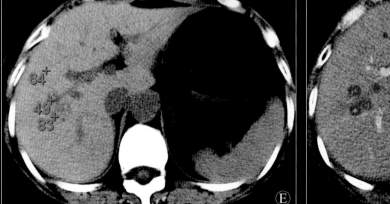

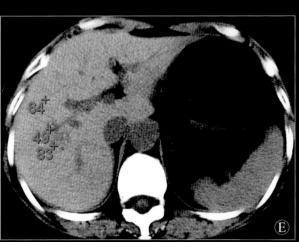

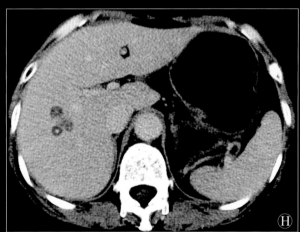

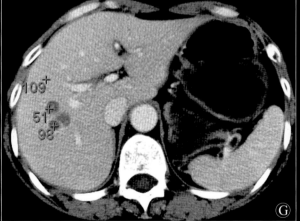

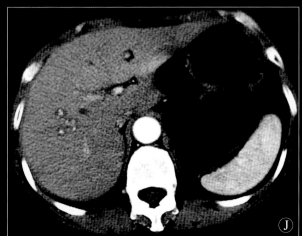

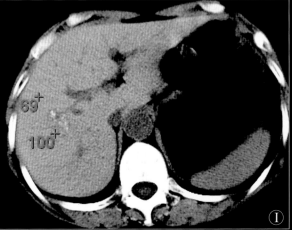

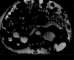

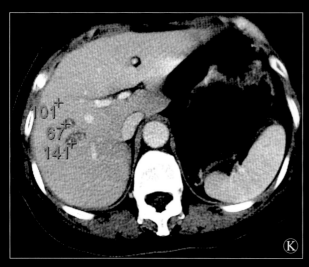

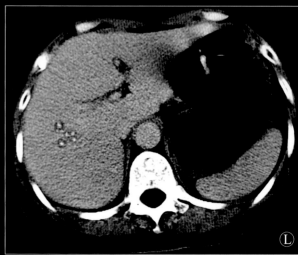

图2-1-6　肝右叶炎性假瘤CT检查

[A~D（第一次检查），E~H（2个月后），I~M（8个月后）]

　　A. 平扫：肝右叶可见花瓣样低密度结节状影；B、C、D. 动脉期、门静脉期和延迟期：病灶轻度强化，边缘清楚；E. 平扫：病灶体积略缩小，其内可见点状高密度影（钙化）；F、G、H. 动脉期、门静脉期和延迟期：病灶轻度强化；I. 平扫：病灶体积略缩小，其内点状高密度钙化影明显增多；J、K、L. 动脉期、门静脉期和延迟期：病灶轻度强化，边缘清楚

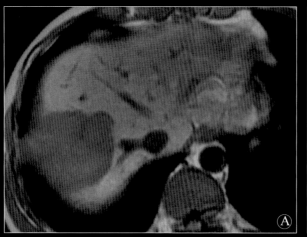

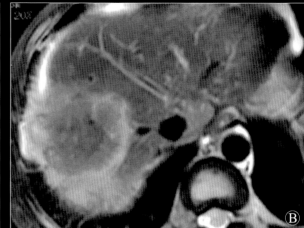

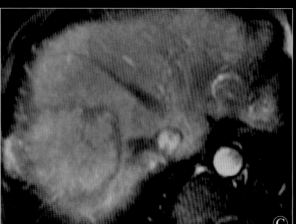

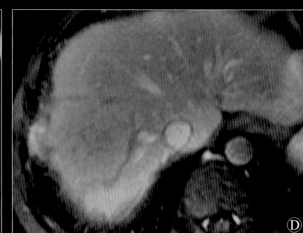

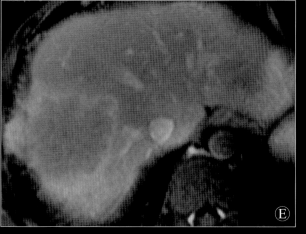

图2-1-7 右肝块状型炎性假瘤MRI检查（均匀强化型，边缘延迟强化）

A. T₁WI：肝右叶块状低信号影，边界尚清；B. T₂WI：病灶呈边缘模糊的高信号和瘤体稍低信号影；C. 动脉期：病灶轻度强化，边缘呈低信号；D. 门静脉期：病灶呈等信号，边缘低信号；E. 延迟期：病灶呈轻度低信号，边缘高信号影

患者男性，36岁，低热伴消瘦10 d入院。术前肿瘤性质未能明确。超声检查上呈弱回声区，边缘不清，回声不均。术中：肿瘤质硬，包膜不完整，侵及膈肌。病理：肿瘤呈灰白色，内有少量坏死组织。镜下：病灶由弥漫增生的纤维组织和大片淋巴细胞、浆细胞、嗜酸性粒细胞、变性坏死的中性粒细胞以及泡沫样组织细胞混合构成，有多发性微脓肿形成。特殊染色：Masson(+)，AB(−)，网染(+)。

诊断：炎性假瘤（炎性肌纤维母细胞瘤）。

诊断要点：本例表现较少见。炎性假瘤通常较小，对周围无侵犯，而本例病灶体积较大，影像学上特征性不强，易误诊。

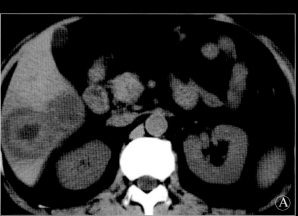

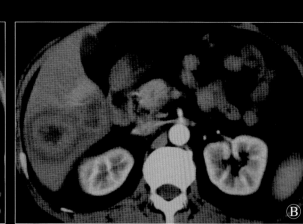

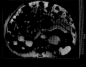
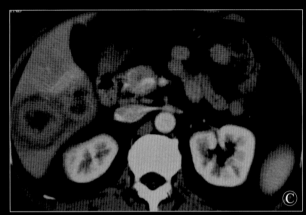
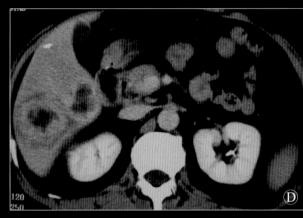

图2-1-8 肝右后叶炎性假瘤CT检查（环形强化型）

A. 平扫：肝右后叶可见2个低密度结节状影，外侧结节中央密度更低；B. 动脉期：2个结节轻度强化，中央可见无强化的低密度区；C. 门静脉期：病灶进一步轻度强化呈等密度，内侧病灶内有分隔；D. 延迟期：病灶进一步强化呈稍高密度，中央无强化，始终呈低密度。

☀ 患者男性，50岁，畏寒发热20d。超声检查发现肝内不规则低回声区，无明确边缘，内部回声不均，中心无回声区。术前误诊为脓肿。术中：2个病灶相连，质地较硬，周围炎性水肿不明显。病理：肿瘤呈灰白色，无明显包膜，瘤内有液化坏死。镜下：病灶由增生的纤维组织和较多淋巴细胞、浆细胞和嗜酸性粒细胞混合构成，可见小胆管增生，腔内有炎性细胞。特殊染色：Masson(+)，AB(-)，网染(+)。

诊断：炎性假瘤（炎性肌纤维母细胞瘤），伴低级别上皮内瘤变。

诊断要点：本例表现少见，主要需与脓肿相鉴别，后者的壁通常较薄，常表现为多囊性。

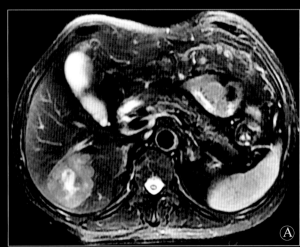
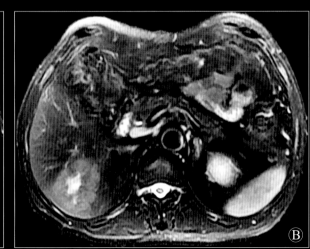

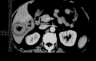

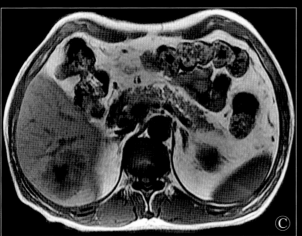
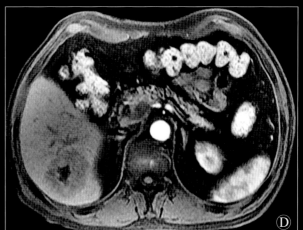

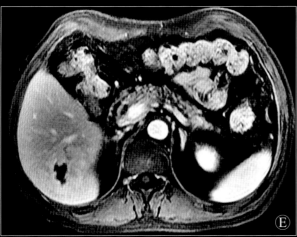
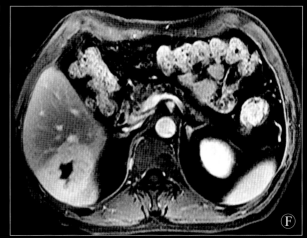

图2-1-9　右肝结节状炎性假瘤MRI检查

A、B. T₂WI：肝右后叶见一结节较高信号影，边界尚清，中央更高信号；C. T₁WI：病灶呈中央更低信号的低信号结节；D. 动脉期：病灶无明显强化；E. 门静脉期：病灶强化呈高信号结节；F. 延迟期：病灶进一步强化，中央呈不规则无强化区

术中：肿块大小为5 cm×6 cm，质地中等偏硬。病理：黄白色肿块，有出血坏死，无包膜。

诊断：炎性假瘤（炎性肌纤维母细胞瘤）。

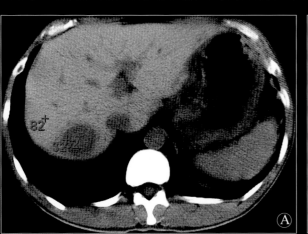
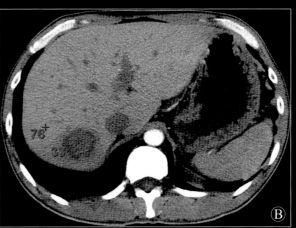

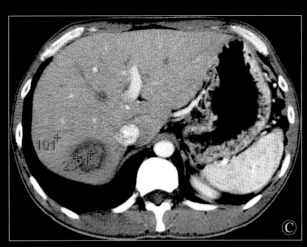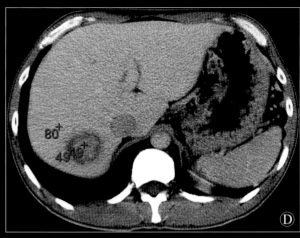

图2-1-10　肝右后叶炎性假瘤CT检查

　　A. 平扫：肝右后叶可见一个边缘模糊、周边环形更低密度的结节影；B. 动脉期：结节无明显强化；C、D. 门静脉期和延迟期：结节无明显强化

第二节　肝再生结节和异型增生结节

　　肝再生结节（regenerative nodules，RN）及异型增生结节（dysplastic nodules，DN）是在肝硬化背景下出现的，其中再生结节属良性病变，异型增生结节则被视为癌前病变。

　　（一）病理表现

　　再生结节常为单个结节，偶可多个，直径多大于肝硬化结节，多在2～3 cm之间，偶可大于5 cm，色灰白，可有完整的纤维组织包绕。组织学上再生结节与周围肝硬化组织相似，肝细胞可有脂肪变性、胆汁淤积、胆色素及含铁血黄素沉积，其中有纤维间隔网及扩张的血管间隙，部分肝细胞可呈不典型增生。再生结节周围的肝硬化组织因受挤压而形成细胞性边界或轮廓，也可有不完整或完整的纤细纤维包膜形成，但无浸润性生长。

　　当再生结节出现异型增生时称为异型增生结节，根据其异型程度分为低度异型增生结节（少或无恶变倾向）和高度异型增生结节（具有高度恶变倾向）。异型增生结节的肝细胞体积增大，核染色加深，有假腺管结构，对周围肝组织呈膨胀性或挤压性生长，或以出芽方式向邻近肝组织呈浸润性生长。

　　（二）临床表现

　　主要为肝硬化表现，如肝病面容（面色萎黄或晦暗），肝功能不全者出现明显乏力、食欲减退、上消化道出血、腹水、水肿、黄疸、肝掌、蜘蛛痣等。

　　（三）影像学表现

　　1. CT　再生结节在CT平扫时多呈稍高密度，少数可呈低密度或等密度影；增强后动脉期多无强化，或略有强化，但在延迟期多呈低密度，少数再生结节在动脉期、门脉期及延迟期均呈低密度。异型增生结节在CT检查上大多呈稍低密度，少数呈等密度影；增强后动脉期可轻度强化至明显强化，延迟期呈等密度或稍低密度，不易与肝癌鉴别。

　　2. MRI　再生结节一般在T_1WI表现为稍高或等信号，T_2WI为稍低或低信号，机制可能与再生结节中含铁血黄素沉着有关，增强后再生结节与肝实质强化相似。部分低度异型增生结节与再生结节表现相似。当T_2WI呈高信号灶或低信号灶内出现高信号灶时，则提示为高度异型增生结节，增强后动脉期可均匀或不均匀强化，延迟期持续强化或呈等信号。

再生结节及异型增生结节的表现：CT检查较难发现，定性更困难；MRI检查较CT敏感。

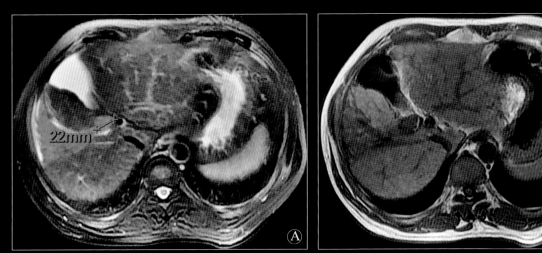

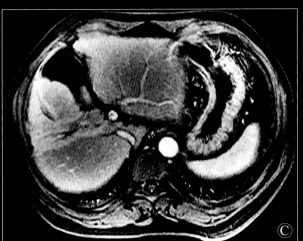

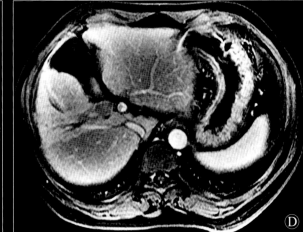

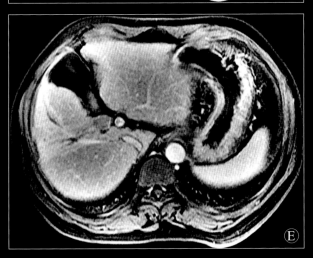

图2-2-1　右肝大再生结节MRI检查

A. T₂WI：肝右前叶近肝门见一结节状低信号影，边界尚清；B. T₁WI：病灶呈高信号，右前叶胆管轻度扩张；C. 动脉期：病灶轻度强化；D. 门静脉期：病灶强化开始减退；E. 延迟期：病灶呈低信号，边缘尚清楚

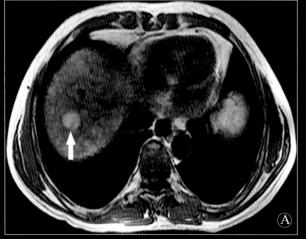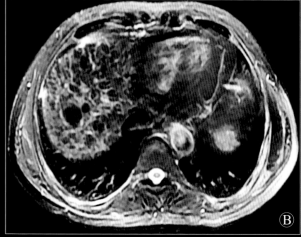

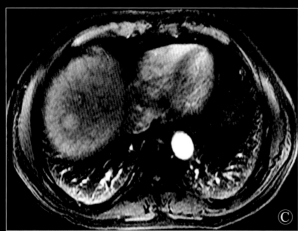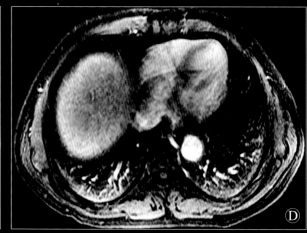

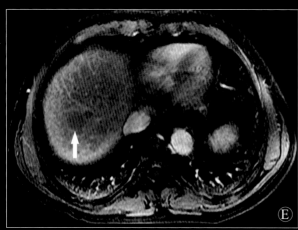

图2-2-2 右肝再生结节MRI 检查

A. T₁WI：肝右叶膈顶部见一圆形结节状高信号影（箭头）；B. T₂WI：结节呈低信号；C. 动脉期：结节未见明显强化，信号强度与T₁WI相似；D. 门静脉期：结节呈略低信号影，边缘模糊；E. 延迟期：结节边界显示更清楚，呈低信号（箭头）

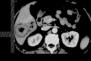

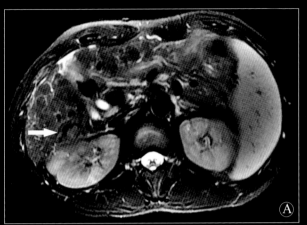

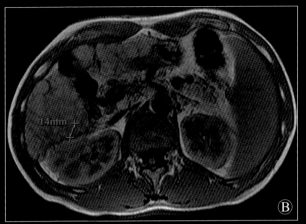

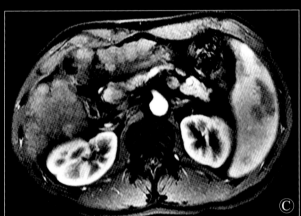

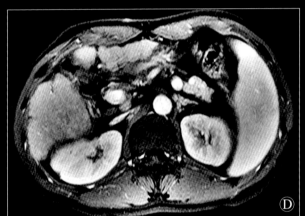

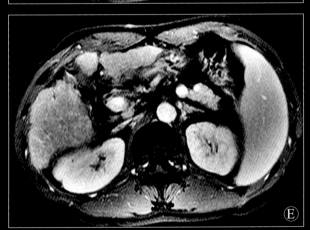

图2-2-3 右肝再生结节MRI检查

A. T$_2$WI：肝右后叶下段近右肾见一结节状稍高信号影（箭头），边缘模糊，余肝实质内见多发结节状略低信号影；B. T$_1$WI：病灶呈略低信号，肝内见多发大小不等的结节状稍高信号影（硬化结节）；C. 动脉期：病灶轻度均匀强化；D. 门静脉期：病灶强化开始减退；E. 延迟期：略低信号，边界不清

☀ 患者男性，45岁，肝癌术后检查，肝右后叶1.4 cm小结节，轻度强化；肿瘤指标均正常，诊断复发可能。行肝移植。病理诊断：肝再生结节。

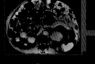
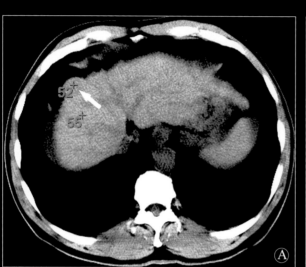

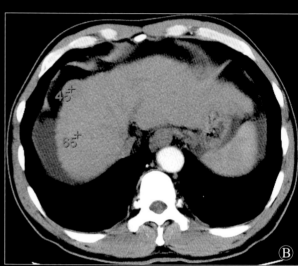

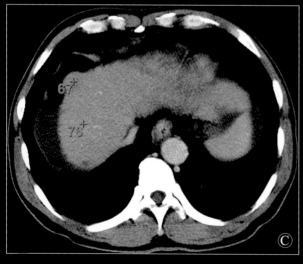

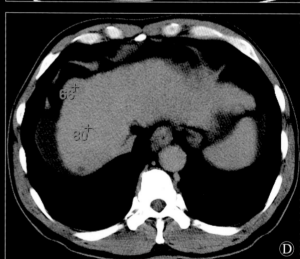

图2-2-4　再生结节，局部高度异型增生灶CT检查

A. 平扫：肝右前叶包膜下见一2.3 cm、外突的结节状低密度影（箭头），边缘稍模糊；B. 动脉期：病灶轻度强化；C. 门静脉期：病灶强化较动脉期略高；D. 延迟期：病灶强化减退呈低密度

病理：肝结节内肝小叶结构紊乱，有纤维架桥形成，肝细胞呈多边形，核无明显异型，以细梁排列为主，局部见假腺管结构，对周围肝组织有挤压。

诊断：肝再生结节，局部高度异型增生灶。

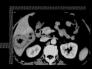

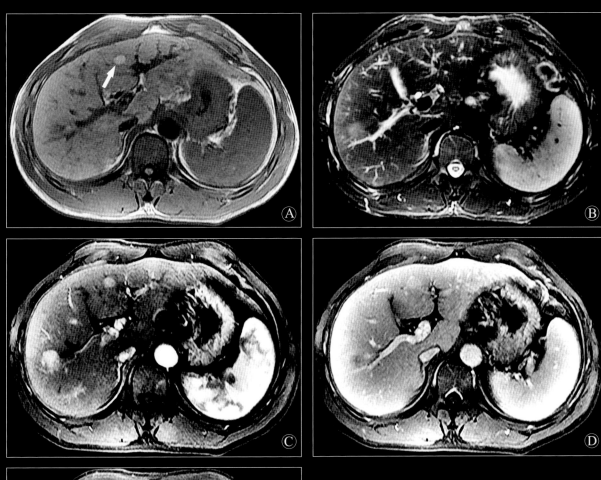

图2-2-5 肝左叶肝再生结节，肝右叶小肝癌MRI检查

A. T₁WI：左外叶见一高信号小结节（箭头），右前叶见一低信号结节；B. T₂WI：左叶病灶呈稍高信号，右叶病灶呈高信号；C. 动脉期：左、右叶病灶均呈高信号；D、E. 门静脉期和延迟期：左叶病灶稍高信号（肝再生结节），右叶病灶呈低信号（肝癌）

☀ 病理：左叶肝再生结节；右叶肝细胞癌，透明细胞型，Ⅲ级。

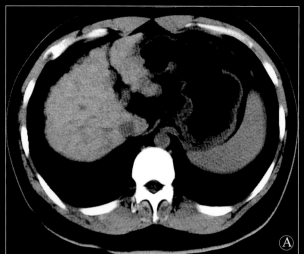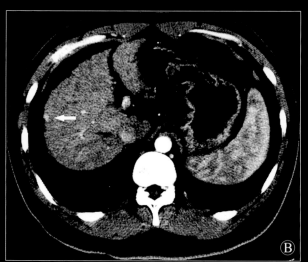

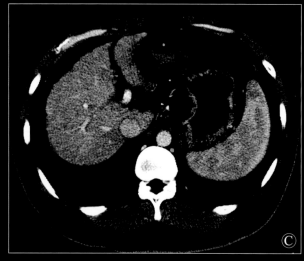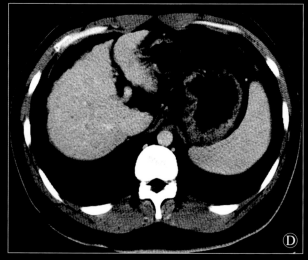

图2-2-6　右肝低度异型增生结节CT检查

A. 平扫：肝脏不规则缩小，右前叶包膜下约1 cm近似等密度小结节影，边界不清；B. 动脉期：病灶（箭头）轻度强化；C. 门静脉期：病灶仍呈略高密度；D. 延迟期：病灶显示不清

病理：低度异型增生结节。病灶有强化，易误诊为SHCC。

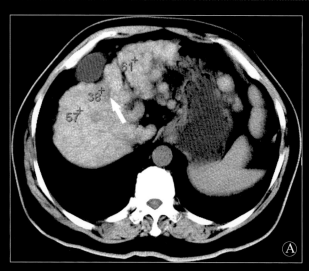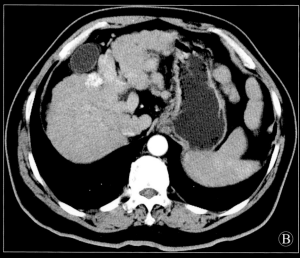

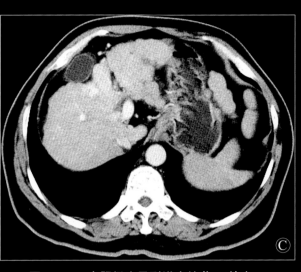
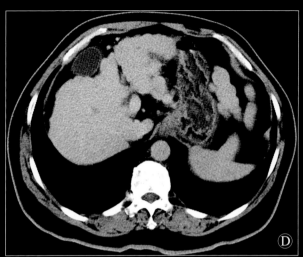

图2-2-7 右肝低度异型增生结节CT检查

A. 平扫：肝右叶前叶胆囊旁见一约2 cm低密度结节影（箭头），边缘模糊；B. 动脉期：病灶明显强化；C. 门静脉期：病灶强化开始减退；D. 延迟期：病灶呈等密度，边界不清

病理：低度异型增生结节。病灶有强化，易误诊为SHCC。

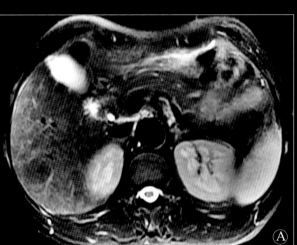
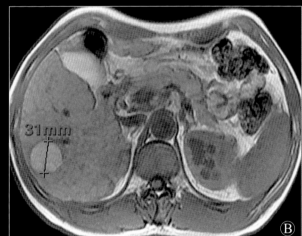
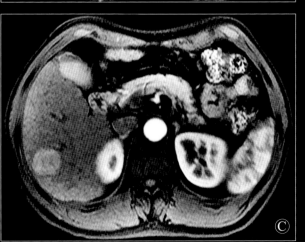
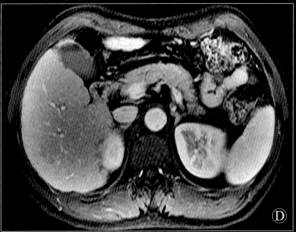

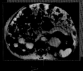
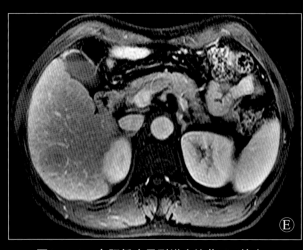

图2-2-8　右肝低度异型增生结节MRI检查

A. T$_2$WI：肝右前叶见一约3 cm结节状低信号影，边缘稍模糊；B. T$_1$WI：病灶呈均匀高信号影；C. 动脉期：病灶强化不明显；D. 门静脉期：病灶呈略低信号；E. 延迟期：病灶边界显示更清楚，呈低信号

病理：低度异型增生结节，部分肝细胞透明变。

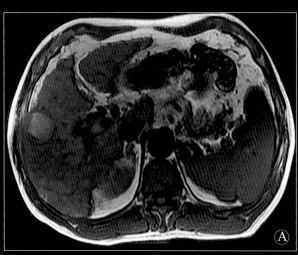

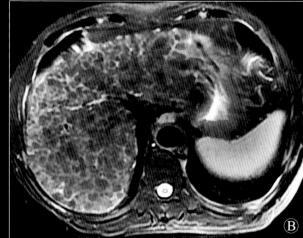

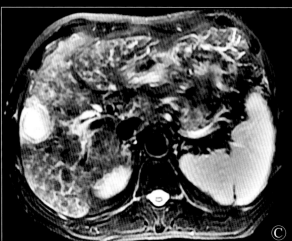

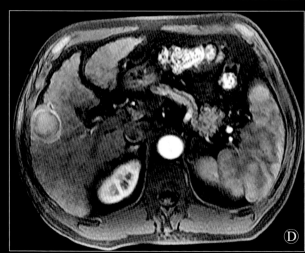

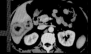

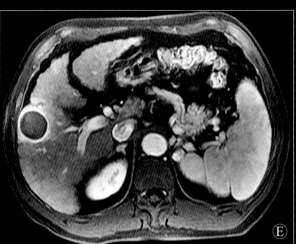

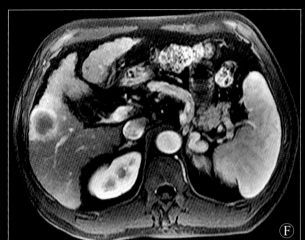

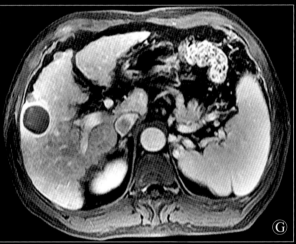

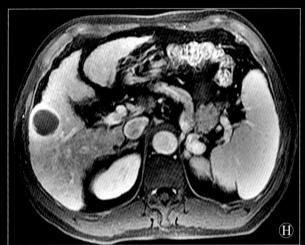

图2-2-9　右肝异型增生结节MRI检查

A. T₁WI：肝脏不规则缩小，右前叶见一类圆形均匀高信号结节影，边缘低信号线影环绕；B、C. T₂WI：病灶呈结节状较高信号影，肝实质内弥漫结节状略低信号影（硬化结节）；D. 动脉期：病灶边缘环形强化，内部无明显强化；E、F. 门静脉期：病灶边缘强化更明显；G、H. 延迟期：病灶边缘仍呈高信号，内部无强化

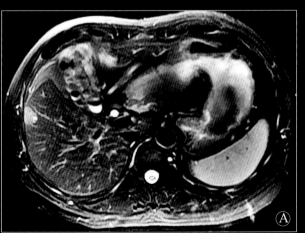

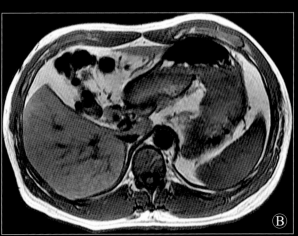

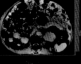

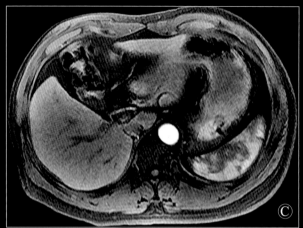

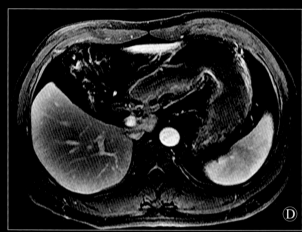

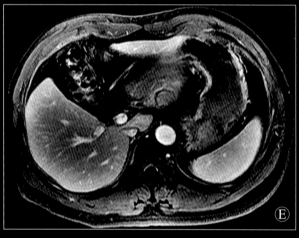

图2-2-10　右肝高度异型增生结节MRI检查

A. T$_2$WI：肝右前叶见一卵圆形高信号结节影，结节内有更高信号影；B. T$_1$WI：病灶呈等信号；C、D、E. 动脉期、门静脉期和延迟期：病灶未见明显强化，呈等信号

术中：病灶直径为2 cm，质硬，无明显包膜，切开呈黄色。病理诊断：高度异型增生结节。

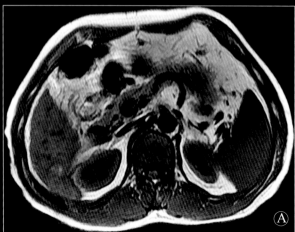

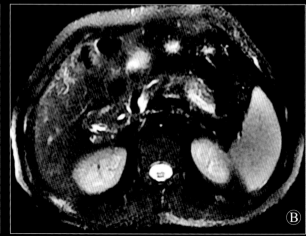

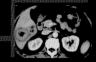

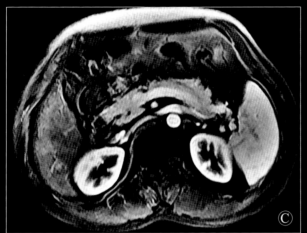

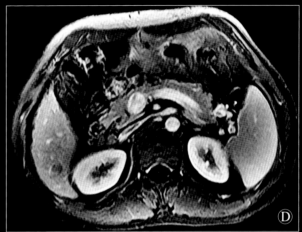

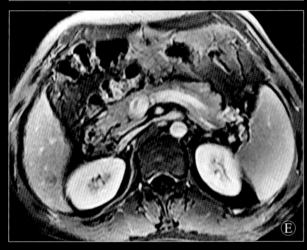

图2-2-11　右肝高度异型增生结节MRI检查

A. T1WI：肝后叶见一边缘模糊的稍高信号小结节影；B. T2WI：病灶显示不清；C. 动脉期：病灶呈高信号；D、E. 门静脉期和延迟期：病灶呈低信号

☀ 术前误诊为小肝癌。病理诊断：高度异型增生结节。

第三节　肝局灶性结节增生

肝局灶性结节增生（hepatic nodular hyperplasia, FNH）是肝脏良性占位性病变，并非真正的肿瘤，发病机制尚不明确，一般认为是由于肝动脉畸形造成局部肝组织血流过度灌注，继而引起局部肝细胞的反应性增生。该病无恶变。

（一）病理表现

常为单发，1/3为多发，多无肝硬化背景。病灶无包膜，质硬，呈暗红色、灰黄色或灰白色等，偶有出血及坏死，中央瘢痕呈灰白色。特征性表现为中央或略偏心的纤维瘢痕组织呈放射状或星状排列，纤维瘢痕组织由增生的慢速血流的小血管、小胆管、炎性纤维组织构成，本病的实质部分为正常肝细胞、Kupffer细胞、血管及胆管，但肝小叶正常排列结构消失。

（二）临床表现

可发生于任何年龄，以女性多见，多无临床症状，病灶较大时可出现无明显诱因的右上腹不适。甲胎蛋白阴性，肝功能正常。

（三）影像学表现

1. CT 典型表现为平扫时病灶呈略低或近似等密度，中央瘢痕组织为相对于病灶的低密度影；增强扫描动脉期病灶实质部分明显均匀强化，说明病灶有丰富的血供（其内的瘢痕灶除外），门静脉期和延迟扫描期病灶呈等密度或略高密度，而中央的瘢痕则逐渐强化，延迟后其密度高于实质部分。非典型表现包括：门静脉期及延迟期环形强化（病理证实为假包膜）；门静脉期及延迟期呈低密度，中央未见瘢痕等。

2. MRI 病灶在T$_1$WI呈等或低信号，T$_2$WI呈等、略高或高信号，中央瘢痕在T$_1$WI多为低信号，T$_2$WI多为高信号，但部分病例可不显示；增强扫描与CT表现相似。

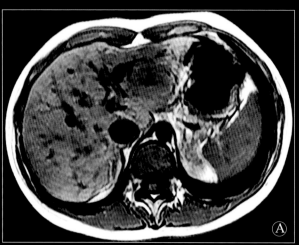
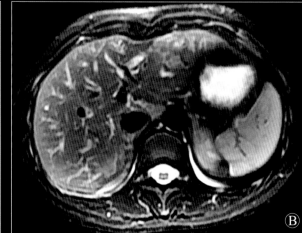
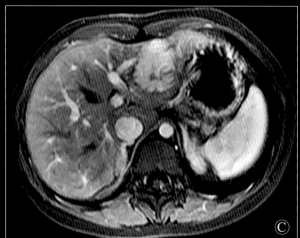
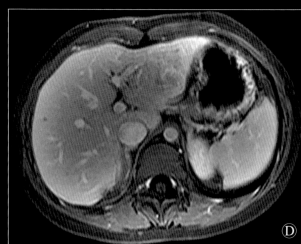

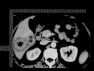

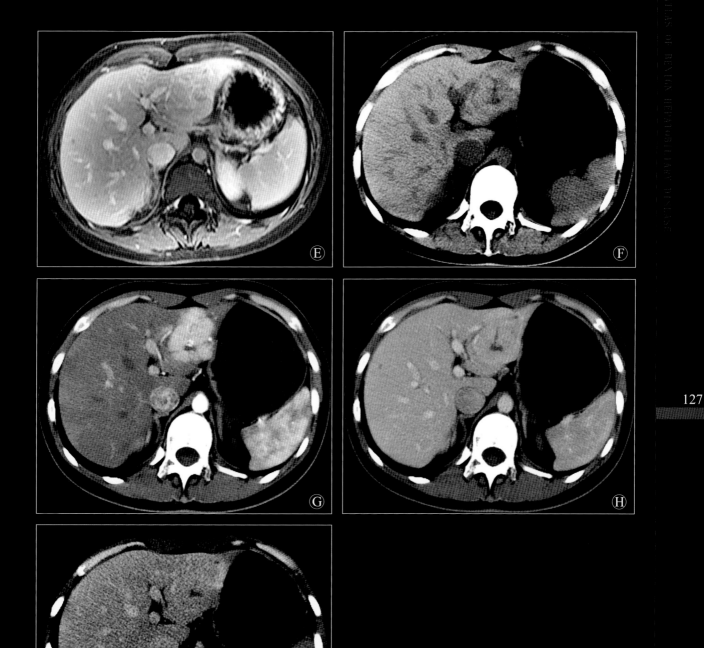

图2-3-1 肝左外叶局灶性结节增生MRI、CT检查

（A~E：MRI检查，F~I：CT检查）

A. T$_1$WI：肝左外叶可见一边缘欠清楚的略低信号结节；B. T$_2$WI：病灶呈略高信号，边缘不清；C. 动脉期：病灶明显强化，内可见小条状无强化区（瘢痕）；D. 门静脉期：病灶呈边缘不清的略低信号；E. 延迟期：病灶强化仍呈边缘不清的低信号影；F. 平扫：病灶呈边缘低密度环的等密度结节；G. 动脉期：病灶明显强化，内有小条状无强化区；H. 门静脉期：病灶呈略高密度结节；I．延迟期：病灶呈边缘不清的等密度结节

128

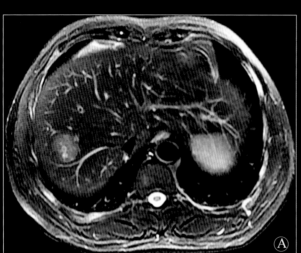
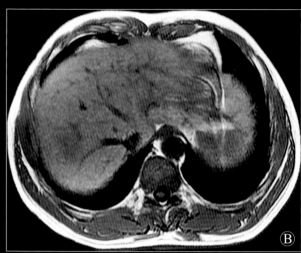
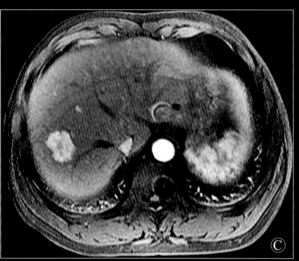
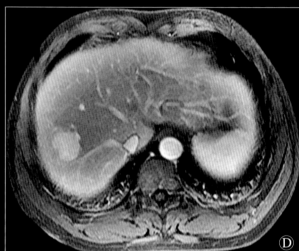
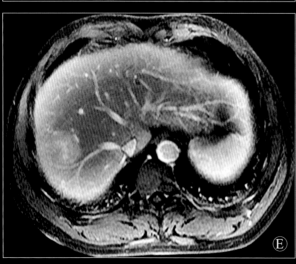

图2-3-2　右肝局灶性结节增生MRI检查

A. T$_2$WI：肝右叶上段见一结节状高信号影，信号欠均匀；B. T$_1$WI：病灶呈低信号，边缘模糊；C. 动脉期：病灶明显强化；D. 门静脉期：病灶强化开始减退；E. 延迟期：病灶呈略高信号，病灶内见点状更高信号影

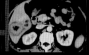

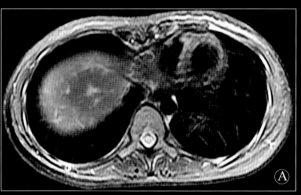

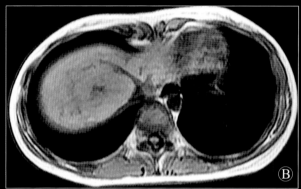

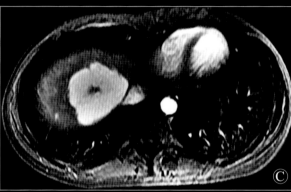

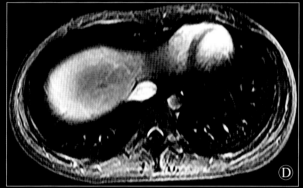

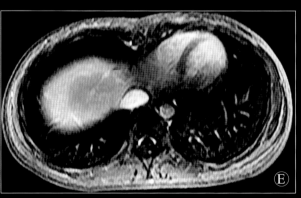

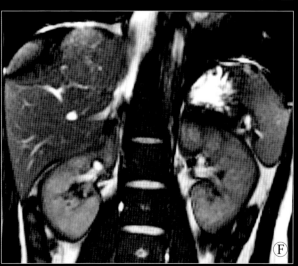

图2-3-3 右肝局灶性结节增生MRI检查

A. T$_2$WI：肝右叶上段近中肝静脉见一团块状近等信号区，其中央见星状高信号影（瘢痕）；B. T$_1$WI：病灶呈稍高信号影；C. 动脉期：病灶明显强化，其内瘢痕无强化；D. 门静脉期：病灶强化减退呈等信号；E. 延迟期：病灶仍呈近等信号，其内瘢痕见延迟轻度强化；F. 冠状位：肝右叶上段见团块状略高信号影，边界不清

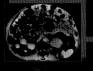
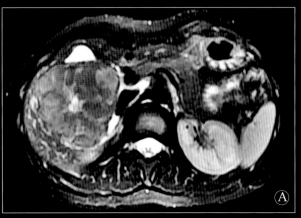

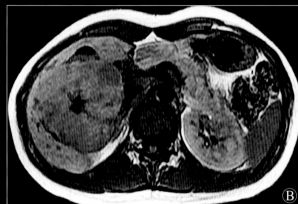

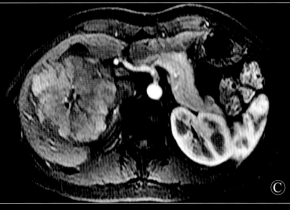

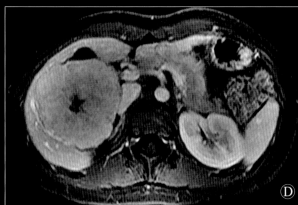

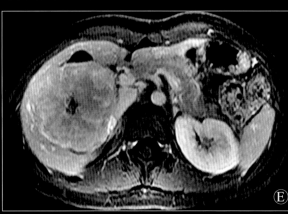

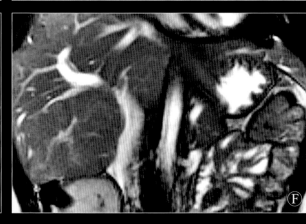

图2-3-4　右肝局灶性结节增生MRI检查

A. T$_2$WI：肝右叶见一团块状稍高信号影，信号不均匀，中央见更高信号区，边界欠清；B. T$_1$WI：病灶呈略低信号；C. 动脉期：病灶明显强化，其内瘢痕无强化；D. 门静脉期：病灶强化开始减退；E. 延迟期：病灶强化减退呈近等信号，边缘信号稍高；F. 冠状位：肝右叶见一团块状稍高信号影，其中见星状更高信号影

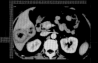

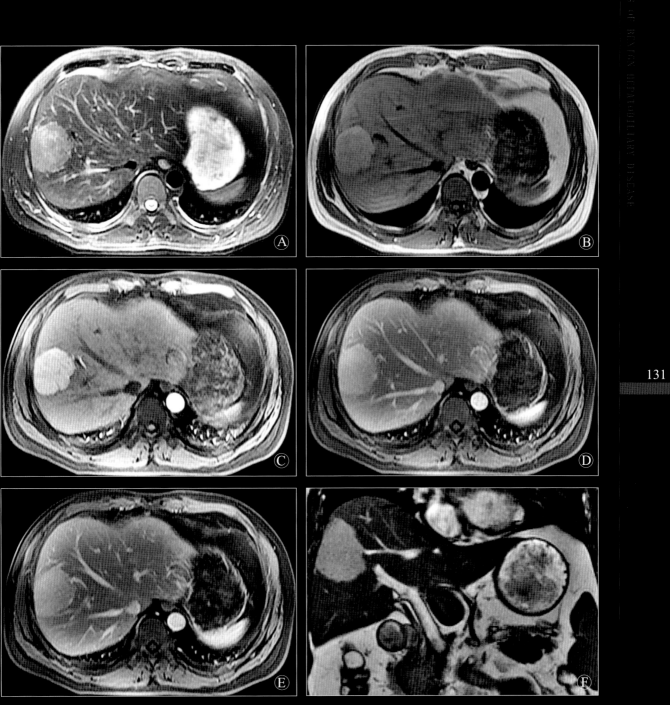

图2-3-5 右肝局灶性结节增生MRI检查

A. T$_2$WI：肝右前叶见一团块状高信号影，信号均匀，边缘清楚；B. T$_1$WI：病灶亦呈高信号；C. 动脉期：病灶均匀强化；D. 门静脉期：病灶强化开始减退；E. 延迟期：病灶仍呈均匀稍高信号影；F. 冠状位：肝右叶见一不规则团块状高信号影

特点：本病例病灶内无瘢痕。

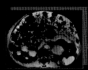
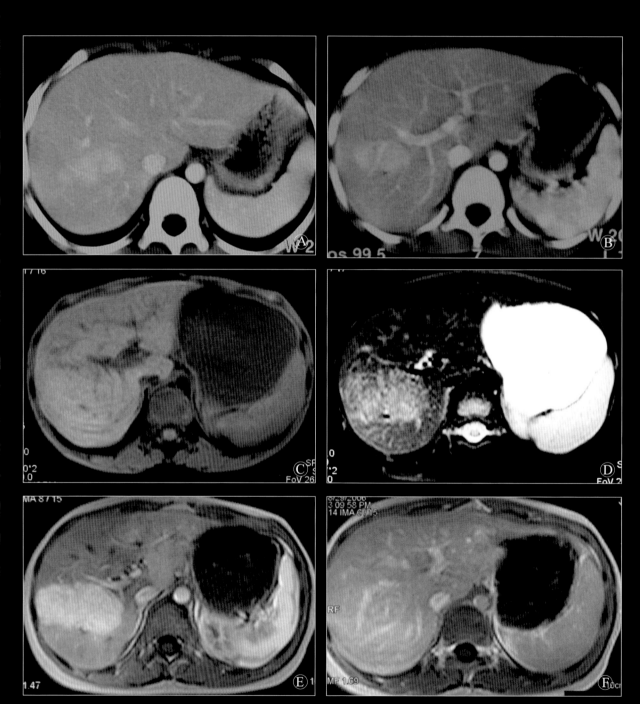

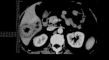

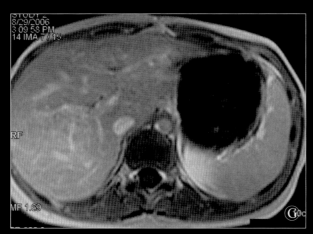

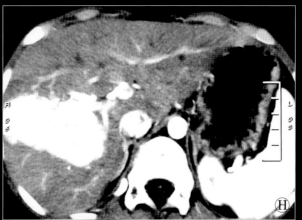

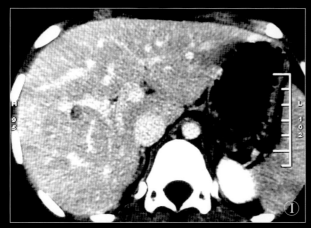

图2-3-6　右肝局灶性结节增生CT及MRI检查

（2002年发现肝脏FNH，2006年复查时病灶明显增大；A~B为2002年7月CT检查，C~G为2006年8月MRI检查，H~I为2006年12月CT检查）

A、B. 动脉期和延迟期：右肝块状明显均匀强化影，延迟期呈等密度和略高密度；C. T₁WI：右叶病灶显示不清，呈略高信号影；D. T₂WI：病灶呈高信号；E. 动脉期：病灶明显强化；F. 门静脉期：病灶呈等信号；G. 延迟期：病灶呈等信号；H. 动脉期：病灶明显强化；I. 延迟期：呈等密度

病理：肿瘤切面呈灰黄色，大小为6 cm×4 cm，无明显包膜。镜下：病灶由增生的肝细胞构成，细胞无异型性，增生的肝细胞结节间可见星状瘢痕分隔，其由增生的纤维组织、薄壁小静脉、厚壁肝动脉、增生小胆管以及淋巴细胞构成。

诊断：局灶性结节性增生。

诊断要点：本例瘤体中央无瘢痕。

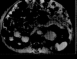
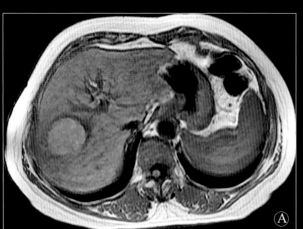

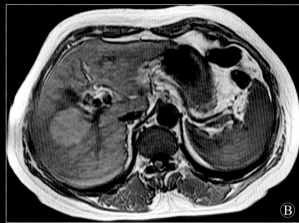

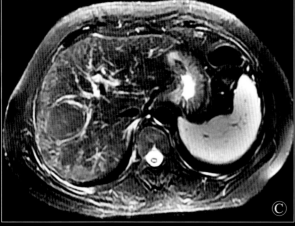

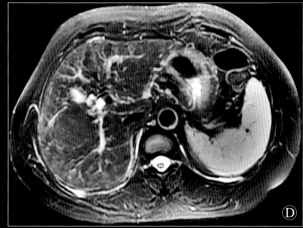

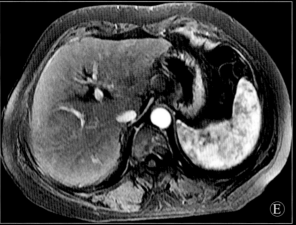

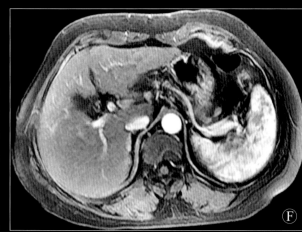

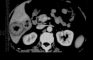

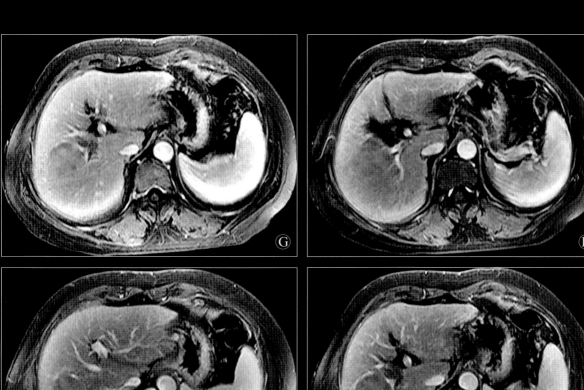

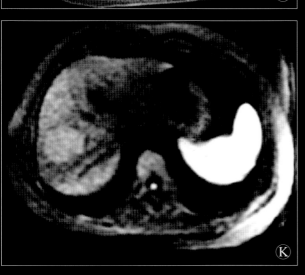

图2-3-7 右肝局灶性结节增生MRI检查（少见，术前误诊）

A、B. T₁WI：右肝可见一边缘清楚的均匀高信号结节；C、D. T₂WI：病灶呈均匀低信号；E、F. 动脉期：病灶呈略低信号，无明显强化，病灶对周围血管呈推挤作用；G、H. 门静脉期：病灶呈低信号；I、J. 延迟期：病灶强化仍呈低信号，且显示更清楚；K. DWI（b值=600）：病灶信号略高

患者女性，53岁，体检发现肝占位，肿瘤指标均阴性。超声检查：病灶强回声。
病理：肿瘤质硬，呈黄白色，包膜完整。镜下：病灶由增生的肝细胞构成，细胞无异型性，可见纤维间隔、薄壁小静脉及淋巴细胞，病灶内可见较多上皮样肉芽肿结构。多个部位CD34染色显示微血管稀少。

诊断：FNH伴肝肉芽肿（考虑为特殊病原体感染导致的FNH）。

诊断要点：本例较少见，病灶强化不明显，T_1WI为高信号，T_2WI为低、等信号。

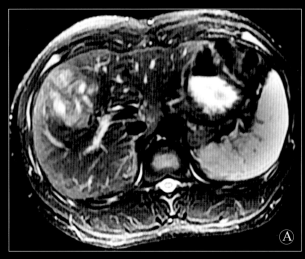
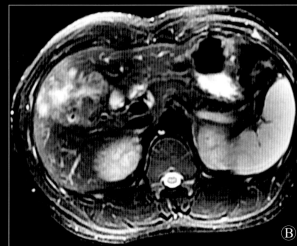
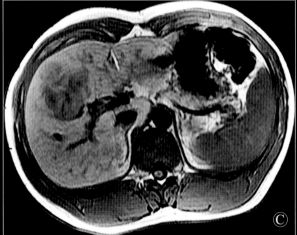
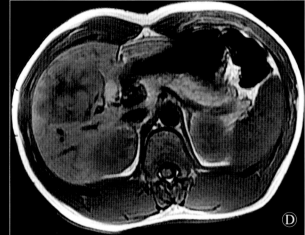
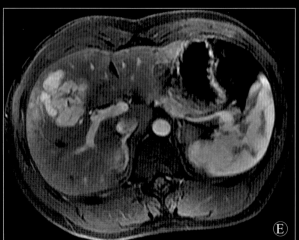
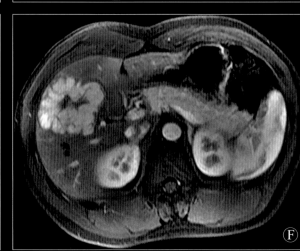

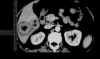

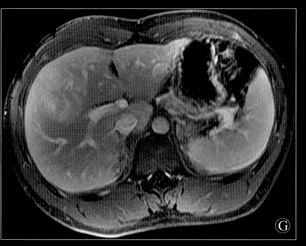
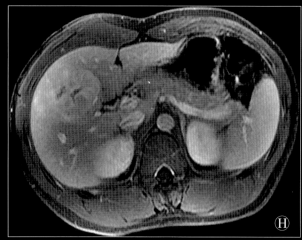

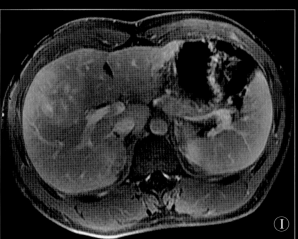
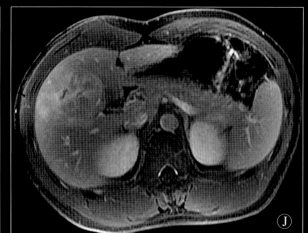

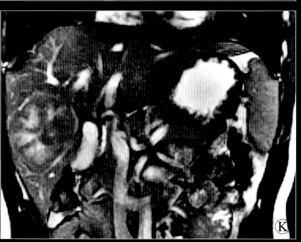

图2-3-8　右肝局灶性结节增生MRI检查

A、B. T$_2$WI：肝右前叶见一不规则块状不均匀高信号影，内见不规则小条索状更高信号影；C、D. T$_1$WI：病灶呈不均匀低信号，其内见条索状更低信号；E、F. 动脉期：病灶明显强化，其内见小条状瘢痕无强化；G、H. 门静脉期：病灶强化减退，呈略高信号影；I、J. 延迟期：病灶仍呈稍高信号影，其内见小条索影延迟强化；K. 冠状位：肝右叶块状不均匀高信号影

☀ 诊断要点：本例T$_2$WI上高信号病灶内可见多发性小条片状更高信号区，为瘤体内瘢痕组织，动脉期强化与部分肝癌强化特点相似。内部无强化区肝癌是液化坏死区，而FNH为瘢痕，延迟期有强化是其特点之一。

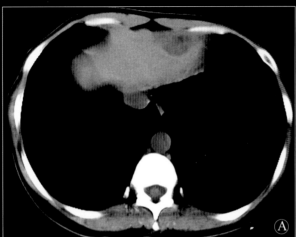
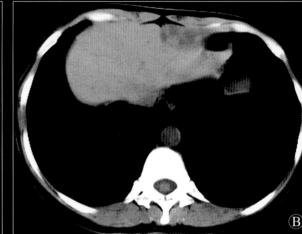
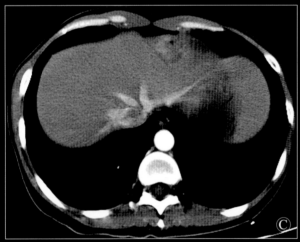
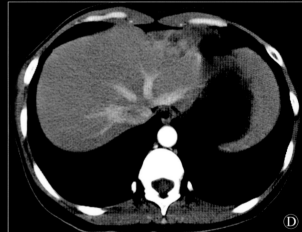
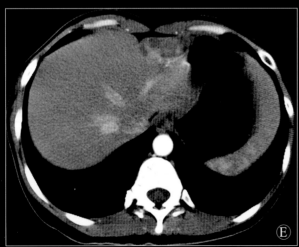
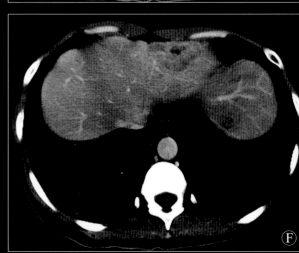

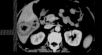

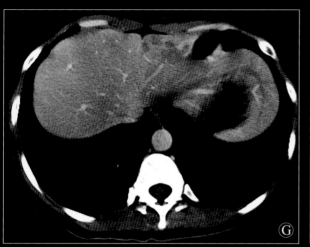

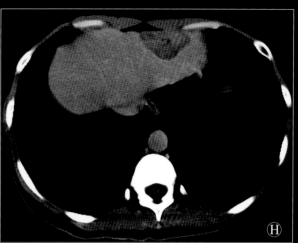

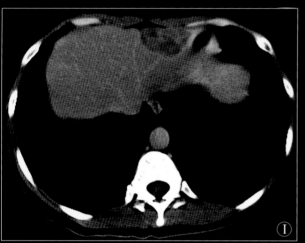

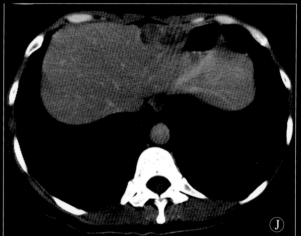

图2-3-9 左肝局灶性结节增生CT检查（不典型）

A、B. 平扫：肝左外叶见一边缘清楚的三角形低密度块状影，内有更低密度小结节影；C、D、E. 动脉期：病灶不均匀轻度强化；F、G. 门静脉期：病灶仍有轻度不均匀强化；H、I、J. 延迟期：病灶呈边缘清楚的密度不均的低密度影

☀ 术中：左外叶4cm×5cm大小的肿瘤，质软，无包膜，切面呈黄色。病理：局灶性结节增生。

诊断要点：本例表现不典型，动脉期无显著强化，强化不均匀，形状为三角形。

第四节 肝局灶性脂肪浸润

肝脂肪浸润（fatty infiltration of liver）指由多种原因引起的肝脏脂肪变性，为肝脏的一种常见疾病，根据脂肪浸润的分布和范围可分为弥漫性及局灶性脂肪浸润两大类。

常见病因有：肥胖、营养不良、酒精中毒、糖尿病、库欣综合征、高脂血症、激素治疗和妊娠等，还可能与肝炎引起的肝细胞损害有关。

肝内脂质主要包括三酰甘油、脂肪酸、磷酸、胆固醇及胆固醇酯，它们主要存在于肝细胞的细胞质中，正常肝脏的脂质含量不超过5%。当肝细胞内脂质蓄积超过肝湿质量的5%以上，光镜下肝细胞内可见脂肪小滴时，即诊断为脂肪肝。当引起脂肪肝的病因去除，部分脂肪肝可恢复正常。

影像学上弥漫性脂肪浸润较易诊断，局灶性脂肪浸润有可能误诊为肝肿瘤。

一、弥漫性脂肪肝（hepatic diffuse fatty infiltration）

（一）病理表现

肝脏呈弥漫性肿大，表面光滑，色较苍白或略显灰黄。光镜下将脂肪浸润分为轻、中、重三度，每单位见1/3～2/3的肝细胞脂肪变为轻度，2/3以上的肝细胞脂肪变为中度，所有肝细胞均发生脂肪变为重度。

（二）临床表现

可发生于任何年龄，以30～50岁女性多见。轻度脂肪肝多无明显症状，中、重度者可出现食欲不振、恶心、呕吐、肝区隐痛及黄疸等症状。

（三）影像学表现

肝脏密度普遍性降低，一般较均匀，肝内血管走行、分布正常，肝脏密度低于脾脏。CT诊断标准为：肝/脾CT比值＜1.0者为轻度；＜0.7伴肝内血管显示不清者为中度；＜0.5伴肝内血管显示清晰可见者为重度。脂肪含量越高，CT值越低。有时在低密度区内可见呈相对高密度的正常肝组织，其CT值在正常肝组织范围内，称为"肝岛"。

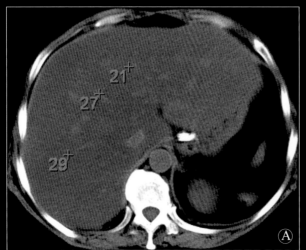
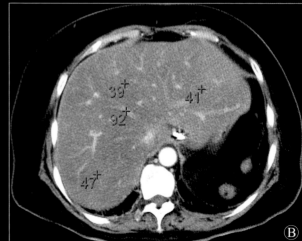
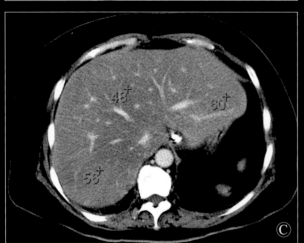
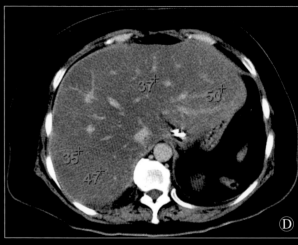

图2-4-1　弥漫性脂肪浸润CT检查（胰腺癌术后，脾脏切除术后）

A. 平扫：肝实质密度较均匀降低，其内血管走行呈相对高密度；B. 动脉期：肝实质轻度强化；C. 门静脉期：肝实质密度增高；D. 延迟期：肝实质密度增高，欠均匀，密度仍低于血管密度。各期扫描中血管显示清楚

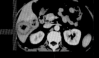

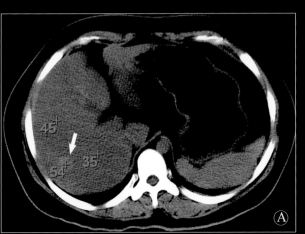

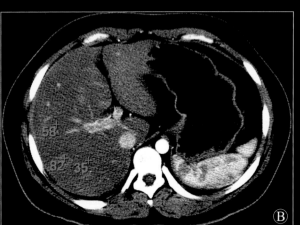

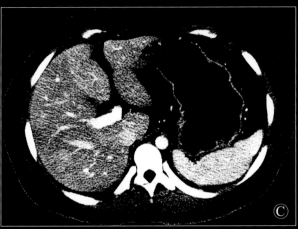

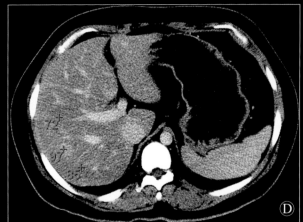

图2-4-2 弥漫性脂肪浸润，右后叶肝岛CT检查

A. 平扫：肝实质密度较均匀降低，右后叶可见一小结节样稍高密度（箭头）；B. 动脉期：结节轻度强化；C、D. 门静脉期和延迟期：肝实质密度较低，结节仍呈高密度

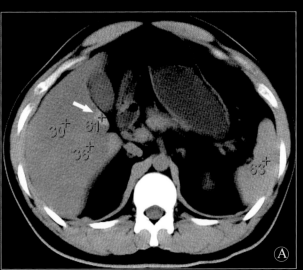

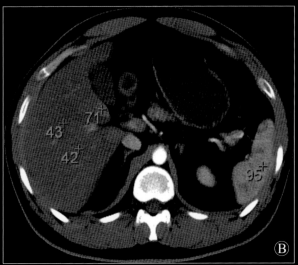

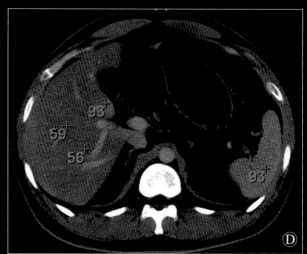

142

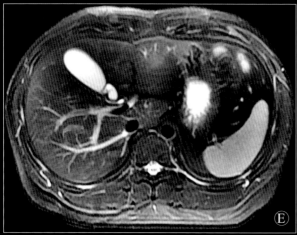

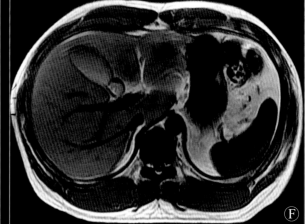

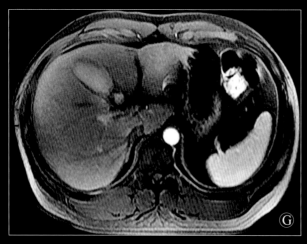

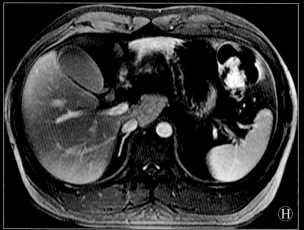

图2-4-3　弥漫性脂肪浸润，右前叶肝岛CT、MRI检查

A. CT平扫：肝实质密度较均匀降低，右前叶胆囊旁可见一边缘模糊的小结节样稍高密度影（箭头）；B. CT动脉期：结节轻度强化；C、D. CT门静脉期和延迟期：肝实质密度较低，结节仍呈高密度；E. T₂WI：该区域信号稍低，无明显边界；F. T₁WI：该区域信号稍高；G、H. 动脉期和门静脉期：未见明显结节影

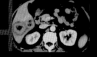

二、肝局灶性脂肪浸润（hepatic focal fatty infiltration）

（一）病理表现

肝实质内见淡黄色或暗红色病灶，直径为3~5 cm，大者可超过10 cm，与肝脏质地相同，无包膜。病变区肝细胞呈局限性或小片样脂肪变性，以大泡性脂滴为主。病灶以中央静脉为中心，也可相互融合，肝细胞无异型，肝小叶结构无明显重构，仍可见门管区结构，门静脉分支扩张充血。病变区周围肝细胞脂肪变性程度呈梯度减轻。

分5型：①叶或段的均匀性病变；②叶或段的结节状病变；③肝门附近的病变；④弥散的斑片状病变；⑤弥漫的小结节样病变。

（二）临床表现

局灶性脂肪肝多为轻、中度脂肪肝，轻者多无明显症状，中、重度者也可出现食欲不振、恶心、呕吐，肝区隐痛、黄疸等症状。实验室检查血清转氨酶可升高。

（三）影像学表现

1. CT 主要见于肝裂周围，表现为球形、扇形或大片状不规则形的低密度影，CT值约为0~30 HU，周围血管无推移，无占位效应。增强后无强化或轻微强化，其强化程度不及周围正常肝组织，边界较平扫时清楚，常可见血管影进入低密度影内，其动态增强曲线与正常肝组织相似。依据这些可以与肿瘤相区别。

2. MRI 脂肪肝从理论上讲，常规SE序列T_1WI及T_2WI信号增高，脂肪含量越多，信号增高越明显。但在实际工作中，常规检查序列对检测少量脂肪极不敏感，轻、中度脂肪肝时，常规序列常不能显示。局灶性脂肪肝在T_1WI及T_2WI可呈边界不清的略高信号，但多数在T_2WI上为等信号。化学位移成像技术即同相位（in phase）/反相位（out of phase）成像对脂肪肝的诊断敏感性超过常规MRI及CT，病变在反相位上一般呈均匀的低信号影，肝岛在反相位上则表现为低信号背景上的略高信号影。

143

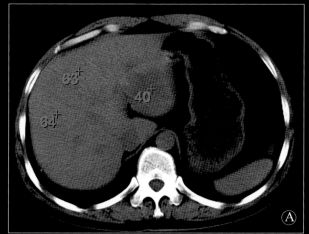

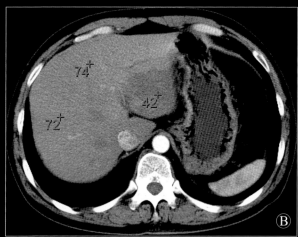

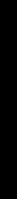
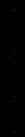

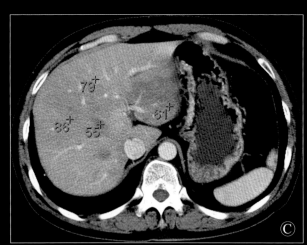
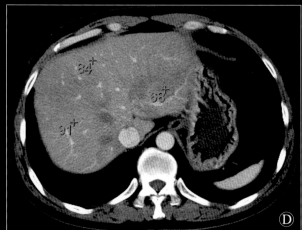

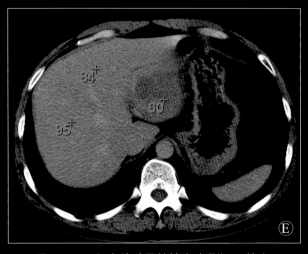

144

图2-4-4　肝左外叶局灶性脂肪浸润CT检查

A. 平扫：肝左外叶见不规则结节状低密度影，边界欠清；B. 动脉期：病灶区有轻度强化，但仍呈低密度；C、D. 门静脉期：病灶内可见正常门静脉走行；E. 延迟期：病灶呈不规则略低密度影

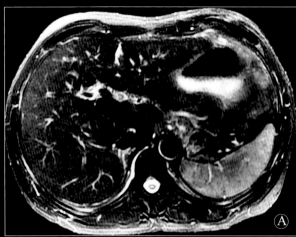
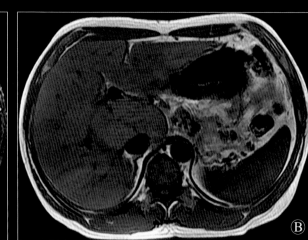

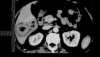

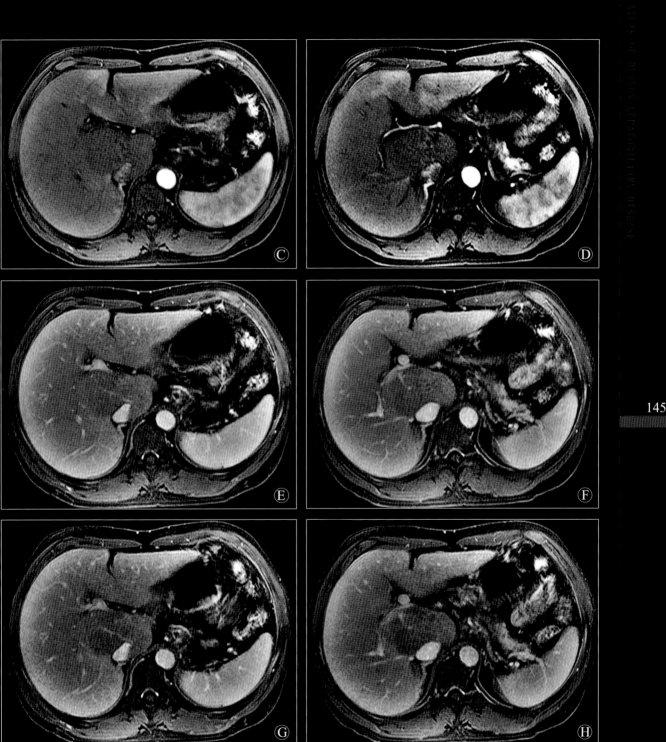

图2-4-5 尾状叶局灶性脂肪浸润MRI检查

A. T$_2$WI：肝尾状叶增大，边界不清，呈略低信号；B. T$_1$WI：尾叶呈稍高信号；C、D. 动脉期：尾叶轻度强化，但仍呈低信号；E、F. 门静脉期：病灶不均匀略低信号；G、H. 延迟期：病灶显示更清楚，呈不规则略低密度影，其内见脉管走行

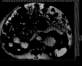
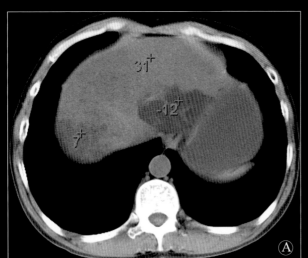

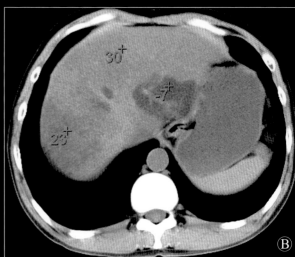

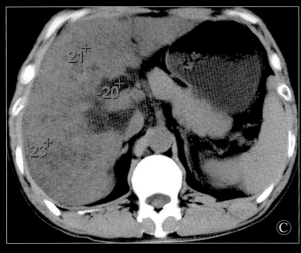

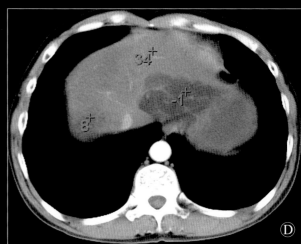

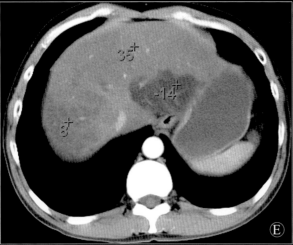

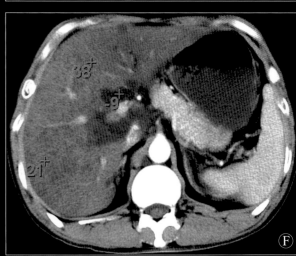

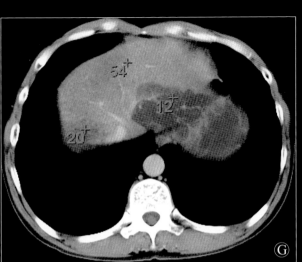

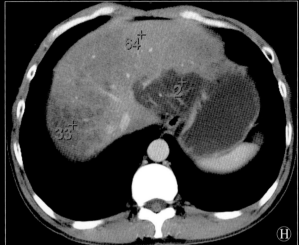

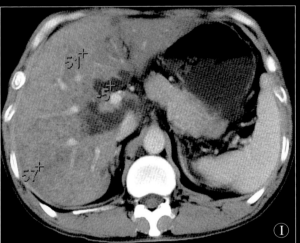

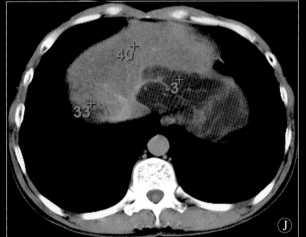

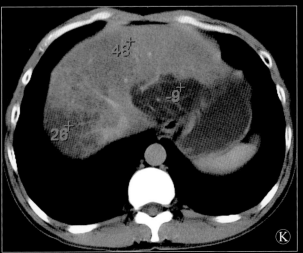

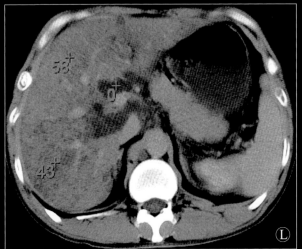

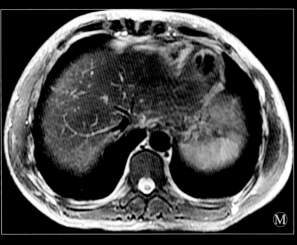
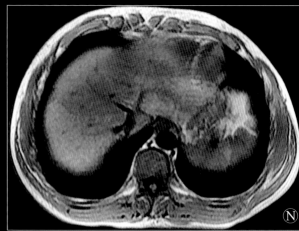

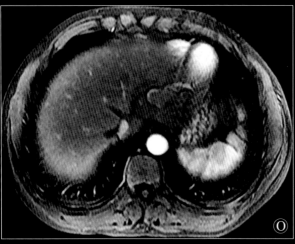
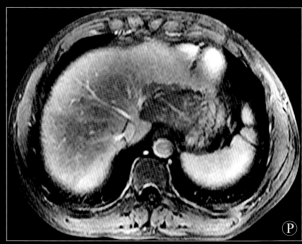

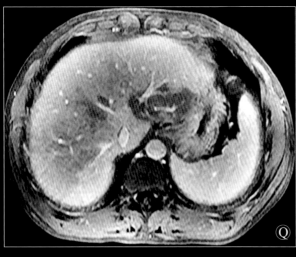
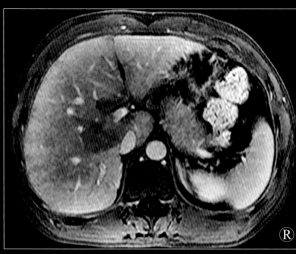

图2-4-6　多发性肝局灶性脂肪浸润CT及MRI检查

（A~L为CT 检查，M~R为MRI 检查）

A、B、C．平扫：肝实质密度不均匀减低，肝门周围及左叶见不规则片状更低密度区，其内脉管分布正常，呈相对高密度；D、E、F．动脉期：肝内低密度区强化不明显；G、H、I．门静脉期：低密度区仍无明显强化；J、K、L．延迟期：低密度区边界显示更清楚；M．T$_2$WI：肝实质信号欠均匀，肝内见略低信号影；N．T$_1$WI：肝实质信号欠均匀，病灶区见稍高信号影；O．动脉期：肝实质内未见明显异常强化灶；P．门静脉期：肝实质密度不均匀，病灶区见多发不规则片状低信号影，其内见脉管走行；Q、R．延迟期：肝内仍见多发不规则低信号影

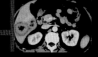

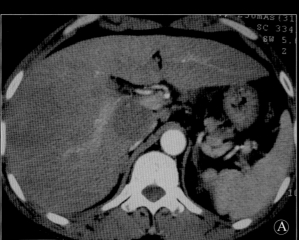

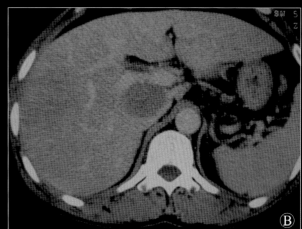

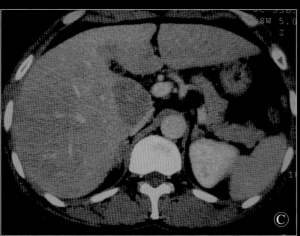

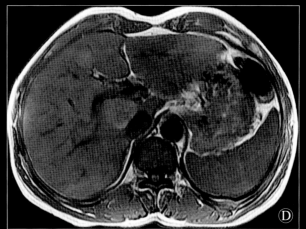

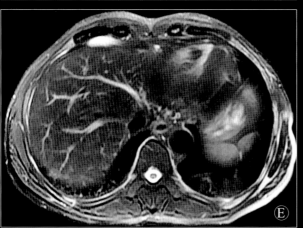

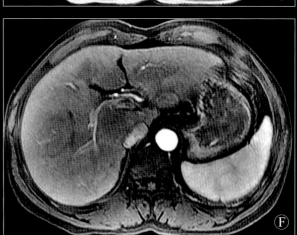

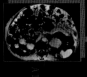

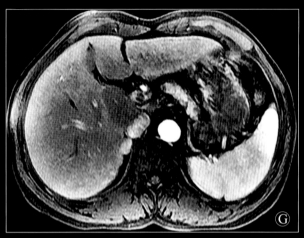

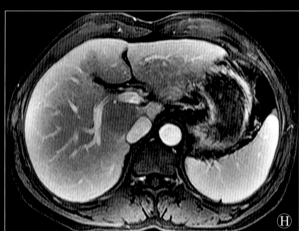

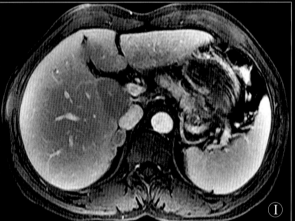

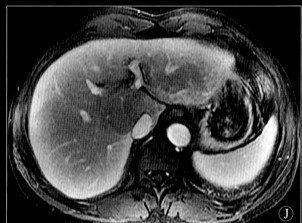

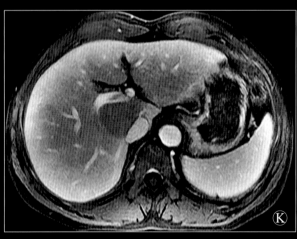

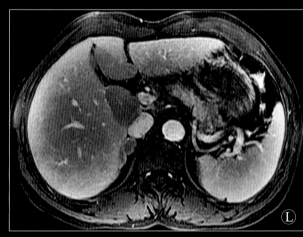

图2-4-7　肝尾状叶局灶性脂肪浸润CT、MRI检查

（A~C为CT检查，D~L为MRL检查）

A. CT动脉期：尾状叶低密度结节；B、C. CT门静脉期：尾状叶低密度结节，无明显强化；D. T₁WI：尾状叶稍高信号结节；E. T₂WI：尾状叶稍低信号结节；F、G. 动脉期：尾状叶稍低信号结节，无明显强化；H、I. 门静脉：病灶呈低信号结节；J、K、L. 延迟期：病灶呈低信号结节，门静脉无侵犯

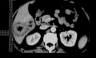

第五节 假性淋巴瘤

假性淋巴瘤（pseudolymphoma）又称反应性淋巴样组织增生，极为罕见，国内外报道较少。除肝脏外，还可见于肾、甲状腺、眼眶、乳腺和脾脏等多种器官。发病机制尚不明确，可见于肝炎病毒感染、糖尿病、自身免疫性甲状腺炎、原发性胆汁性肝硬化或Sjögren综合征等患者，提示可能与自身免疫性疾病有关，也可能与药物性损伤有关。

（一）病理表现

病灶直径多为1～2 cm，有报道可大于10 cm，界清、质硬、无包膜，肝组织无硬化。

镜检：病变由单一的淋巴细胞组成，核圆形，无异型性，有淋巴滤泡形成，中央为生发中心。另有数量不等的免疫母淋巴细胞、浆细胞和组织细胞，组织中还可见残留的肝细胞索和小胆管，厚壁小血管较多，常有玻璃样变。病灶边界清楚，对周围肝组织无侵犯。

免疫组化：T细胞和B细胞数量相同，表明为多克隆性，PCNA阴性或弱阳性。

（二）临床表现

多见于中老年人，多无明显症状，常于体检时偶然发现。

（三）影像学表现

1. CT　为边界清楚的类椭圆形低密度病灶，增强后无强化或轻度强化。

2. MRI　为T_1WI低信号、T_2WI高信号影，增强后无强化或轻度强化。

本病为较少见病，影像学表现缺乏特异性，从影像学上诊断较困难，需手术后病理确诊。

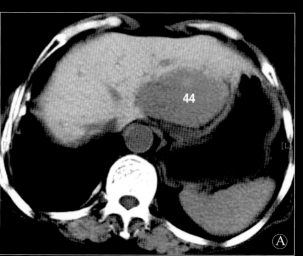

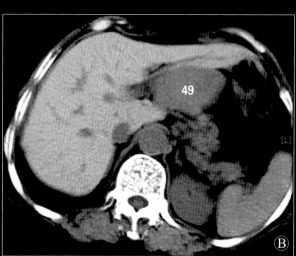

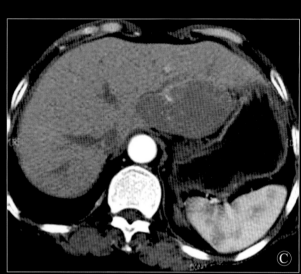

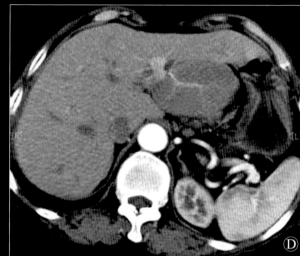

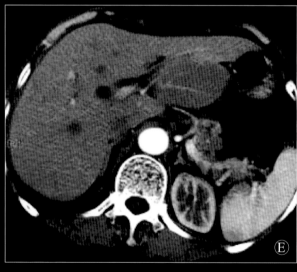

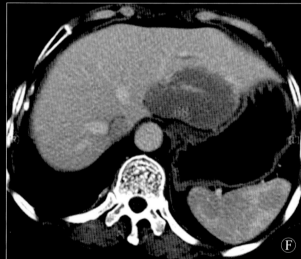

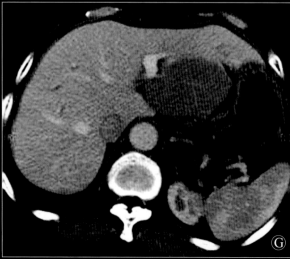

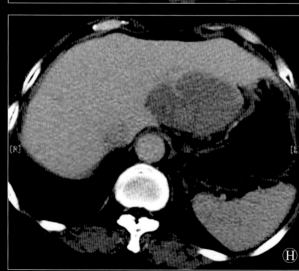

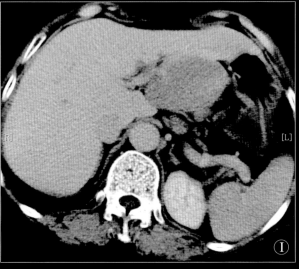

图2-5-1 肝左外叶假性淋巴瘤CT检查

A、B. 平扫：肝左叶见一团块状低密度影，边界清楚；C、D、E. 动脉期：病灶轻度强化，内见血管影；F、G. 门静脉期：病灶强化开始减退；H、I. 延迟期：病灶呈边界清楚的低密度影

患者女性，76岁，该病灶在超声检查上为边缘模糊的低回声区。

病理：病灶呈灰白色，无包膜，瘤内少量出血坏死。镜下：病灶以大小较为一致的淋巴样细胞构成，其中含大量胆管样结构。免疫组化诊断：PCNA染色提示病灶内淋巴细胞增殖活性无异常增高，并有T、B细胞混合构成，提示为多克隆性病变。

最终诊断：假性淋巴瘤。

鉴别诊断：本病例的病灶内可见血管走行，需要与局灶性脂肪浸润鉴别，后者密度较低，CT值可为负值。

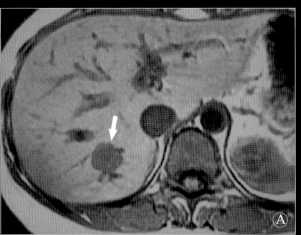

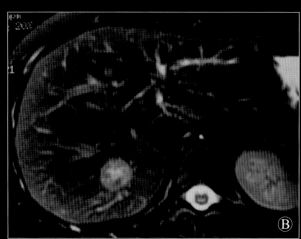

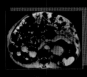

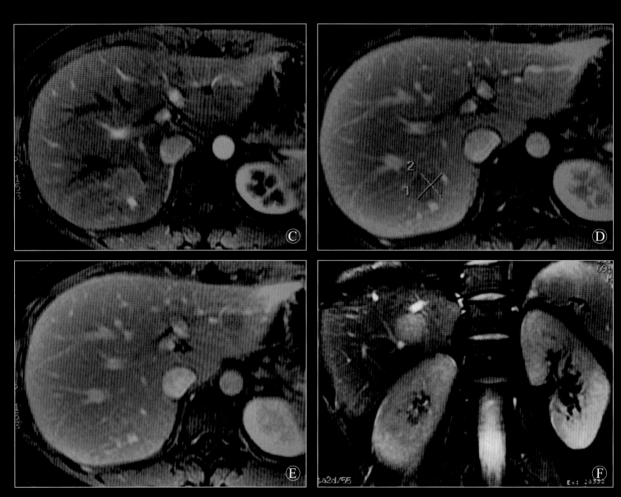

图2-5-2　肝右后叶假性淋巴瘤MRI检查

A. T₁WI：右后叶低信号结节（箭头），边缘清楚；B. T₂WI：病灶呈不均匀高信号，边界清楚；C. 动脉期：病灶均匀强化；D. 门静脉期：病灶呈低信号；E. 延迟期：病灶内又有强化；F. 冠状位：病灶呈边界清楚的均匀高信号影

患者女性，33岁，体检发现右肝占位，肿瘤指标阴性。

病理：肿瘤2 cm，呈灰白色，内有少量出血，质硬有包膜。镜下：病灶由增生的纤维组织和较密集淋巴细胞、浆细胞构成，淋巴细胞大小一致，无异型变，周围有包膜。特殊染色：Masson(+)，AB(+)，网染(+)。

诊断：假性淋巴瘤。

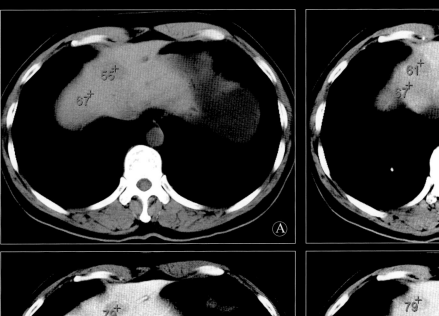
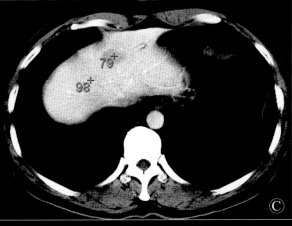
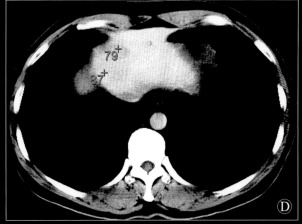

图2-5-3 肝左内叶膈顶部假性淋巴瘤CT检查

A. 平扫：肝左内叶膈顶部见一小结节（2.2 cm）状均匀低密度影，边界清楚；B. 动脉期：病灶轻度强化；C. 门静脉期：病灶继续轻度强化；D. 延迟期：病灶CT值与门静脉期相同，病灶在各期扫描中均呈低密度结节影。

☼ 患者男性，43岁。体检意外发现肝内占位。病理诊断：假性淋巴瘤。

第六节　肝脏孤立性坏死结节

肝脏孤立性坏死结节（solitary necrotic nodule, SNN）是肝内非肿瘤性结节状损害。病因可能为血管病变、感染或免疫反应等造成肝细胞凝固性坏死团块，继而发生机体防御反应，纤维包裹凝固性坏死团块使其局限化。

（一）病理表现

病灶多为单发，也可多发，为纤维层包裹的结节状凝固性坏死灶，较大病灶内可含液化坏死裂隙，病灶内无肝组织、肝细胞残留等，纤维包膜内有淋巴细胞、浆细胞、嗜酸性粒细胞及少数中性粒细胞浸润，周围肝组织正常。

（二）临床表现

患者以中、老年男性为主，临床上多无症状和体征，部分患者可有低热、右上腹不适、疲劳、体重下降等症状。

（三）影像学表现

1. CT　平扫表现为边界清楚的低密度病灶，动脉期及门静脉期均无明显强化，延迟期约1/3的病灶边缘轻度强化，可能是造影剂在宽大的细胞外间隙内缓慢扩散渗透及廓清速度较慢所致。

2. MRI　T_1WI一般呈边界清楚的低信号，信号强度介于肌肉与脾脏之间，病灶内液化坏死区呈点片状更低信号影，个别病灶T_1WI呈等信号，T_2WI呈等或低信号，病灶内液化坏死区呈点片状略高信号或极高信号影。增强后动脉期、门静脉期及延迟期大部分病灶均无强化，门静脉期在强化的肝实质对比下病灶显示更加清晰，部分病灶在延迟期有细环状轻度强化的包膜，病灶内有纤维分隔者可见纤维分隔强化。

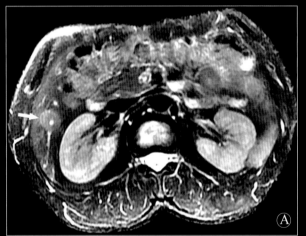
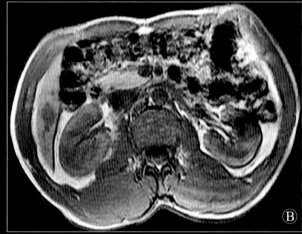
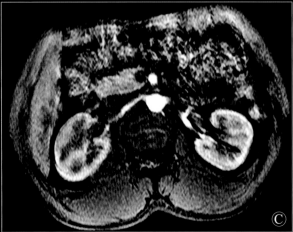
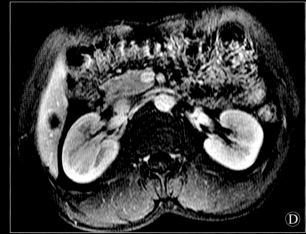

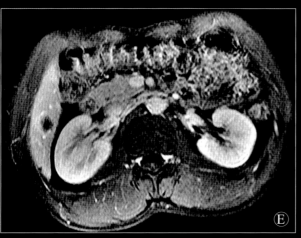
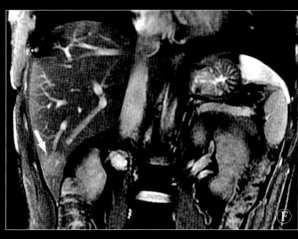

图2-6-1 肝右后叶孤立性坏死结节MRI检查

A. T_2WI：肝右后叶下段见一类圆形小结节状稍高信号影，中心点状更高信号影（箭头）；B. T_1WI：病灶呈低信号影；C. 动脉期：病灶强化不明显；D. 门静脉期：病灶边缘轻度强化；E. 延迟期：病灶边缘轻度强化；F. 冠状位：肝右叶见一结节状稍高信号影（箭头）

157

患者男性，38岁。外伤后检查时发现肝区病变。超声检查病灶呈低回声结节。术中：病灶质地稍硬，切面呈灰白色。镜下：病灶为大片凝固坏死，无组织细胞结构，周围纤维组织包绕，其中有较多淋巴细胞、浆细胞和单核细胞浸润。

诊断：孤立性坏死结节。

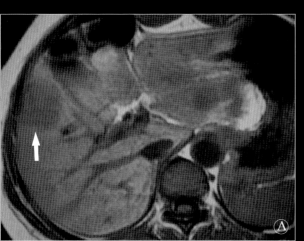
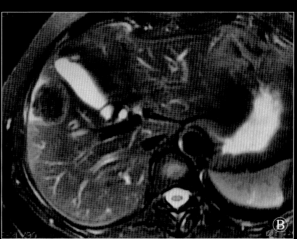

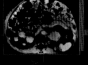

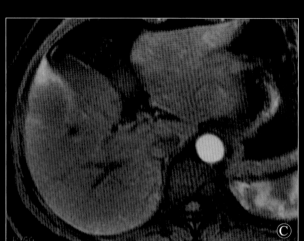

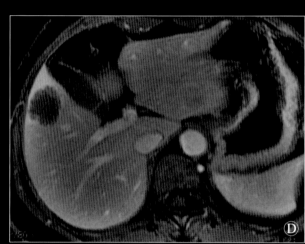

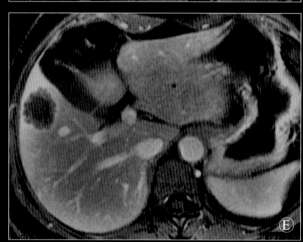

图2-6-2 肝右前叶孤立性坏死结节MRI检查

A. T₁WI：肝右前叶见一类圆形结节状稍低信号影（箭头），边缘模糊；B. T₂WI：病灶呈低信号，边缘高信号；C. 动脉期：病灶强化不明显，边缘轻度强化；D. 门静脉期：病灶边缘轻度强化；E. 延迟期：病灶边缘轻度强化，有缓慢向内充填趋势

患者女性，38岁。不明原因的右上腹疼痛，超声检查呈回声不均的高回声病灶。术中：病灶质地较硬，切面呈土灰色，无包膜。镜下：病灶为大片凝固坏死，无组织细胞结构，周围纤维组织包绕，其中有较多淋巴细胞、浆细胞和单核细胞浸润。

诊断：孤立性坏死结节。

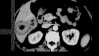

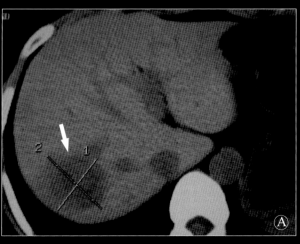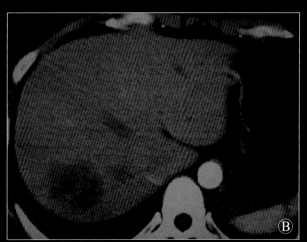

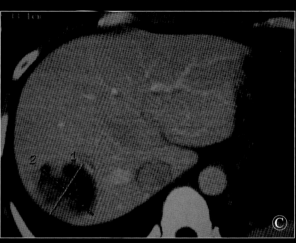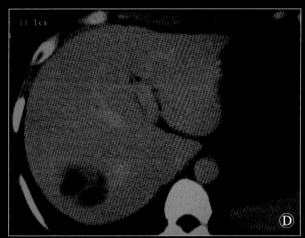

159

图2-6-3 肝右后叶孤立性坏死结节CT检查

A. 平扫：肝右后叶见一类圆形低密度结节影，边缘稍模糊（箭头）；B. 动脉期：病灶无强化；C. 门静脉期：病灶边缘和内部部分强化；D. 延迟期：病灶内部条状轻度强化，病灶体积稍缩小

患者女性，43岁。体检发现。超声检查病灶呈内部回声不均的稍高回声结节。术中：病灶质地较硬，切面呈土灰色，无包膜。镜下：病灶为大片凝固坏死，无组织细胞结构，周围纤维组织包绕，其中有较多淋巴细胞、浆细胞和嗜酸性粒细胞浸润。

诊断：孤立性坏死结节。

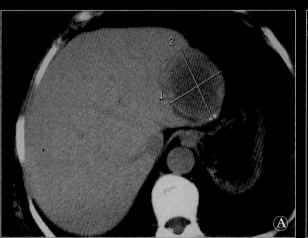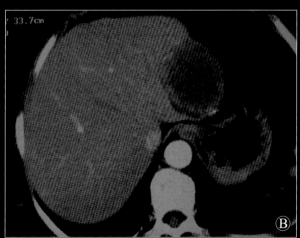

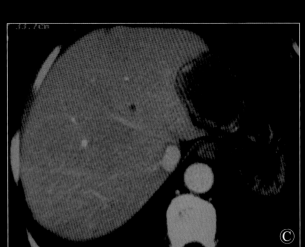

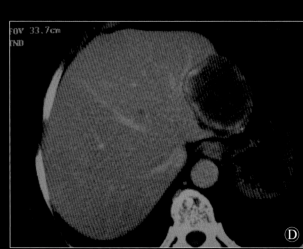

图2-6-4 肝左外叶孤立性坏死结节CT检查

A. 平扫：肝左外叶见一类圆形低密度结节影，边缘有钙化；B. 动脉期：病灶内无强化，边缘轻度强化；C. 门静脉期：病灶边缘部分强化；D. 延迟期：病灶边缘进一步轻度强化

☀ 患者女性，63岁。右上腹不适检查发现。随访3个月病灶无变化。超声检查病灶呈内部回声不均的高回声结节。术中：病灶质地较硬，切面呈灰白色，有包膜，肿瘤基本坏死。镜下：病灶为大片凝固出血坏死，无组织细胞结构，周围有肉芽组织包绕。

诊断：孤立性坏死结节。

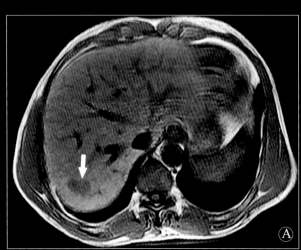

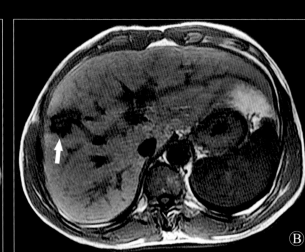

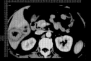

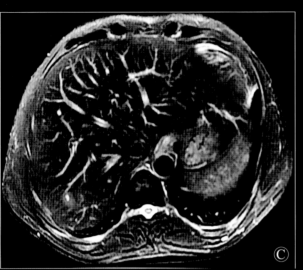

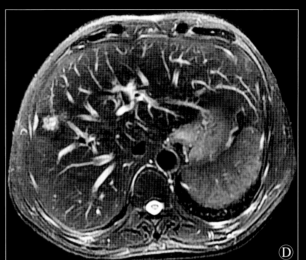

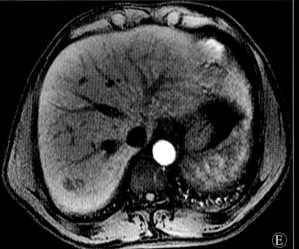

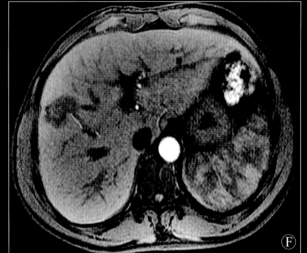

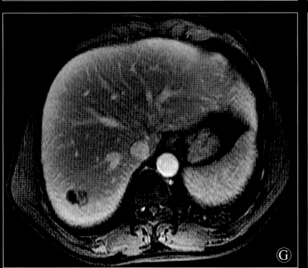

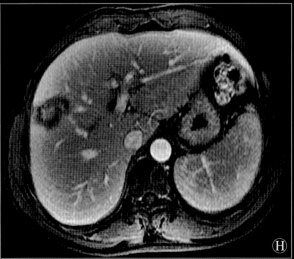

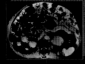

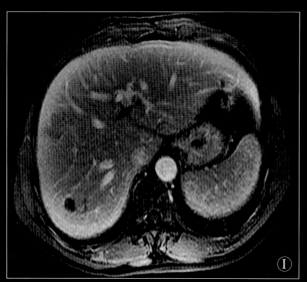

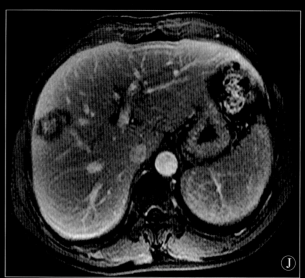

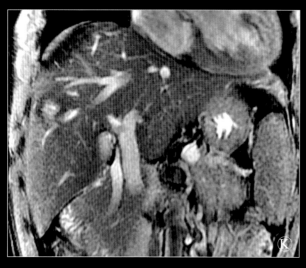

图2-6-5　右前叶孤立性坏死结节，右后叶炎性假瘤MRI检查

A、B. T₁WI：右前和右后叶可见2个小结节低信号影（箭头），形态不规则，边缘欠清楚；右前叶大病灶内有带状等信号影，右后叶小病灶内有点状更低信号影；C、D. T₂WI：右前叶病灶呈混杂高信号影；右后叶病灶呈高信号影，原T₁WI上小点状更低信号影呈更高信号影，提示含水成分较多；E、F. 动脉期：2个病灶无明显强化；G、H、I、J. 门静脉期和延迟期：2个病灶显示更清楚，低信号区域内等信号影与肝脏信号同步变化；K. 冠状位：大病灶显示中央高信号、边缘低信号结节

☀ 患者男性，53岁。体检发现。超声检查见2个杂乱高回声结节。术中：病灶质地较硬，切面呈灰白色。镜下：大病灶为大片凝固坏死结构，无组织细胞结构，周围纤维组织包绕；小病灶由大片纤维组织及较多淋巴细胞、嗜酸性粒细胞及浆细胞构成。

　　诊断：大病灶孤立性坏死结节；小病灶炎性假瘤。

　　诊断要点：通常在增强后炎性假瘤的密度或信号较坏死结节更低，但两种病灶同时存在较少见，鉴别较困难。

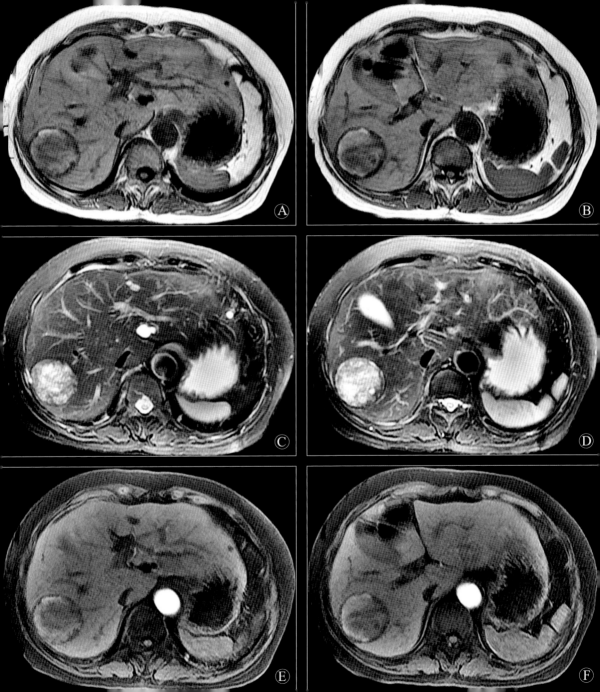

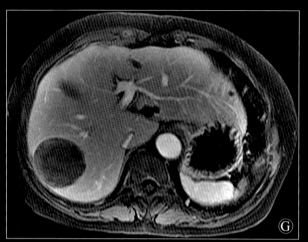

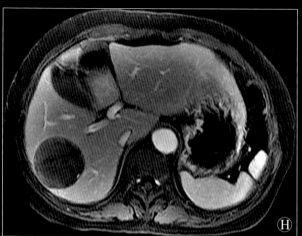

164

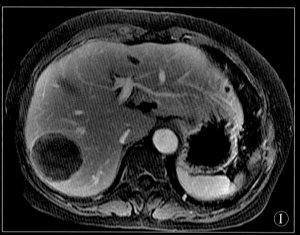

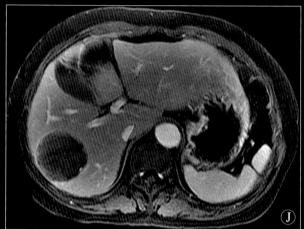

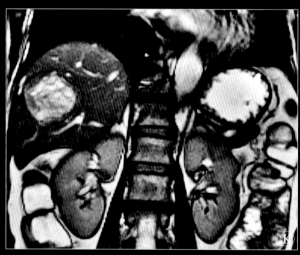

图2-6-6　右肝出血性凝固坏死结节MRI检查

A、B. T₁WI：肝右后叶见一类圆形块状高信号影，信号欠均匀，病灶边缘呈低信号环形影；C、D. T₂WI：病灶呈不均匀高信号影，周围环状低信号；左外叶2个极高信号影（小囊肿）；E、F. 动脉期：病灶强化不明显；G、H. 门静脉期：右叶病灶仍无强化，呈边界清楚的低信号影；I、J. 延迟期：病灶内仍未见明显强化；K. 冠状位：肝右叶见一团块状不均匀高信号影

患者女性，69岁。体检发现。超声检查病灶呈高回声结节。术中：病灶质地较硬，切面呈深褐色，包膜完整。镜下：病灶为大片出血性凝固坏死伴血栓样结构。

诊断：出血性凝固坏死结节。

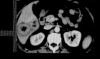

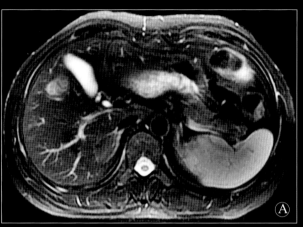

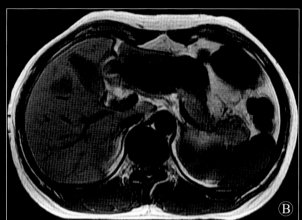

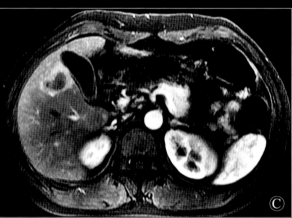

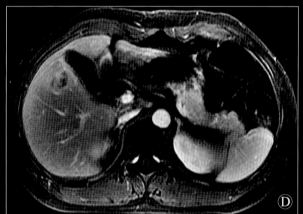

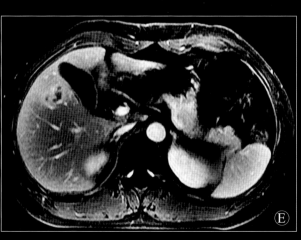

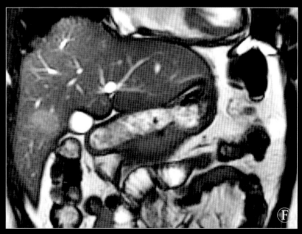

图2-6-7 右肝孤立性坏死结节MRI检查

A. T$_2$WI：肝右前叶胆囊旁见一卵圆形高信号结节，信号欠均匀；B. T$_1$WI：病灶呈低信号；C. 动脉期：病灶边缘强化；D、E. 门静脉期及延迟期：病灶边缘及内部强化；F. 冠状位：病灶呈均匀稍高信号

病理：病灶中央为均质凝固性坏死，周围有较厚的纤维结缔组织包膜。

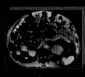
166

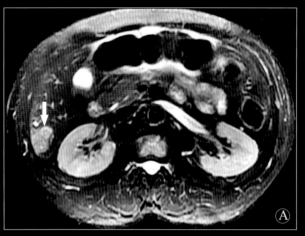

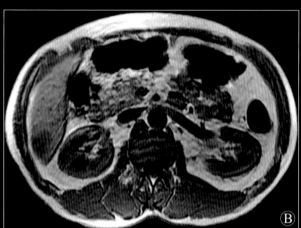

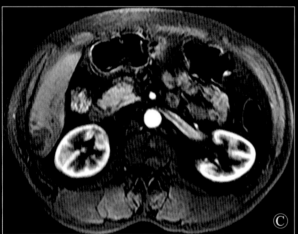

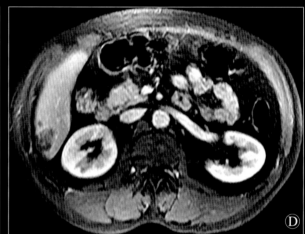

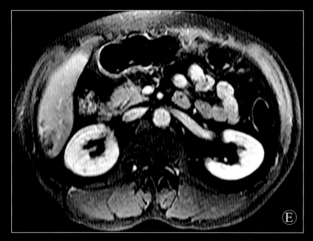

图2-6-8　右肝孤立性坏死结节MRI检查

A. T$_2$WI：肝右后叶见一不规则高信号结节（箭头），信号欠均匀；B. T$_1$WI：病灶呈低信号影；C. 动脉期：病灶边缘不规则强化；D、E. 门静脉期及延迟期：病灶边缘及内部有分隔样强化

病理：病灶中央为均质凝固性坏死，周围有较厚的纤维结缔组织包膜。术前误诊为小肝癌。

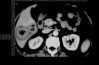
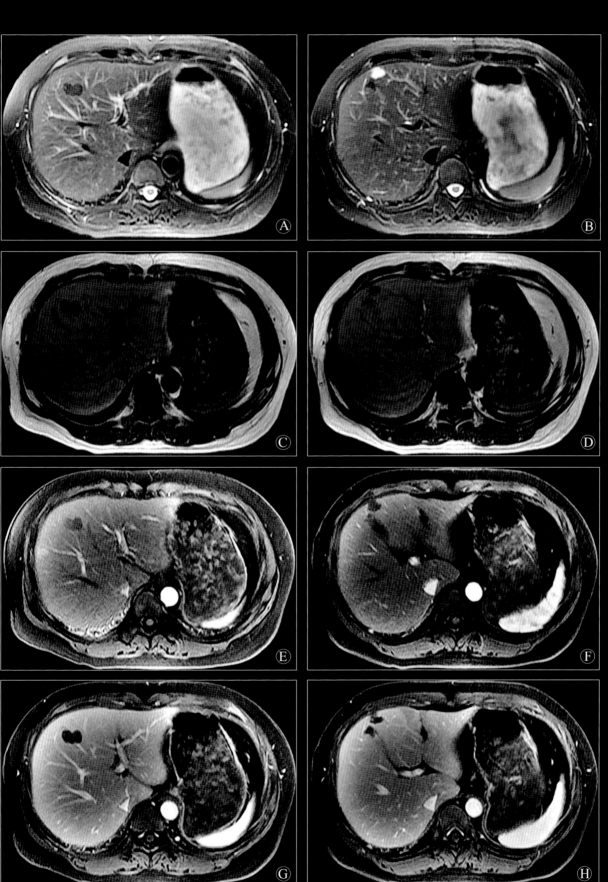

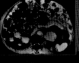

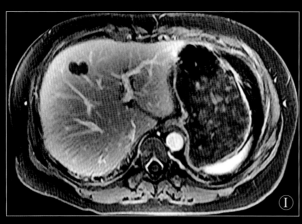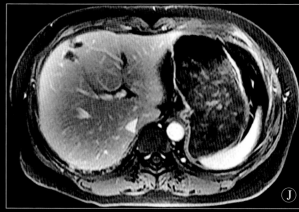

图2-6-9　肝左内叶孤立性坏死结节MRI检查（2个病灶）

A、B. T_2WI：肝左内叶2个结节，大病灶呈低信号，小病灶呈高信号；C、D. T_1WI：病灶呈低信号；E、F. 动脉期：病灶无强化；G、H. 门静脉期：大病灶无强化，小病灶边缘强化；I、J. 延迟期：大病灶仍无强化，小病灶强化更明显，内部有分隔样表现

术中发现2处病灶质地较硬，切面呈黄色，无包膜。

诊断要点：2处病灶均为坏死结节，但表现不一致，大病灶表现较典型，小病灶易误诊为血管瘤。

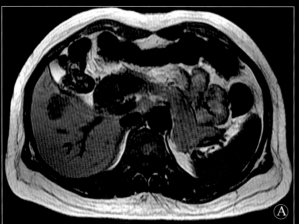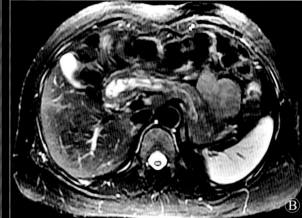
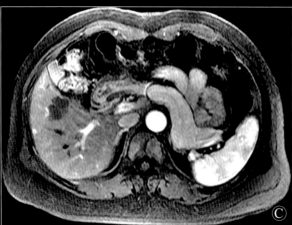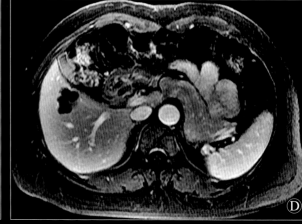

图2-6-10　右肝孤立性坏死结节MRI检查

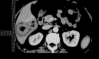

A. T₁WI：肝前叶胆囊旁见一不规则低信号结节影；B. T₂WI：病灶显示不清；C. 动脉期：病灶无强化；D. 门静脉期：病灶显示更清楚，且无强化

A. T_1WI：肝前叶胆囊旁见一不规则低信号结节影；B. T_2WI：病灶显示不清；C. 动脉期：病灶无强化；D. 门静脉期：病灶显示更清楚，且无强化

☀ 诊断要点：本病灶在T_2WI上呈等信号。

第七节　肝血流灌注异常

　　肝血流灌注异常分生理性及病理性两种，可出现于任何年龄及部位。生理性者以发生在胆囊床附近较多见，可能与胆囊动脉或其他寄生血管参与肝脏供血有关，无病理意义。病理性灌注异常可见于：肿瘤性病变，受侵犯肝段的血管或出现动静脉交通时；肝脏手术切除及微创术后，术区周围的肝段，可能是侧支血管参与肝脏供血；感染性病变，周围肝脏出现充血。

　　影像学表现：为增强早期均匀或不均匀的强化影，形态多样，可呈楔形、大片样、斑片样、结节样等，延迟扫描与肝脏密度及信号趋于一致或略高。

　　异常灌注区可多发性或局限性，后者易误诊。

169

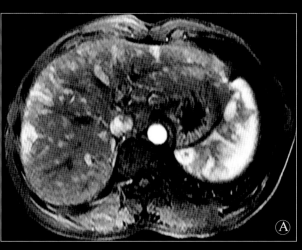

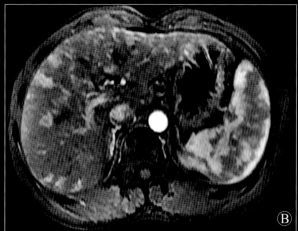

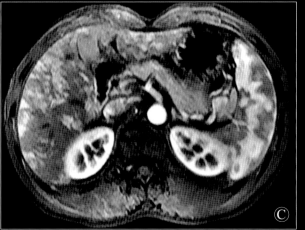

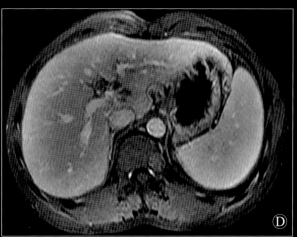

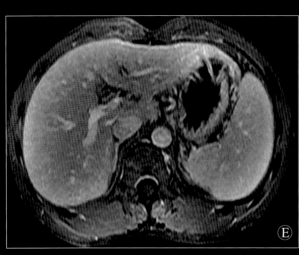

图2-7-1　正常肝脏，多发性小片状血供异常MRI检查

A、B、C. 动脉期：肝内见多发不规则小片状明显强化影；D. 门静脉期：强化减退呈等信号，边界不清；E. 延迟期：仍呈等信号

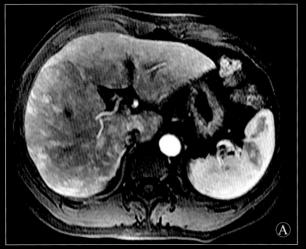

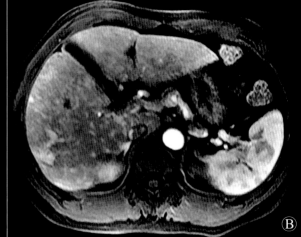

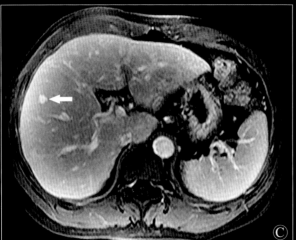

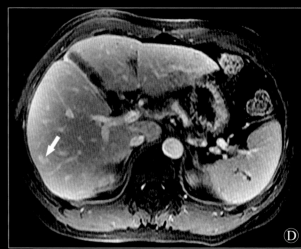

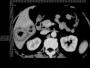

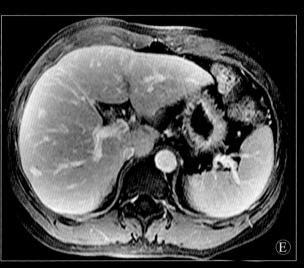

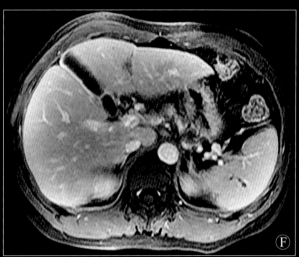

图2-7-2　乙肝患者，多发性小血管瘤和小结节样血供异常的MRI检查

A、B. 动脉期：肝右叶见多发小片样和小结节样强化影；C、D. 门静脉期：肝前、后叶各见一结节状强化影（箭头），与动脉期比较其他强化区减退呈等信号；E、F. 延迟期：右前、后叶小结节病灶仍呈高信号（小血管瘤，在T₂WI上呈极高信号的小结节），其他均呈等信号（血供异常）

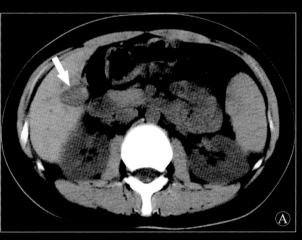

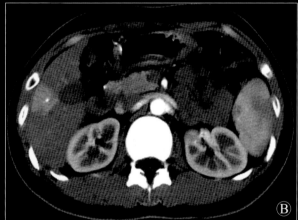

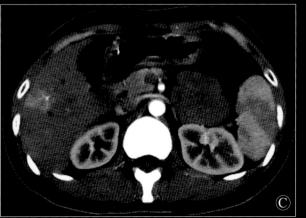

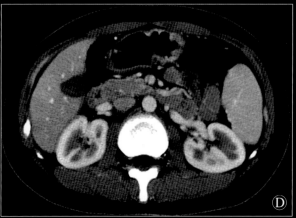

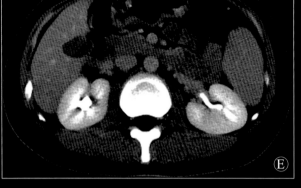

图2-7-3　小肝癌微波治疗后，治疗灶旁局限性血供异常的CT检查

A. 平扫：肝右叶下段内缘见一结节状低密度影，密度欠均匀（箭头：治疗灶）；B、C. 动脉期：低密度病灶内未见明显强化，病灶旁见不规则小片矩形明显强化区；D. 门静脉期：病灶边界显示更清楚，病灶旁强化区减退呈等密度；E. 延迟期：右叶下段病灶仍无强化，病灶旁强化区仍呈等密度（血供异常区）

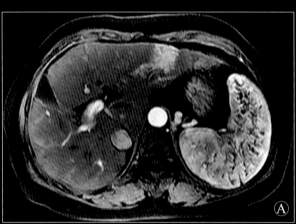

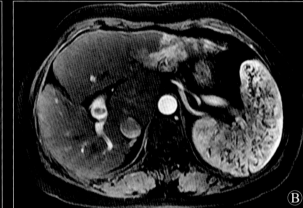

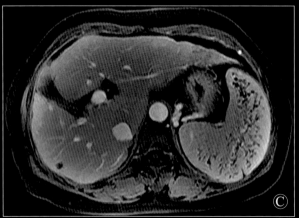

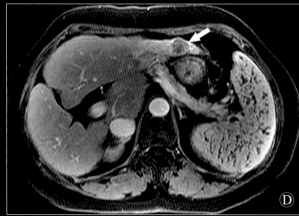

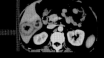

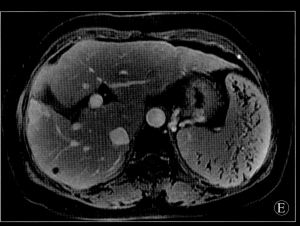
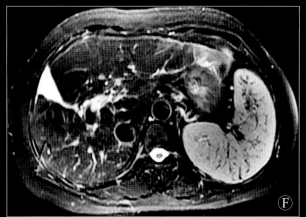

图2-7-4 右肝癌术后，左外叶复发灶其周围局限性血供异常的MRI检查

A、B. 动脉期：肝左外叶见不规则明显强化区；C、D. 门静脉期：强化区减退呈等、低信号区，左外叶远段见一结节状低信号影（箭头：复发灶）；E. 延迟期：动脉期强化区呈等信号（血供异常）；F. T$_2$WI：左外叶见一边界不清的结节样略高信号影（复发灶），其旁未见明显异常信号影

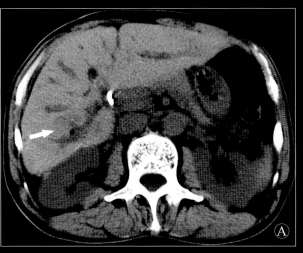
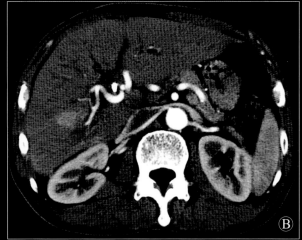

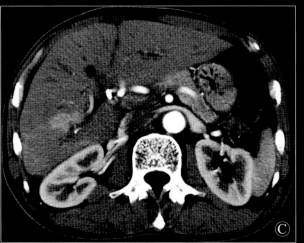
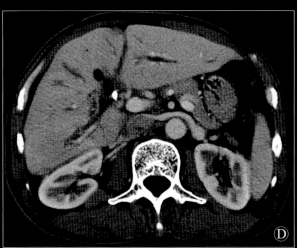

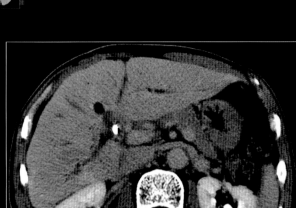

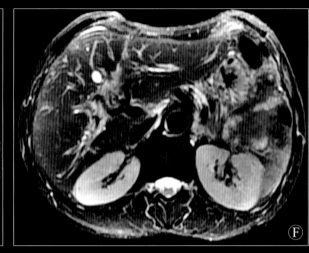

图2-7-5 右后叶小片状局限性血供异常CT及MRI检查（肝癌术后）

　　A. 平扫：肝右叶见小片状略低密度影（箭头），边界不清；B、C. 动脉期：病变区轻度均匀强化；D. 门静脉期：强化开始减退，呈等密度；E. 延迟期：病灶呈略低密度；F. T$_2$WI（CT检查1个月后MRI复查）与前图同层面，相应部位未见明显异常高信号结节（证实为血供异常）

　　☀ 诊断要点：血供异常强化呈片状，复发者常呈结节状。本病例在此后的系统检查中证实该强化灶为血供异常。

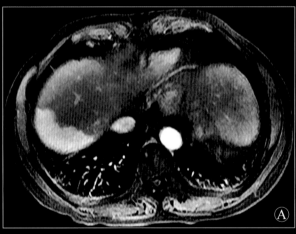

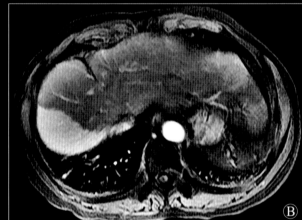

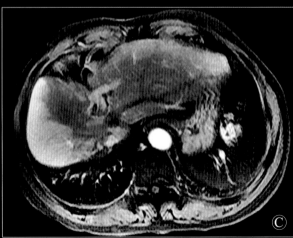

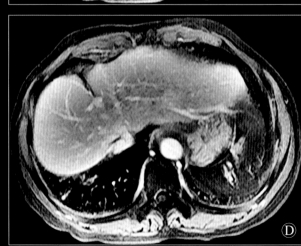

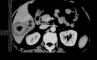

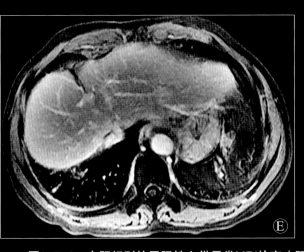

图2-7-6　右肝规则的局限性血供异常MRI检查（肝癌术后）

A、B、C. 动脉期：肝右叶上段见扇形明显均匀强化区；D. 门静脉期：强化减退呈等信号；E. 延迟期：动脉期强化区仍呈等信号

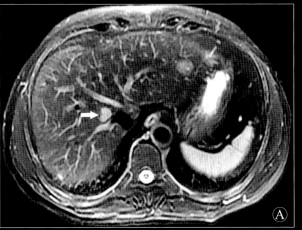

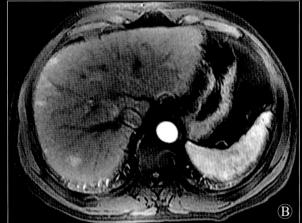

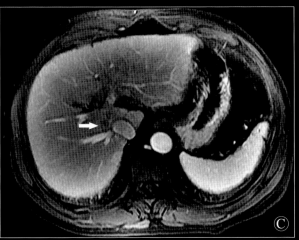

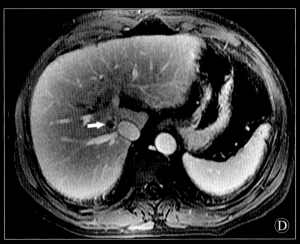

图2-7-7　下腔静脉旁小肝癌，肝内多发性小结节样血供异常MRI检查

A. T_2WI：肝右前叶近下腔静脉见一结节状高信号影（箭头）；B. 动脉期：肝右前叶病灶轻度强化，肝右叶包膜下可见多发性小结节样轻度强化；C、D. 门静脉期和延迟期：肝右前叶病灶强化减退呈低信号（箭头：小肝癌）；其余动脉期小结节强化区减退呈等信号（血供异常）

第八节　慢性肝脓肿

肝脓肿（hepatic abscess）分为细菌性（pyogenic abscess）及阿米巴性（amebic abscess）两大类，以细菌性最多见，多发生于体质差、免疫功能低下的患者。

（一）病理表现

主要感染途径为：①胆源性感染：包括胆囊炎、胆结石、胆道蛔虫、胆道肿瘤等；②经门静脉感染：常见于急性阑尾炎和结肠炎；③经肝动脉感染：全身各处化脓性炎症经血行到达肝脏，常见于败血症；④直接蔓延：常见于邻近组织器官，如化脓性胆囊炎或十二指肠球部溃疡穿孔等；⑤外伤性：常见于肝挫裂伤或穿通伤。

肝脓肿可单发或多发、以单发多见，可单房或多房、以多房常见，肝右叶多于左叶。早期病理改变为肝组织的局部炎症、充血、水肿等，然后坏死液化形成脓腔。脓肿壁由炎性充血及纤维肉芽组织形成，周围肝组织常充血水肿。多房性肝脓肿内的分隔由未坏死的肝组织或纤维肉芽组织形成。

（二）临床表现

细菌性肝脓肿的临床表现对诊断具有重要意义，一般都有发热史，有寒战、高热、肝区疼痛或叩击痛，偶有肝肿大，白细胞计数升高。

（三）影像学表现

1. CT　细菌性肝脓肿平扫呈圆形或类圆形低密度影，较大脓肿则形态不规则，脓肿边界大多不清楚，随着病变进展，病灶内液化坏死形成脓腔，脓肿外围常出现高于脓腔但低于周围正常肝组织的低密度充血水肿环，可以是单环、双环甚至三环，环可以完整或不完整，增强后脓肿外围环状强化，其密度高于周围正常肝组织。脓肿形成初期或多个小脓肿融合可形成多房或蜂窝状低密度区，增强扫描房隔及小脓肿壁均可强化，表现为"簇形征"及"花瓣征"。少数肝脓肿内可出现多个小气泡或形成大的气液平面，具有诊断意义，大的气液平面提示脓肿可能与胃肠道有交通。

2. MRI　T_1WI脓腔呈不均匀低信号，脓腔壁信号界于脓腔及周围正常肝实质之间的低信号晕环，其外侧又有一圈略低信号的水肿带，T_2WI脓腔呈高信号，房隔呈低信号，脓腔周围可见信号较高的晕环围绕，晕环外侧水肿带呈略高信号。慢性肝脓肿脓腔信号趋于均匀，脓肿壁境界较清楚，并呈同心环状，内层为肉芽组织，在T_1WI上呈等信号，T_2WI呈高信号；外层为胶原增生，在T_1WI及T_2WI上均呈低信号。增强后动脉期脓腔壁呈花环状强化，脓肿周围肝实质因充血强化相对明显，门静脉期及延迟期持续强化，脓腔无强化，多房性脓腔的房隔亦有强化。慢性肝脓肿的肉芽组织也有强化。

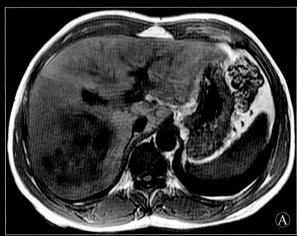

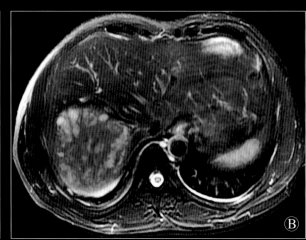

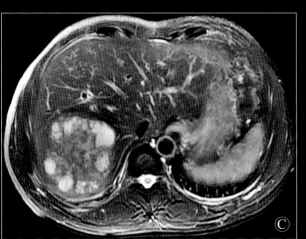

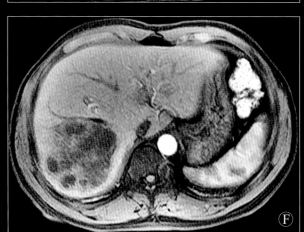

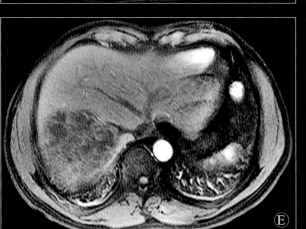

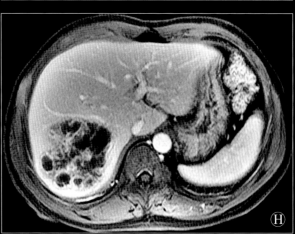

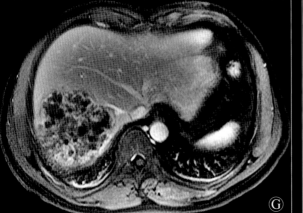

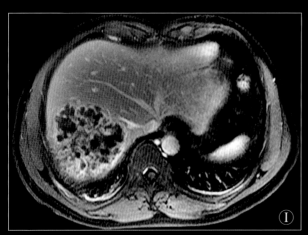

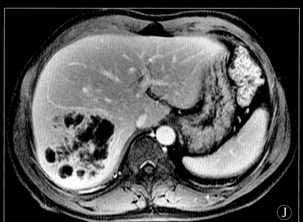

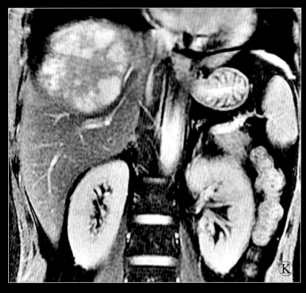

图2-8-1　右肝巨块状肝脓肿MRI检查

A. T₁WI：右后叶巨块状不均匀低信号影；B、C、D. T₂WI（不同层面）：块状高信号影，其内可见多发性的大小不一的圆形更高信号结节影；E、F. 动脉期：病灶无明显强化；G、H. 门静脉期：病灶边缘和分隔强化；I、J. 延迟期：病灶边缘和分隔进一步轻度强化，整个病灶呈"蜂窝"状；K. 冠状位：右肝巨块状高低不均的信号影

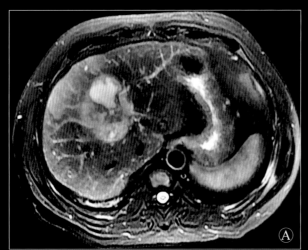

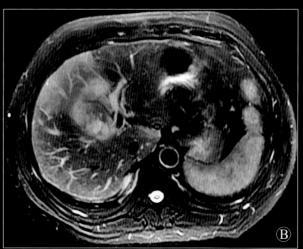

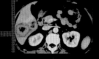

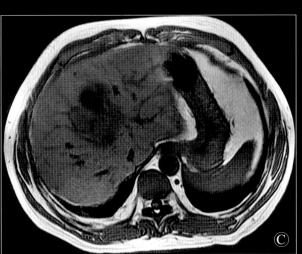

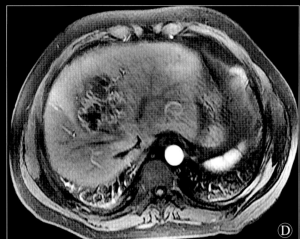

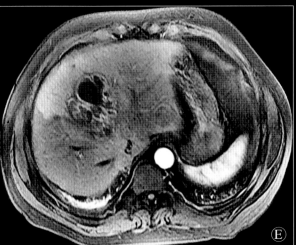

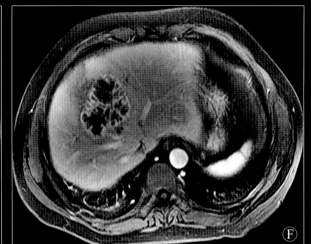

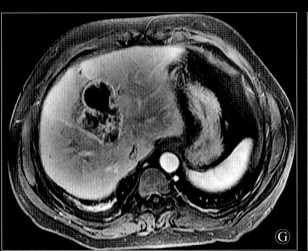

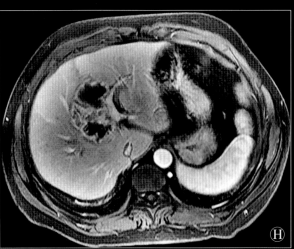

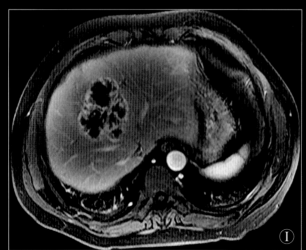
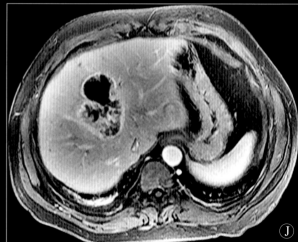
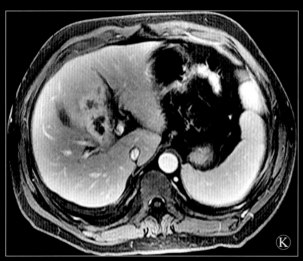
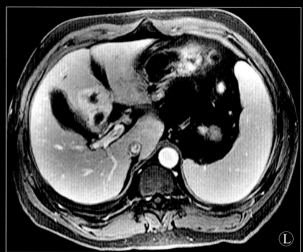

图2-8-2　中肝叶肝脓肿MRI检查

A、B. T₂WI：中肝叶块状不均匀高信号影，形态不规则，其内见大小不等的囊状更高信号区，主要分布于病灶边缘，病灶远侧肝实质信号稍高；C. T₁W₁：病灶呈不均匀低信号；D、E. 动脉期：病灶边缘及其内分隔强化，边缘见低信号晕环，其远侧肝实质亦见轻度强化；F、G、H. 门静脉期：病灶进一步强化，呈蜂窝状；I、J、K、L. 延迟期：病灶强化未见减退

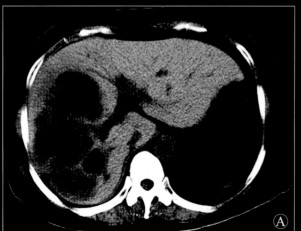
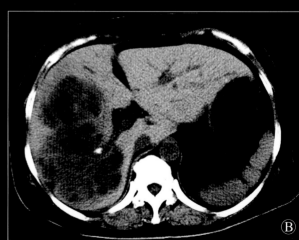

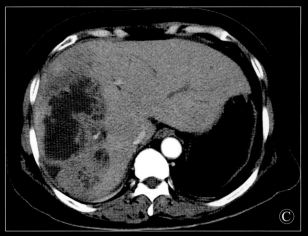

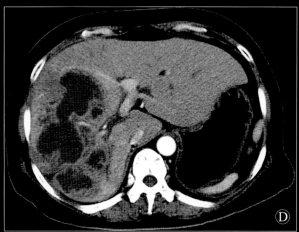

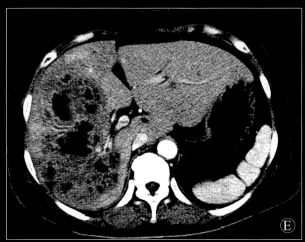

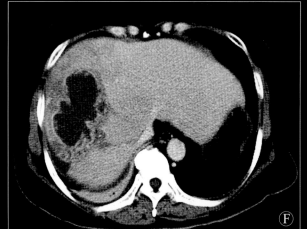

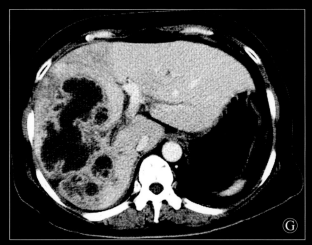

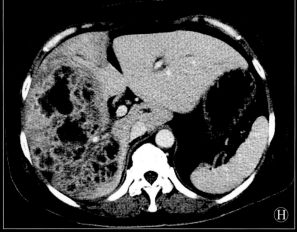

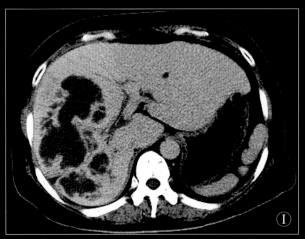
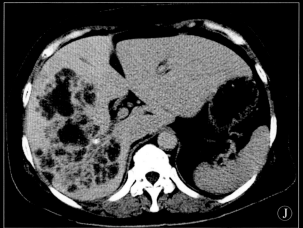
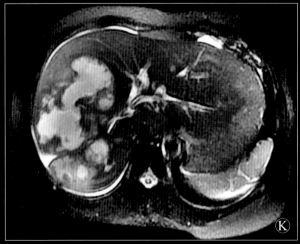
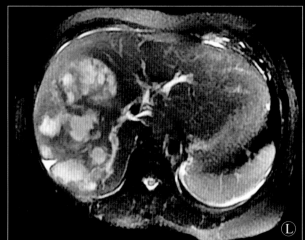
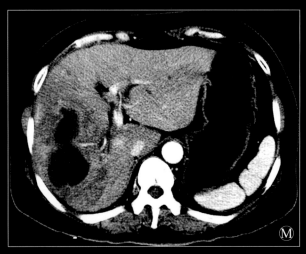

图2-8-3　肝右叶肝脓肿伴气体CT、MRI 检查

A、B．平扫：肝右叶一巨块状低密度影，密度欠均匀，形态不规则呈分叶状，其内见一小结节样钙化影；C、D、E．动脉期：病灶不均匀强化，呈花瓣状；F、G、H．门静脉期：病灶壁及其内部的分隔强化更明显，呈蜂窝状；I、J．延迟期：强化区仍呈稍高密度；K、L．T$_2$WI：病灶呈不均匀高信号影，其内见不规则更高信号液化坏死区；M．动脉期：治疗2周后病灶缩小

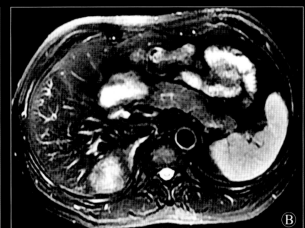

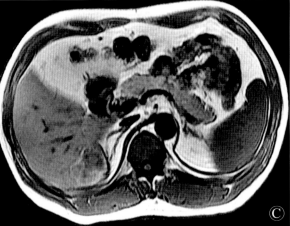

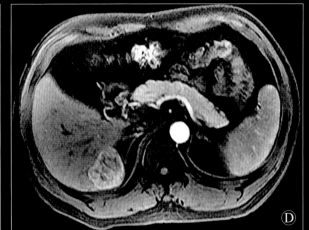

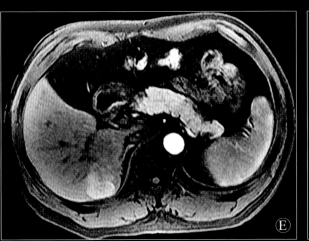

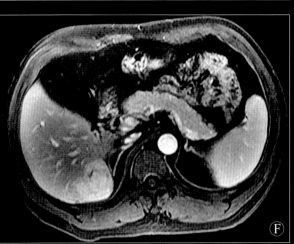

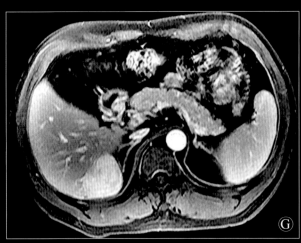

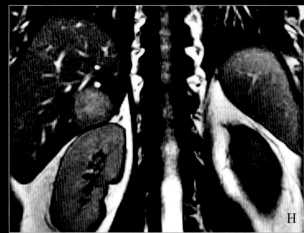

图2-8-4 肝右后叶脓肿MRI检查（脓肿尚未液化）

A、B. T₂WI：肝右后叶下段一结节状混杂信号影，病灶边缘及其内分隔呈稍高信号；C. T₁WI：病灶呈不均匀高信号影，病灶中央信号更高；D、E. 动脉期：病灶不均匀强化，边缘强化更明显；F. 门静脉期：病灶进一步强化；G. 延迟期：病灶呈较均匀高信号影；H. 冠状位：病灶呈高信号影，信号相对均匀

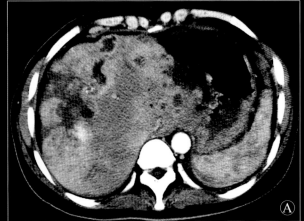

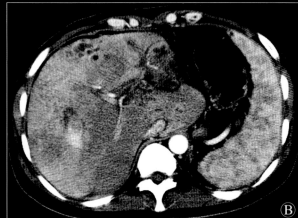

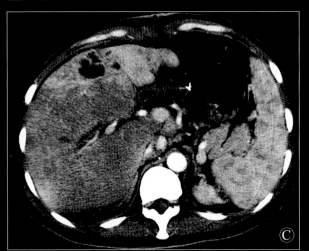

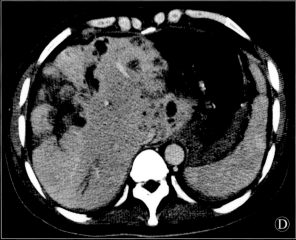

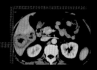

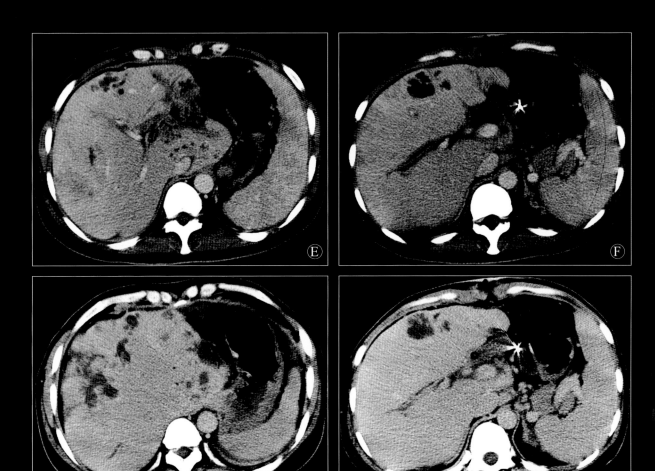

图2-8-5　胆道结石术后感染形成多发性脓肿CT检查

A、B、C. 动脉期：肝内多发大小不等的块状及结节状环形强化影，形态不规则，周围肝实质亦见强化，病灶主要分布于肝外围；D、E、F. 门静脉期：病灶强化减退，边缘密度仍略高，边界显示更清楚；G、H. 延迟期：病灶呈边界清楚的低密度影

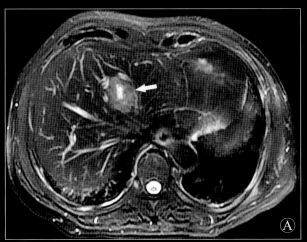

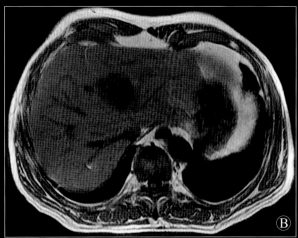

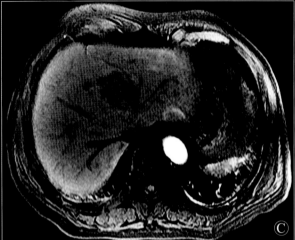

186

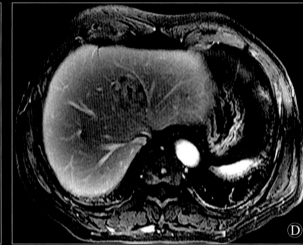
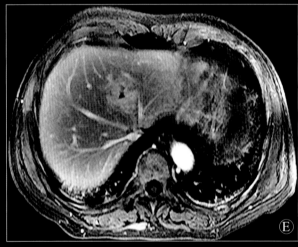
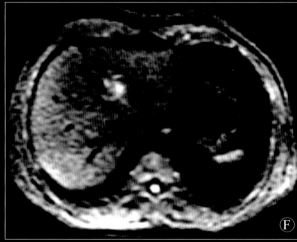
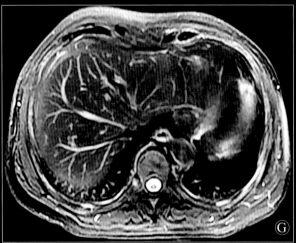
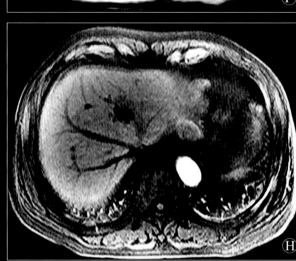

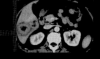

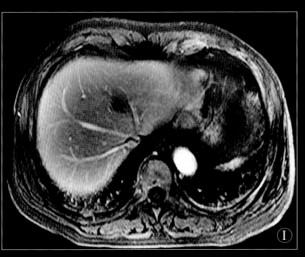

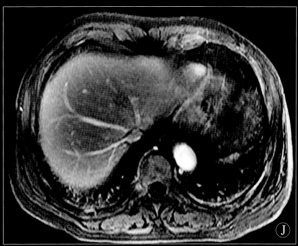

图2-8-6　左肝脓肿，治疗后2个月缩小MRI 检查

A. T$_2$WI：左内叶一块状不均匀高信号影（箭头），病灶内见更高信号区；B. T$_1$WI：病灶呈低信号影，边缘模糊；C. 动脉期：病灶轻度不均匀强化，边缘强化更明显；D. 门静脉期：病灶内进一步强化；E. 延迟期：病灶强化更明显，其内见囊状无强化区；F. DWI：（b值=600）病灶呈略高信号，其内见更高信号影；G. T$_2$WI：治疗2个月后，左内叶病灶呈近等信号，信号欠均匀；H. 动脉期：病灶呈结节状，边缘稍强化；I. 门静脉期：病灶呈边界较清楚的低信号影；J. 延迟期：病灶呈略低信号，边界不清

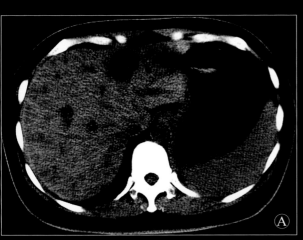

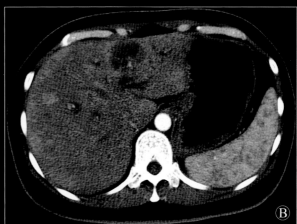

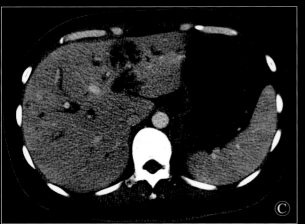

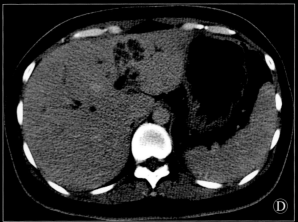

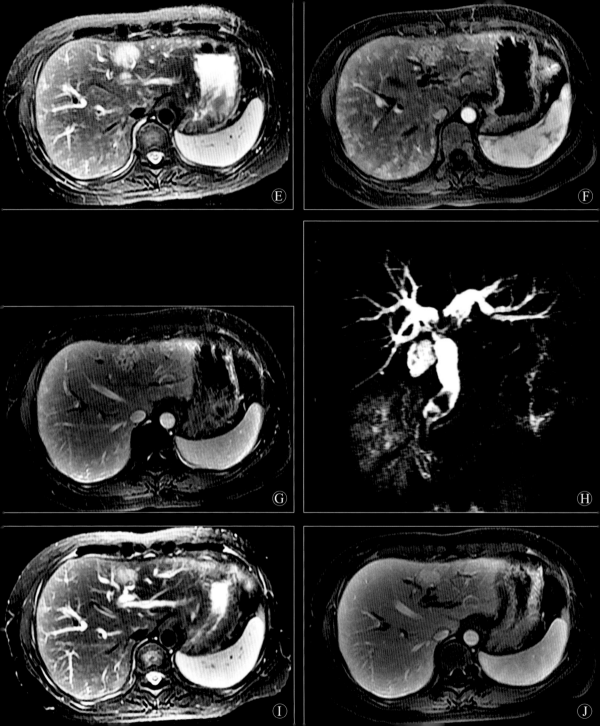

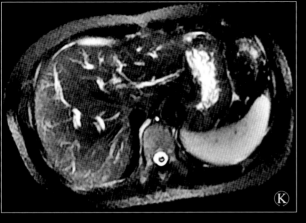

图2-8-7　左肝脓肿，治疗后痊愈CT、MRI 检查

A. CT平扫：左内叶一低密度结节影；B. 动脉期：病灶内及边缘轻度强化；C、D. 门静脉期和延迟期：病灶内可见多发性小房及分隔；E. T$_2$WI：左内叶一高信号结节影；F. 动脉期：病灶呈高信号，其内可见多发性低信号小房影；肝脏多发性弥漫性分布小片状强化影（血供异常）；G. 门静脉期：病灶仍呈高信号影，内部蜂窝状低信号；H. MRCP：肝内外胆管及胆囊多发性结石；I. T$_2$WI（治疗2周后）：病灶缩小；J. 门静脉期：病灶呈均匀高信号，原蜂窝状表现消失；K. T$_2$WI（治疗1.5个月后）：病灶消失

第九节　相类似表现结节的鉴别诊断

T$_2$WI上病灶内有点状和小条状极高信号影。

通常在肝炎性假瘤、局灶性结节增生、孤立性坏死结节和肝脓肿内可出现此类表现。

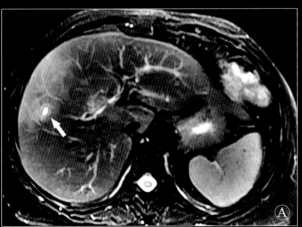

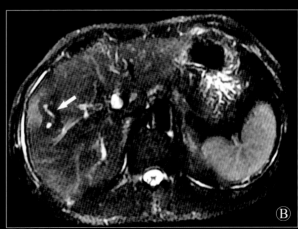

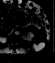

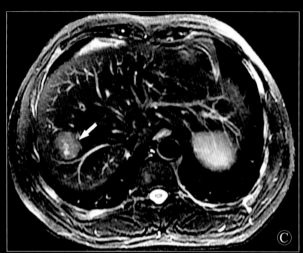

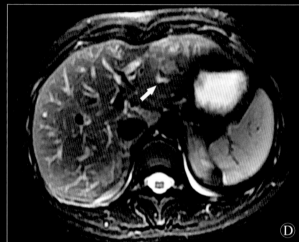

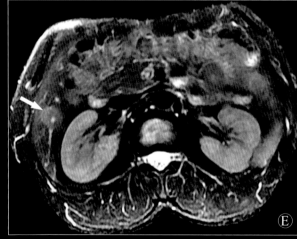

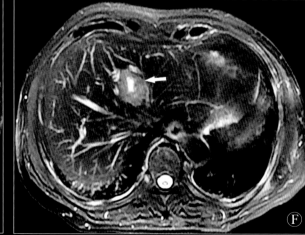

图2-9-1 相类似表现结节的鉴别论断

A、B. 炎性假瘤（箭头）；C、D. 局灶性结节增生（箭头）；E. 孤立性坏死结节（箭头）；F. 肝脓肿（箭头）

第三章
其他肝脏良性疾病

ATLAS OF BENIGN HEPATOBILIARY DISEASE

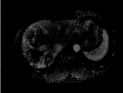

第一节 肝血色素沉着症

肝血色素沉着症（hemochromatosis）又名肝血色素病，分原发性和继发性，两者的发病机制及预后均不同。原发性者也称遗传性血色素病，为常染色体隐性遗传病。当小肠黏膜吸收和转运到血中的铁过多时，则以铁蛋白的形式沉积在肝细胞内，引起肝细胞的进行性损伤，最后可导致肝功能损害、肝硬化及肝细胞癌。继发性者指由慢性溶血性疾病、反复输血或大量铁剂的应用等引起，当溶血性疾病好转、输血铁剂应用停止后，过多沉积的铁质将逐渐被清除。

（一）病理表现

最突出的病理变化为各种脏器内有不等量的含铁色素（含铁血黄素、铁蛋白），以及非含铁血色素（脂褐素、黑色素）的沉着，并伴有纤维化。肝、胰、脾、心肌、内分泌腺、皮肤及关节易受累。

（二）临床表现

原发性患者多在35～60岁发病，儿童期发病者病情较急。原发性肝血色素病早期多无明显症状，继发性肝血色素病常有明确病因。肝硬化、糖尿病及皮肤色素沉着为后期三大特征。血色素沉着症患者的原发性肝癌发病危险性约为正常人群的200倍。临床实验室检查，包括血清铁蛋白、血清铁及转铁蛋白饱和度，以及肝穿刺活检检测肝组织内的铁含量（正常<36 μmol/g）是本病主要诊断方法。

（三）影像学表现

1. CT 肝实质密度与肝实质中铁沉积程度成正比，肝组织对X线的吸收率随着肝内铁质沉积的增多而增高，CT衰减值增加。平扫肝实质密度多表现为弥漫性升高，也可表现为局限性升高，CT可升至75～132 HU（正常40～70 HU），肝内脉管则显示为清楚的低密度影。原发性血色素病可伴有胰腺的密度升高而脾脏、骨髓密度正常。继发性血色素病则可伴有脾脏、骨髓密度升高而胰腺密度正常。

2. MRI T_1WI及T_2WI肝实质均表现为明显的低信号，形成"黑肝"征象。原发性血色素病早期，铁的蓄积仅限于肝脏，而随着病情的进展逐渐累及其他器官（主要是胰腺及心脏），尤其表现在T_1WI及T_2WI上脾脏及胰腺的信号明显降低，而脾脏的信号无明显下降；当原发性血色素病继发肝细胞癌时，表现为低信号的肝脏中出现高信号结节或肿块，而其继发肝硬化的再生结节由于含不同程度的铁，表现为信号不均匀降低。继发性血色素病肝脏、脾脏和骨髓在T_1WI及T_2WI上信号降低尤其明显，而胰腺信号多表现正常。两者可据此相鉴别（表3-1-1）。

表3-1-1　肝脏、脾脏和胰腺T_1WI和T_2WI特点

T_1/T_2	肝脏	胰腺	脾脏
原发性	低	低	正常
继发性	低	正常	低

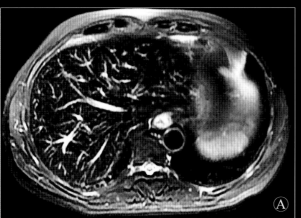

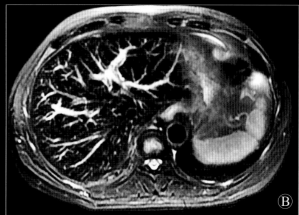

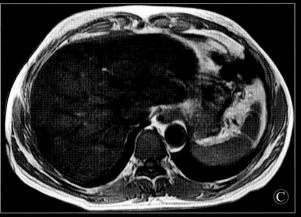

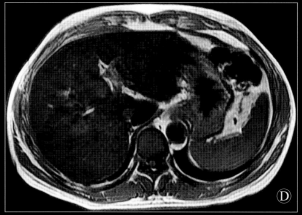

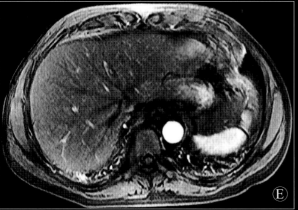

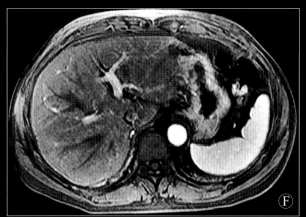

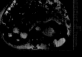

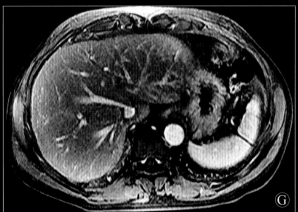

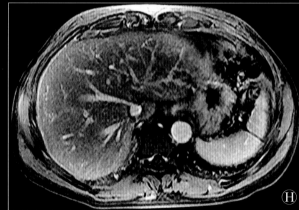

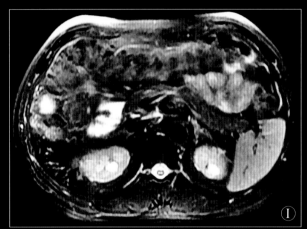

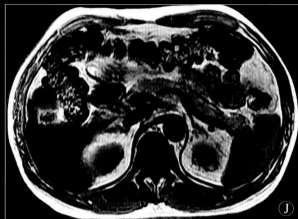

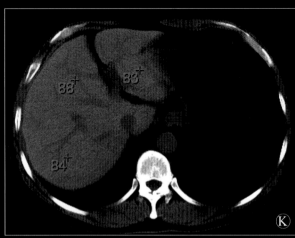

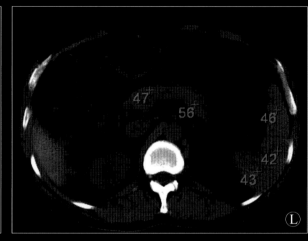

图3-1-1 原发性肝血色素沉着症MRI和CT检查

A、B. T_2WI：肝实质信号普遍降低，低于同层面肌肉信号，脉管走行正常，脾脏信号尚正常；C、D. T_1WI：肝实质信号仍普遍降低，脾脏信号尚正常；E、F. 动脉期：肝实质强化尚均匀，脾脏强化尚均匀；G、H. 门静脉期及延迟期：肝实质强化亦尚均匀，强化的血管显示走行正常；I、J. T_2WI，T_1WI胰腺信号较低，而脾脏正常；K. CT平扫：肝脏密度增高，CT值平均85 HU；L. CT平扫：胰腺和脾脏密度42~56 HU

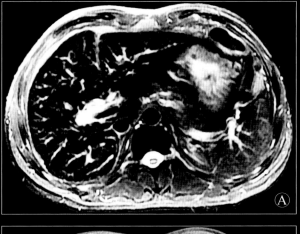
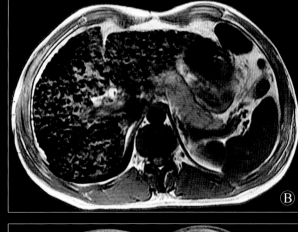
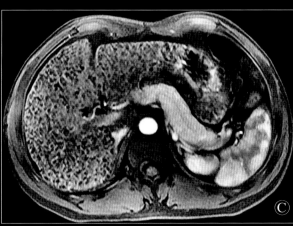
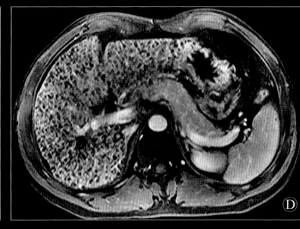
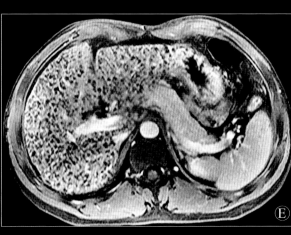
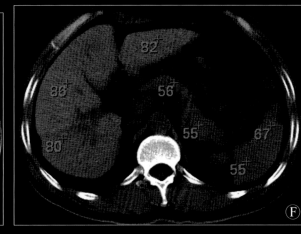

图3-1-2 继发性肝血色素沉着症MRI和CT检查

A. T₂WI：肝实质信号普遍降低，低于同层面肌肉信号，脉管走行正常，实质内可见广泛性更低信号的细小结节，脾脏信号较低，胰腺信号正常；B. T₁WI：肝实质内广泛性大小相等的更低的细小结节信号影，脾脏信号较低，胰腺信号正常；C. 动脉期：肝实质轻度强化，仍可见广泛性细小低信号结节；D、E. 门静脉期及延迟期：肝实质轻度强化，细小结节无明显强化，门静脉正常，右后叶门静脉后方可见一小结节低信号影，为小肝细胞癌微波治疗后表现；F. CT平扫：肝脏密度较高，CT值平均在80 HU以上，脾脏密度较低，胰腺正常

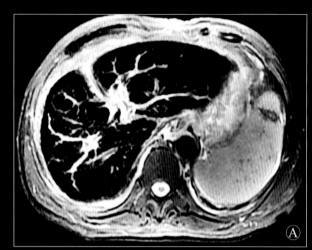

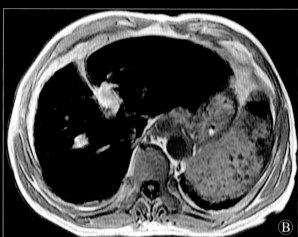

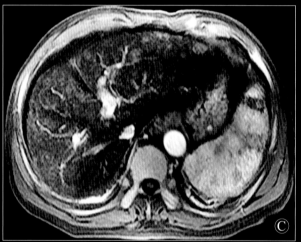

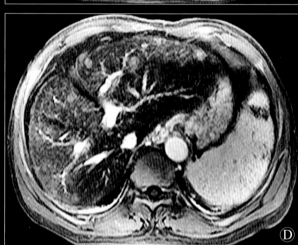

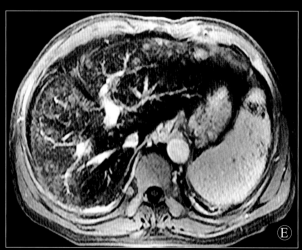

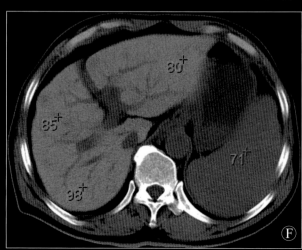

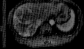

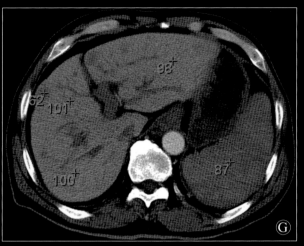

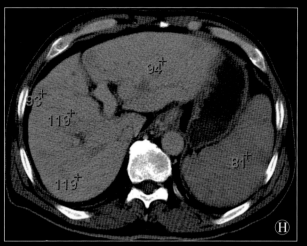

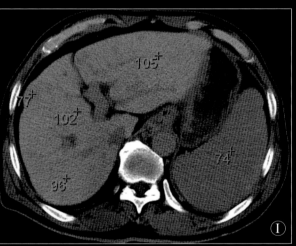

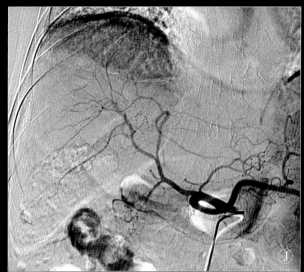

图3-1-3　原发性肝血色素沉着症（伴多发性结节）MRI、CT和DSA检查

A. T$_2$WI：肝实质信号普遍降低，脉管走行正常，脾脏信号正常；B. T$_1$WI：肝实质内信号较低，内可见多发性小结节高信号影；C. 动脉期：肝实质轻度强化，可见多发性稍高信号小结节；D、E. 门静脉期及延迟期：肝实质轻度强化，低于脾脏，小结节高信号显示清楚，门静脉正常；F. CT平扫：肝脏密度较高，CT值平均在80HU以上，脾脏密度正常，胰腺正常；G、H、I. CT动脉期、门静脉期和延迟期：肝脏密度较高，肝内可见数个小低密度结节影，无明显强化且数量明显少于MRI上所显示；J. DSA造影：未见明显肿瘤染色影

☀ 患者男性，68岁。肿瘤指标正常。胆红素稍升高。MRI动脉期多发强化结节，CT动脉期结节无明显强化，考虑为分布不均的正常肝组织可能。

第二节　Budd-Chiari综合征

Budd-Chiari综合征（Budd-Chiari syndrome, BCS）指由肝静脉和（或）下腔静脉肝段阻塞或狭窄引起的临床综合征。分为原发性和继发性，原发性者指肝静脉或肝静脉-下腔静脉入口处先天性蹼或隔形阻塞，继发性者肝静脉阻塞继发于肿瘤、血栓或肝外伤血肿压迫等后天性病因。此外，因脂肪肝引起的舌叶或左叶肥大压迫肝静脉所致称为假性Budd-Chiari综合征。

（一）病理表现

早期肝肿大，肝脏充血呈紫红色。肝静脉周围的肝组织由于静脉血栓形成而充血，导致肝细胞萎缩和死亡，继而基质萎陷，中心静脉闭塞，肝窦缺乏红细胞，红细胞聚集在肝淋巴间隙。晚期纤维蛋白栓子机化成纤维核，细的胶原条代替了肝索和萎陷的基质，再生的结果是肝纤维化和硬化。由于尾状叶静脉直接汇入下腔静脉，所以尾状叶的体积可保持正常或代偿性增大。

（二）影像学表现

1. CT 肝脏肿大，可有腹水，慢性期尾状叶增大明显，尾状叶横径/右叶横径之比>0.6（正常为0.37±0.16），增强后尾状叶密度可高于其他肝实质。平扫及增强可显示下腔静脉肝段缺如，肝静脉可显示或不能显示，如3支肝静脉受累程度不同，平扫及增强可显示肝脏区域性密度不均；其他还可显示门静脉高压表现，如脾肿大、静脉曲张等。

2. MRI 与CT一样可显示肝脏的形态改变。急性期由于肝脏充血，实质含水量增加，T_2WI肝实质呈高信号，肝静脉部分阻塞病例肝实质信号不均匀，增强后扫描强化亦不均匀。亚急性及慢性期，由于肝纤维化，肝脏质地呈颗粒状，T_2WI肝实质呈低信号；MRI还能准确显示肝静脉及下腔静脉血栓形成，表现为T_1WI低信号T_2WI高信号影。MRA能更准确更直观地显示血管狭窄及闭塞部位。

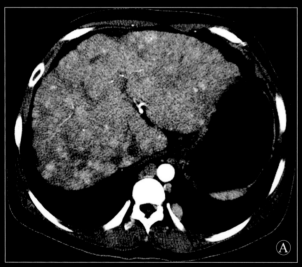
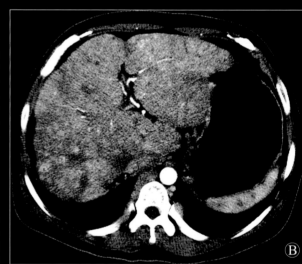
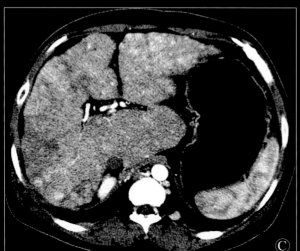
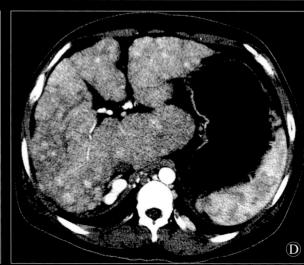

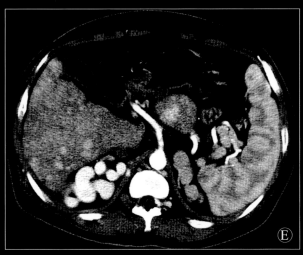

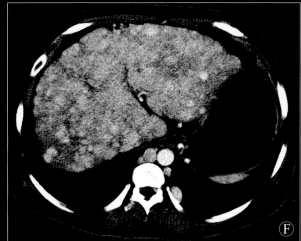

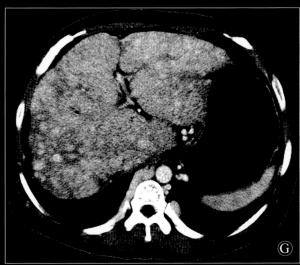

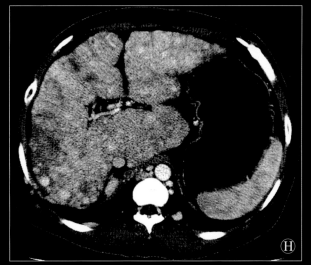

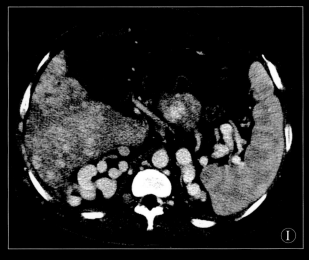

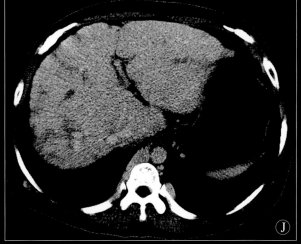

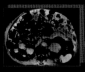

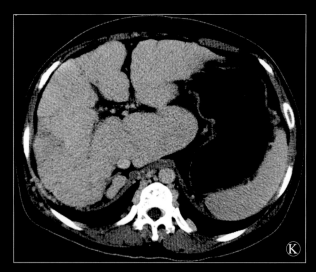

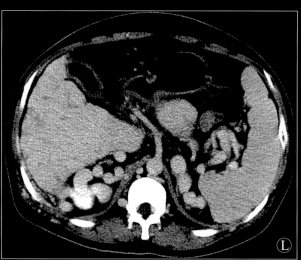

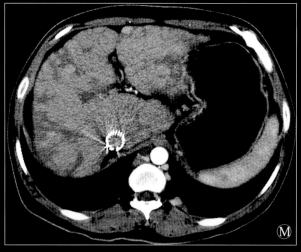

图3-2-1　Budd-Chiari综合征（下腔静脉阻塞）CT检查

A、B、C、D、E. 动脉期：肝脏形态不规则，尾叶代偿增大，肝实质密度不均匀，肝内可见弥漫小结节样强化影；F、G、H、I. 门静脉期：肝实质小结节状强化影显示更明显，门静脉较细，下腔静脉肝段缩小，腹膜后见迂曲增粗的血管团影；J、K、L. 延迟期：肝实质密度相对均一，但可见条索样略低密度影；M. 动脉期（下腔静脉放置金属支架后）：病情明显改善，肝脏强化结节明显减少

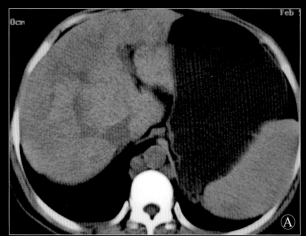

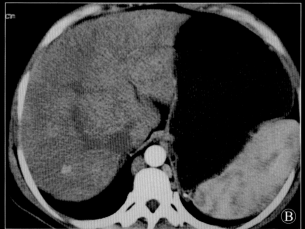

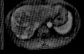

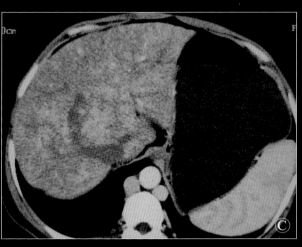

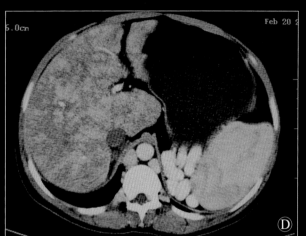

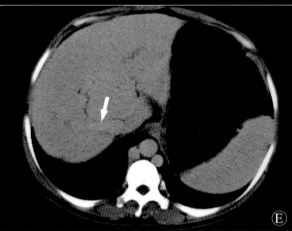

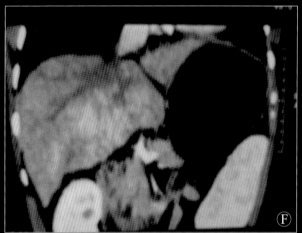

图3-2-2 Budd-Chiari综合征（肝静脉阻塞）CT检查

A. 平扫：肝脏形态欠规则，尾叶及肝门周围肝实质密度稍高；B. 动脉期：肝实质密度欠均匀；C、D. 门静脉期：肝实质密度更不均匀，腹膜后见迂曲增粗的血管团影；E. 延迟期：肝实质密度均匀，右肝静脉增粗，中肝及左肝静脉显示不清；F. 冠状位重建：肝实质密度不均匀，右肝静脉增粗（箭头），呈相对低密度

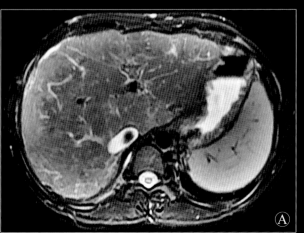

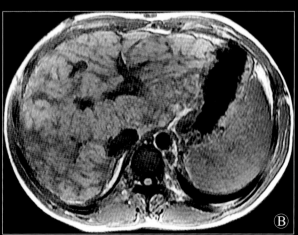

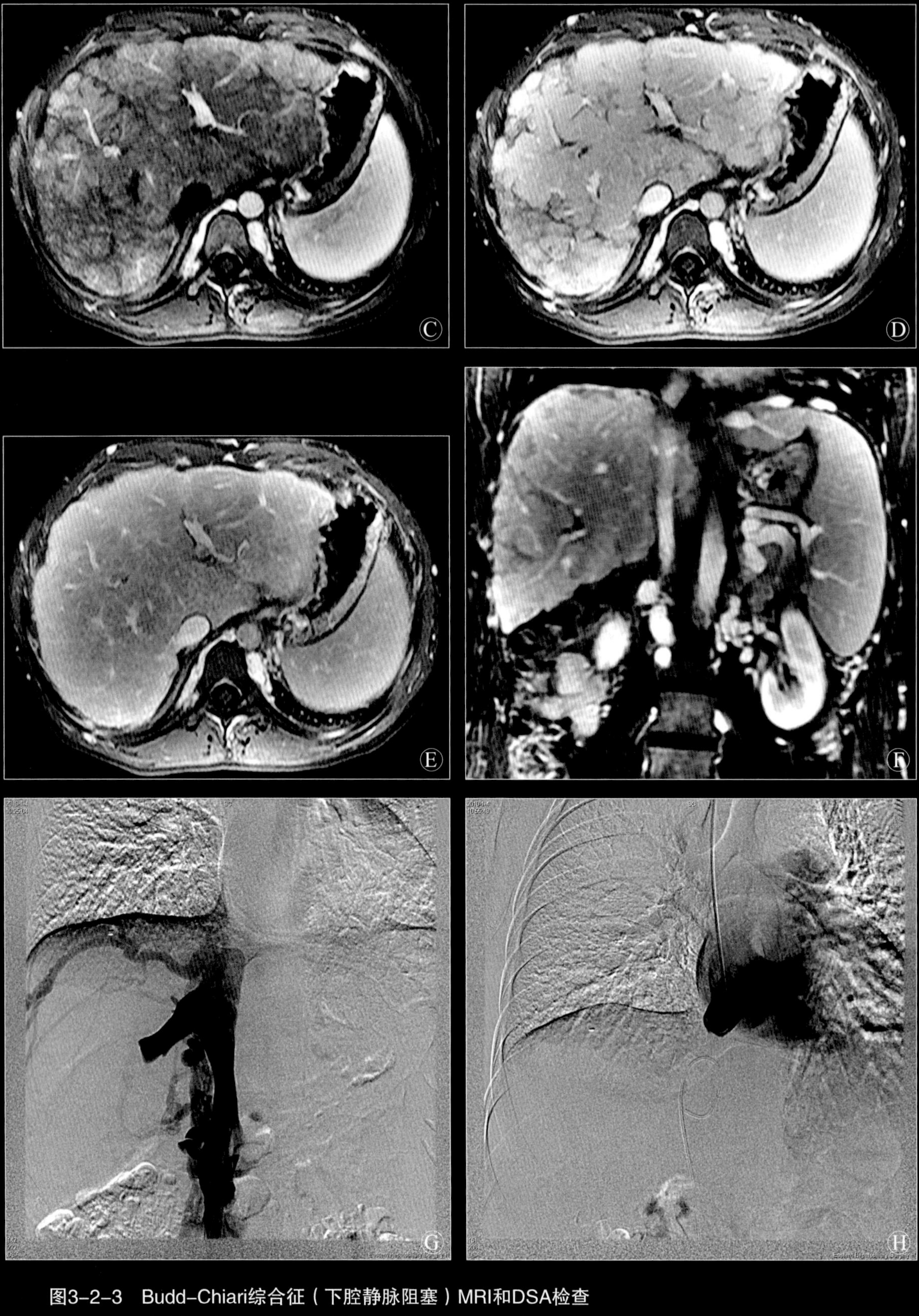

图3-2-3　Budd-Chiari综合征（下腔静脉阻塞）MRI和DSA检查

A. T₂WI：肝脏增大，信号不均匀，下腔静脉呈高信号，无流空现象，脾脏增大；B. T₁WI：肝脏信号不均；C、D、E. 动脉

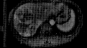

期、门静脉期和延迟期：肝脏信号不均，内有大量分布不均的间隔，以动脉期和门静脉期显示最明显；F. MRA:下腔静脉与右心房不连续；G. 下腔静脉造影（导管位于下腔静脉内），显示下腔静脉上段阻塞，侧支增粗，造影剂未能进入心脏；H. 下腔静脉造影（导管位于心脏下腔静脉入口处）：显示下腔静脉不通，提示下腔静脉阻塞

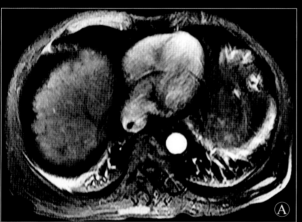

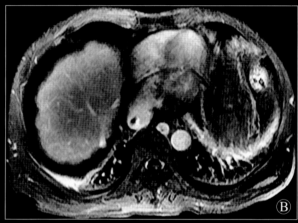

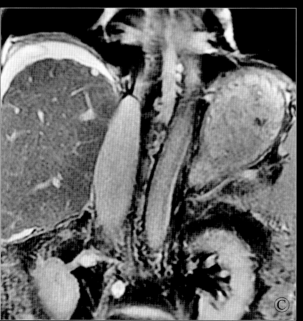

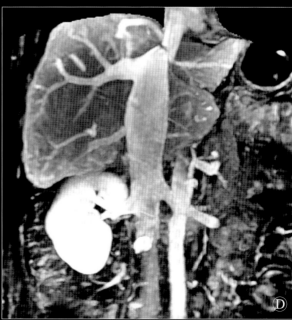

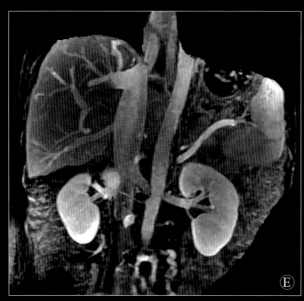
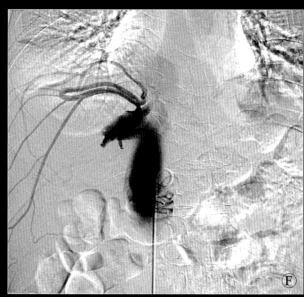

图3-2-4　Budd-Chiari综合征（下腔静脉膜性狭窄）MRI和DSA检查

A、B. 动脉期和延迟期：下腔静脉入心端呈高信号，其内可见小结节样低信号影；C. 冠状位：下腔静脉增粗，入心端可见横行线样低信号影；D、E. MRA下腔静脉成像显示下腔静脉中断现象，肝静脉明显增粗；F. DSA（下腔静脉造影）：显示下腔静脉造影剂未能进入心脏，侧支显示

第三节　肝豆状核变性

肝豆状核变性（hepatolenticular degeneration）即Wilson病，是一种常染色体隐性遗传的铜代谢障碍性疾病。

（一）病理表现

主要的病理变化是脑的豆状核变性、肝硬化及眼角巩膜色素环（Kayser-Fleioker环）。因患者不能维持正常铜代谢，其肝细胞溶酶体的铜排泄受损，排入胆汁的铜减少，血浆铜蓝蛋白进入血液的铜也减少，所以患者每年在肝内蓄积10~20 mg从食物中吸收的铜。由于肝脏可存积较正常多50倍以上的铜，一般6岁之前很少出现症状，至青春期前后肝结合铜的容量超出最大限度，而被急速或缓慢的释放入血液，使血液中游离铜的浓度超过正常5~10倍。血中的铜可渗至组织中产生毒性作用，尤其损害中枢神经系统及肾脏。铜若急速释放入血液可引起溶血，肝实质可广泛坏死而引起急性肝功能不全。大脑两侧豆状核，尤其是壳部则发生对称性坏死。铜的颗粒沉积于角膜边缘的后弹性层，导致出现色素环。

肝脏的病变为实质细胞散在性或广泛性坏死，继之以肝实质塌陷、炎细胞浸润、纤维组织增生，肝细胞再生结节形成，最后导致结节性肝硬化。肝细胞质内含有中性脂肪滴，核内常有糖原空泡。

（二）临床表现

常见于10~20岁的患者。典型表现为进行性加剧的肢体震颤、肌张力增高及眼角膜缘与巩膜交界处出现绿褐色或金褐色色素环，多数有肝硬化，还可出现血尿、蛋白尿、溶血性贫血、骨质疏松、糖尿病等病症。

肝脏主要表现为类似于慢性肝炎的症状，继而演变为肝硬化。部分儿童患者可出现大片肝坏死，有进行性黄疸、腹水、肝功能衰竭，酷似急性或暴发性肝炎，可伴溶血危象。

（三）实验室检查

游离血清铜浓度升高，血清铜蓝蛋白减低，尿铜增加。肝活检含铜量大于100 μg/g肝质量。

（四）影像学表现

1. CT　理论上，平扫肝实质应该表现为密度增高；然而，与肝血色素沉着症肝内铁沉积量相比较，Wilson病肝内铜蓄积较轻微，故CT检查很少出现肝实质密度增高的表现，而以肝硬化的表现为主。头颅CT检查有助于诊断。

2. MRI　肝与脑病变合并发生是本病的特征，脑部损害主要表现为基底节的异常及普遍性脑萎缩，脑干和小脑的损害也较常见。因铜在肝细胞内与蛋白质结合，所以无顺磁性效应，其肝硬化在T$_1$WI上可表现为多发的低信号结节，边界欠清，T$_2$WI也呈结节状低信号影，诊断须结合临床及血清学检查，必要时需穿刺活检。

影像学上缺乏特征性，需要结合临床和病理。

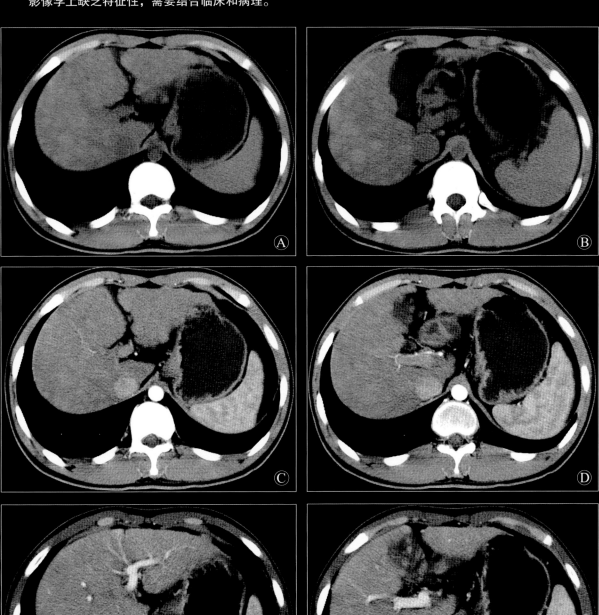

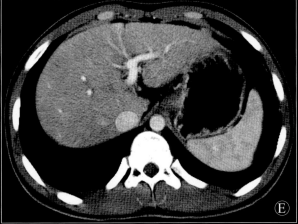

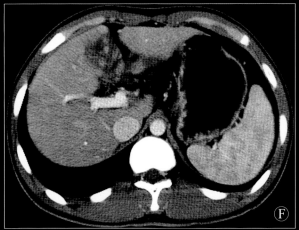

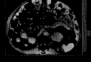

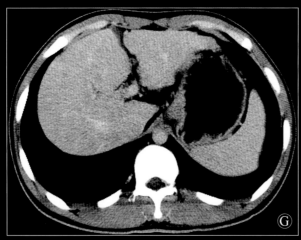
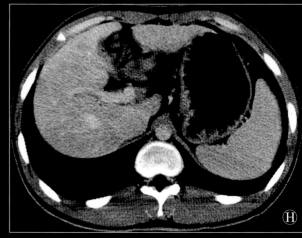

图3-3-1 肝豆状核变性CT检查

A、B. 平扫：肝脏形态欠规则，肝裂略增宽，肝实质可见多发小结节样略高密度影；脾脏增大；C、D. 动脉期：肝实质小结节样影强化不明显；E、F. 门静脉期：肝实质小结节样影强化仍不明显；G、H. 延迟期：肝实质密度趋于一致

☀ 患者男性，19岁。活检病理：早期肝硬化，肝豆状核变性。

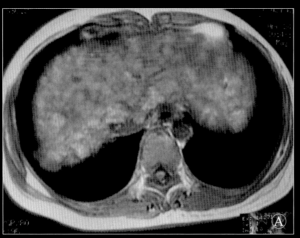
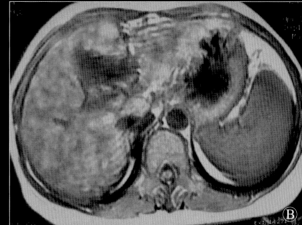
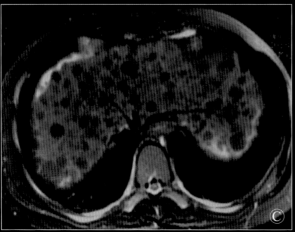
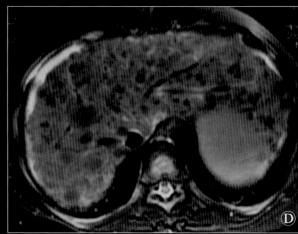

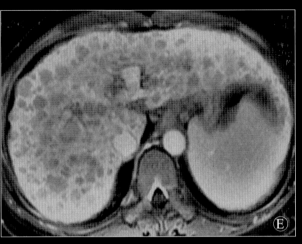
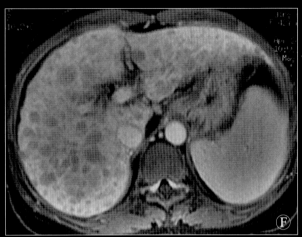
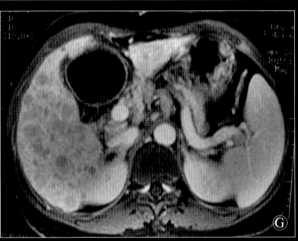
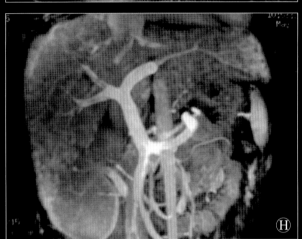

207

图3-3-2 肝豆状核变性MRI检查

A、B. T₁WI：肝内信号不均匀，可见散在分布的小结节高信号影，脾脏稍增大；C、D. T₂WI：在T₁WI上高信号结节表现为低信号；E、F、G. 门静脉期：肝内大量散在分布低信号结节，无明显强化；H. 血管成像：门静脉和肝静脉正常

☀ 患者女性，42岁。肝移植。病理：肝细胞内大量脂肪滴。
　　诊断：混合结节型肝硬化，肝豆状核变性。

第四节　肝糖原累积症

肝糖原累积症（glycogen storage disease）是先天性遗传性疾病，主要病因为糖原代谢酶缺陷所造成的糖原代谢障碍。共分为13种类型，临床以Ⅰ型最为多见，为葡萄糖-6-磷酸酶缺乏所致，除Ⅴ型及Ⅶ型外，肝脏均可受累。

（一）病理表现

肝脏明显增大，表面光滑，呈棕色。肝细胞被糖原包裹，形成泡沫样变，其细胞核亦大多含有糖原。细胞核内糖原累积、肝脂肪变性明显但无纤维化改变是Ⅰ型突出的病理变化，有别于其他各型糖原累积病。

（二）临床表现

发病早，患儿生长发育迟缓，但身体各部比例和智能等都正常。Ⅰ型的典型表现为新生儿期即可出现低血糖、高乳酸血症、脂肪代谢紊乱、血尿酸增多和肝肿大等症状。本病常可继发肝腺瘤。

（三）影像学表现

1. CT　主要表现为肝脏增大，肝实质密度增高，CT值范围为55～99 HU，增高程度与肝细胞内糖原累积量有关，病程较长者常合并肝脏脂肪浸润，从而使肝实质密度降低，如腺瘤发生于低密度的肝组织中，表现为高密度，增强后腺瘤明显强化，其余肝实质无异常强化区。

2. MRI　糖原累积合并脂肪浸润近似于脂肪肝表现，在T$_1$WI及T$_2$WI肝实质信号升高，脂肪抑制T$_2$WI肝实质信号明显降低。腺瘤在T$_1$WI表现为低信号，脂肪抑制T$_2$WI表现为边缘清楚的较高信号影。

影像学上缺乏特征性，需要结合临床和病理。

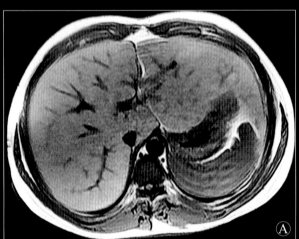
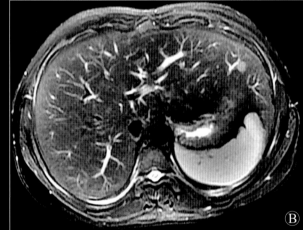
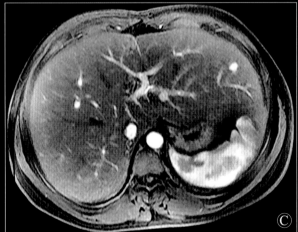
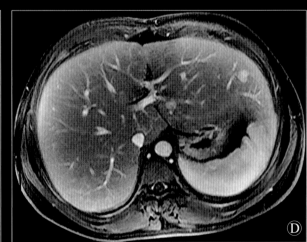

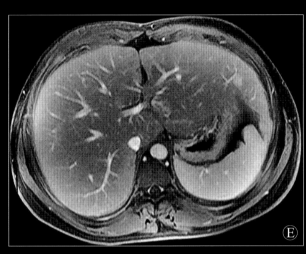

图3-4-1 肝糖原累积症MRI检查

A. T₁WI：肝脏增大，轮廓饱满，肝实质信号升高，信号尚均匀，脉管走行正常；B. T₂WI：肝实质信号升高，左外叶可见一稍高信号的小结节影；C、D、E. 动脉期、门静脉期及延迟期：肝实质均匀强化，信号较低，左外叶小结节强化（腺瘤）

诊断要点：患者男性，19岁。超声检查脂肪肝，多发性占位，MRI肝信号较低，血管显示清楚，提示脂肪肝。活检病理：肝细胞透明变明显。

诊断：肝糖原累积症伴肝腺瘤。

209

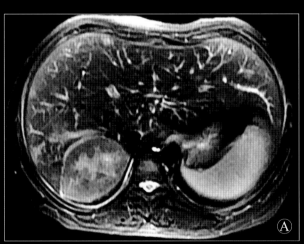

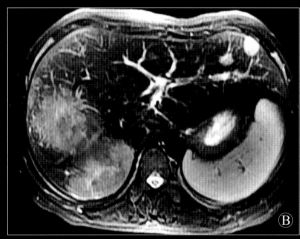

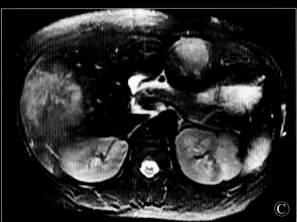

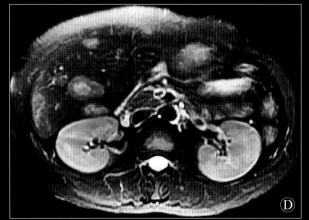

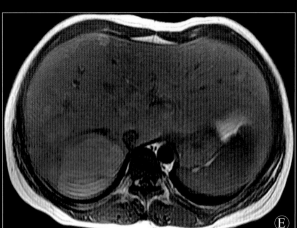

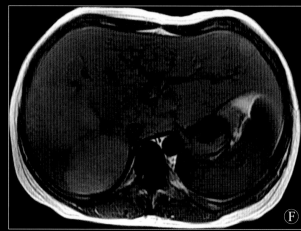

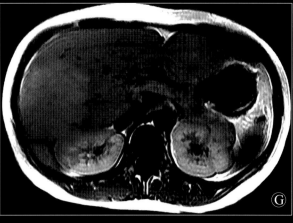

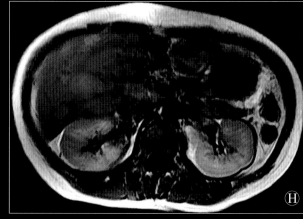

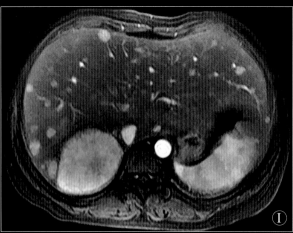

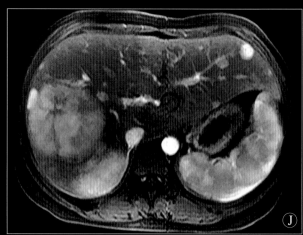

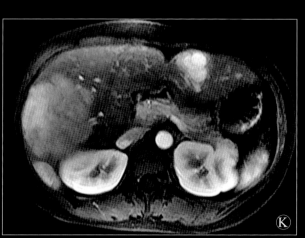

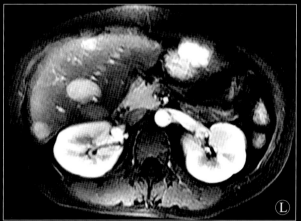

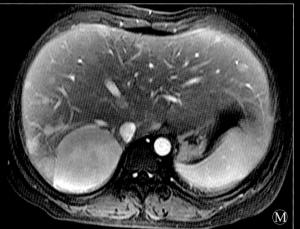

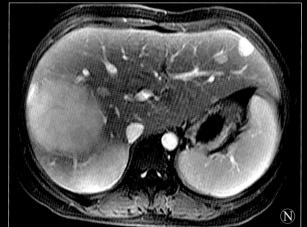

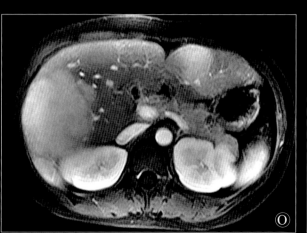

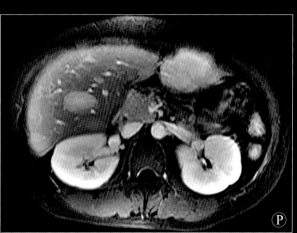

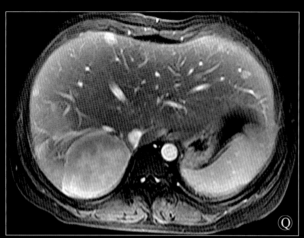
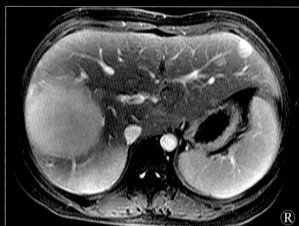
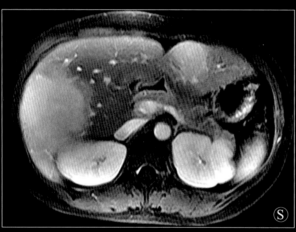
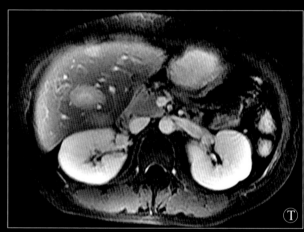

图3-4-2　肝糖原累积症伴多发性腺瘤MRI检查

A、B、C、D. T₂WI：肝脏增大，轮廓饱满，肝信号较低，脾脏增大，肝实质内可见多发性大小不等的高信号结节影；E、F、G、H. T₁WI：肝实质信号稍升高，其内可见多发性高信号结节；I、J、K、L. 动脉期：肝实质内可见大量大小不等的强化结节影，较T₁WI和T₂WI上显示更多；M、N、O、P. 门静脉期；Q、R、S、T. 延迟期：肝内小结节强化影呈等信号，较大结节呈均匀的稍高信号影。在增强的各期上肝实质的信号均较低

☀ 患者女性，22岁。肝多发性占位4年。活检病理：肝糖原累积症伴多发性腺瘤。

第五节　动-静脉瘘（良性病变所致）

动-静脉瘘最常见于肝脏恶性肿瘤尤其是肝细胞性肝癌，也是经皮肝穿刺活检的常见并发症，偶可见于先天性及良性病变。肝脏的动-静脉瘘多为动-门静脉瘘，动-肝静脉瘘相对少见。

（一）临床表现

小的动-静脉瘘多无临床症状及体征，大者可产生出血性倾向、充血性心力衰竭及门静脉高压等。症状明显者可采取经导管栓塞治疗。

（二）影像学表现

CT与MRI增强扫描动脉期显示静脉强化程度与主动脉相近，静脉多扩张增粗。

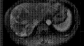

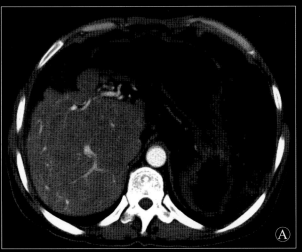

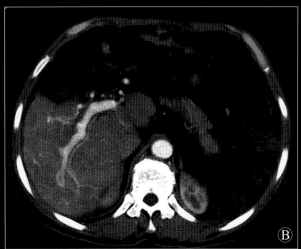

213

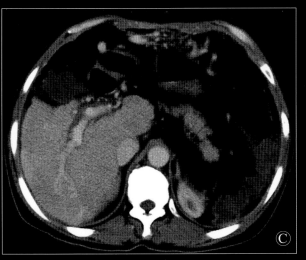

图3-5-1 肝动脉-门静脉瘘CT检查（肝硬化脾脏切除术后）

A、B. 动脉期：右肝可见门静脉早期显影伴增粗；C. 门静脉期：门静脉显影，其密度较动脉期明显降低

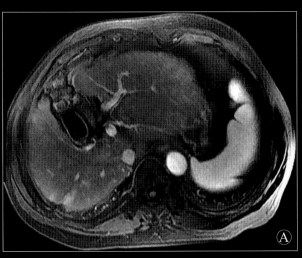

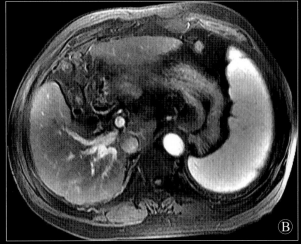

图3-5-2 肝动脉-门静脉瘘MRI检查（肝癌术后）

A、B. 动脉期：门静脉左右支在动脉期显影伴增粗

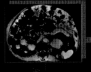
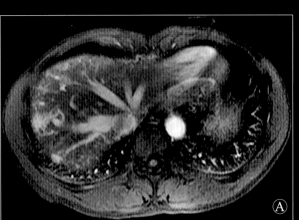

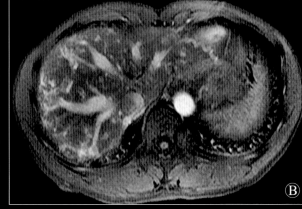

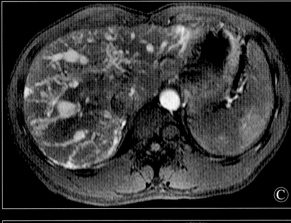

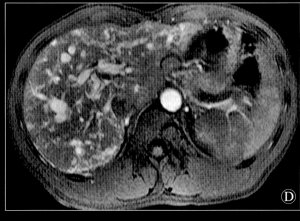

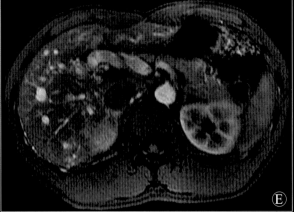

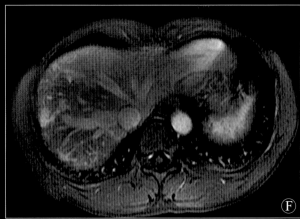

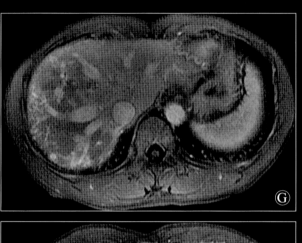

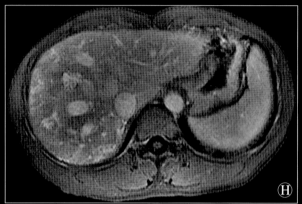

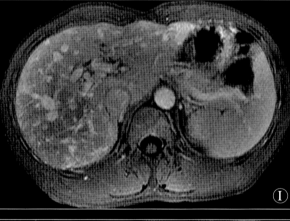

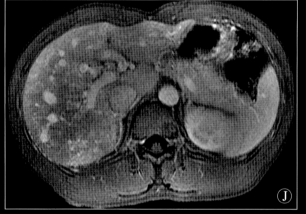

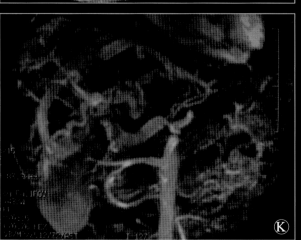

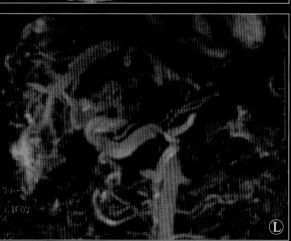

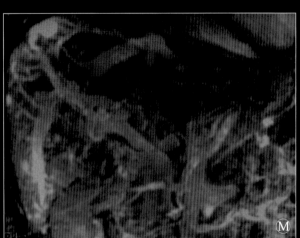
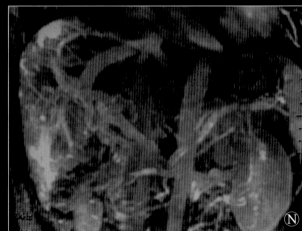
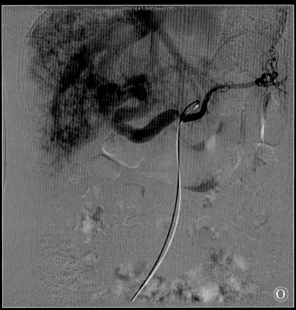
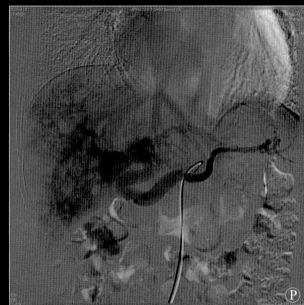

图3-5-3　先天性肝动脉-肝静脉瘘MRI和DSA检查

A、B、C、D、E. 动脉期：肝静脉强化程度略低于主动脉，并显示扩张，右肝静脉远端可见团状强化影；F、G、H. 门静脉期：强化程度略减退，与下腔静脉相近；I、J. 延迟期：肝内肝静脉分支仍显示扩张，造影剂仍充盈其中；K、M、N. MRA：肝静脉与主动脉强化程度基本同步，并显示扩张；O、P. 动脉造影：肝动脉及3支肝静脉显示清楚，符合肝动-静脉瘘诊断

患者男性，36岁。胆红素升高2年余。

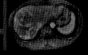

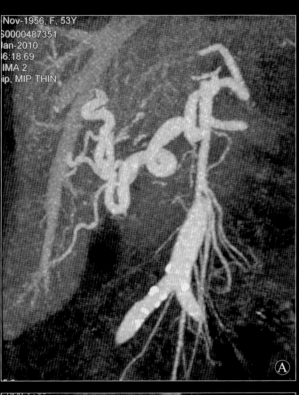

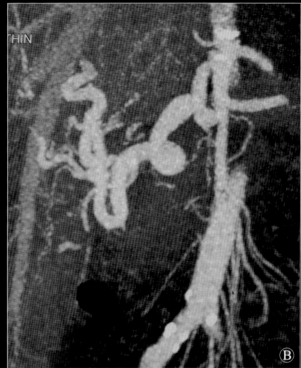

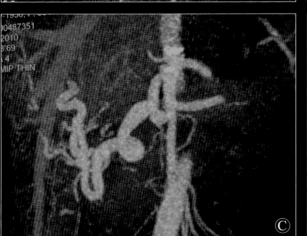

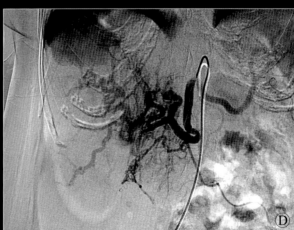

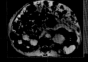

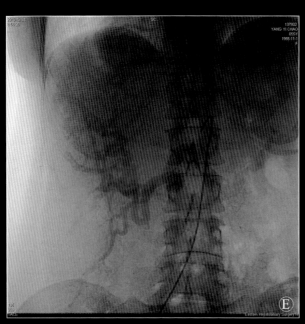 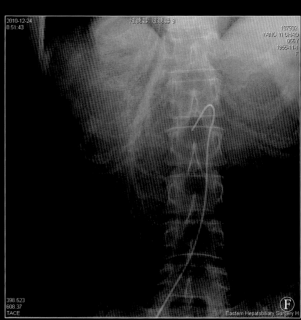

图3-5-4 先天性肝动脉-肝静脉瘘CT 和DSA检查

A、B、C. CT血管成像：左、右肝动脉分别从腹腔动脉和肠系膜上动脉发出，肝动脉明显增粗扭曲，伴肝静脉显影；D、E、F. DSA：腹腔动脉和肠系膜上动脉造影，显示左、右肝动脉明显增粗扭曲紊乱，并可见肝静脉显影

☼ 患者女性，55岁。先天性肝动脉-肝静脉瘘，伴心脏扩大（心衰）来院行介入治疗阻塞瘘口。

第六节 肝动脉瘤和门静脉瘤

一、肝动脉瘤

肝动脉瘤分为肝外型和肝内型，肝外型破裂引起血腹，肝内型多破入胆道引起胆道出血。肝动脉瘤是由于先天构成缺陷和（或）后天性病理变化所引起的肝动脉壁薄弱，并在血流的不断冲击下所形成的局限性扩张。老年患者的主要病因是动脉粥样硬化；中年患者的主要病因是动脉中层坏死、胆道感染和结节性动脉周围炎；青少年患者的主要病因以枪伤、锐器或钝性（含撞伤、坠伤）伤在内的外伤性原因居多。此外，肝及其邻近器官（如胰腺）的炎症或肿瘤的侵犯等，肝移植术后动脉吻合口的感染也可产生动脉瘤。

（一）病理表现

约80%的肝动脉瘤位于肝外，20%位于肝内。肝动脉瘤多为单发，多发性肝脏小动脉瘤患者常伴结缔组织病。肝动脉瘤在病理上可以是真性、假性或夹层动脉瘤，动脉瘤内可有片状机化、坏死和血栓等，胆囊管、胆总管等可为动脉瘤所围绕和推移。

（二）临床表现

多见于中年人，病灶小时多无临床症状及体征，病灶增大压迫胆管可出现黄疸。动脉瘤破裂为最严重的并发症，主要表现为上腹痛、阻塞性黄疸及与胆道相通引起的消化道出血等，半数以上患者可表现有呕血或黑便。若动脉瘤破裂与门静脉相通，可产生门静脉高压，甚至破入腹腔引起出血性休克，危及性命。

（三）影像学表现

1. CT　平扫肝动脉走行区可见类圆形或梭形均匀低密度影（CT值与腹主动脉相同），瘤体可合并稍高密度附壁血栓或较高密度蛋壳状钙化，增强后均匀明显强化，血栓无强化。

2. MRI　由于流空效应，无血栓形成的动脉瘤的在T$_1$WI及T$_2$WI均呈低信号，但由于涡流致使信号不均匀；有血栓形成时，血栓的信号随血栓形成的时间不同而产生变化；增强后表现等同于CT。MRA能更清楚地显示瘤体的形态及位置。

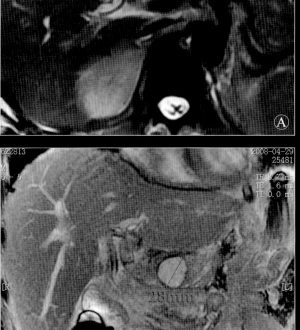
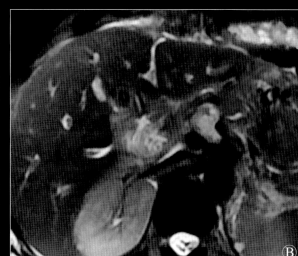
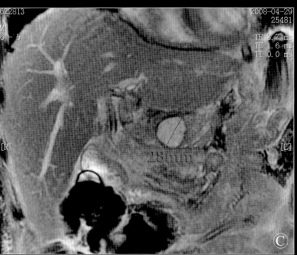
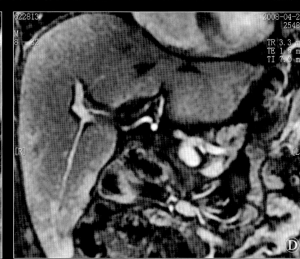

220

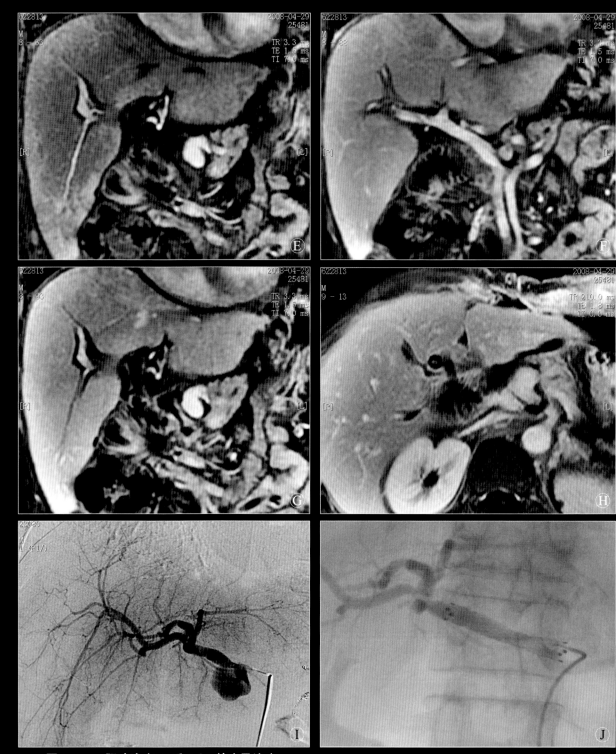

图3-6-1　肝动脉瘤MRI和DSA 检查及治疗

A、B. T$_2$WI：肝动脉局部瘤样扩张呈类椭圆形高信号影，其内可见低信号的附壁血栓；C、D、E、F、G. 冠状位：显示瘤体直径约27.85 mm，瘤体宽基与肝动脉相连；H. 门静脉期：强化程度与腹主动脉相近；I、J. 动脉造影和放置支架：动脉瘤位于肝动脉下方，支架置入后再造影瘤体未见显示

患者十二指肠癌术后肝动脉动脉瘤形成，出血。

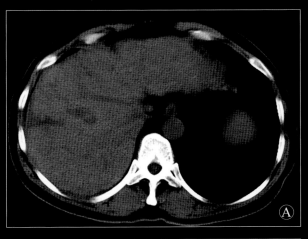
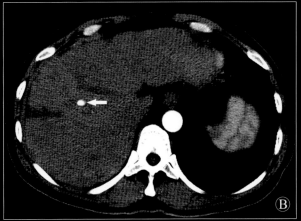
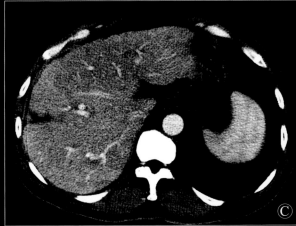
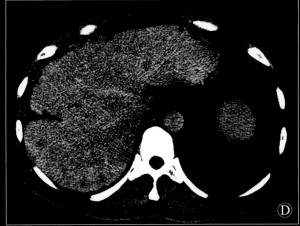
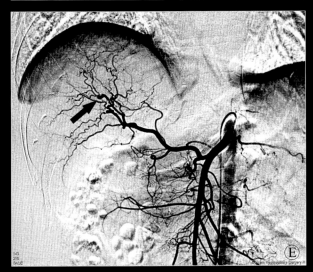

图3-6-2　右肝小动脉瘤CT和DSA检查（肝癌术后）

A. 平扫：右前叶可见片样低密度影；B. 动脉期：平扫片样低密度影区域可见边界清楚的类圆形的明显均匀强化影（箭头），强化程度与主动脉相近，其周围呈等密度；C. 门静脉期：与主动脉同步，强化减退；D. 延迟期：呈等密度影；E. DSA造影：肝右动脉一分支可见局部增粗呈小囊状（箭头）

221

二、门静脉瘤

门静脉瘤是罕见的血管性病变，发病率不到静脉瘤的3%，按发生部位可分为肝内和肝外门静脉瘤，当肝外和肝内门静脉局限性扩张，直径分别大于2 cm和1.5 cm时，即可诊断为门静脉瘤。

（一）病理表现

病因可能与先天性畸形或门静脉高压、肝细胞疾病、胰腺疾病等有关。门静脉瘤可发生破裂，形成血栓。

（二）临床表现

青少年发病率较高，一般无明显临床症状及体征，出现症状者可表现为上腹疼痛。

（三）影像学表现

增强扫描可见门静脉主干及分支局部扩张呈囊状、与门静脉同步显示，以门静脉期显示较清楚，其内可见钙化及不强化的栓子。

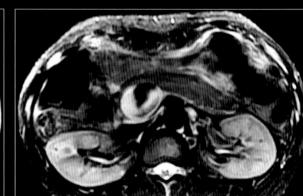
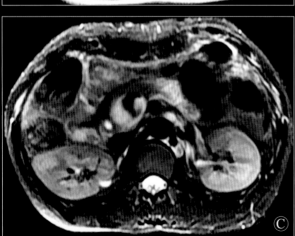
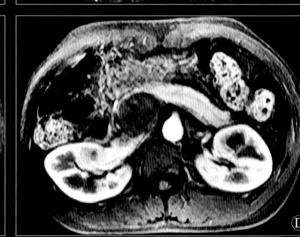

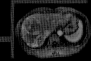

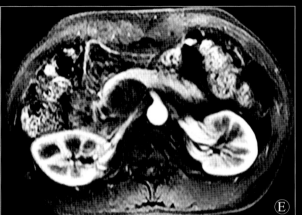

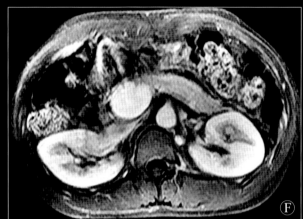

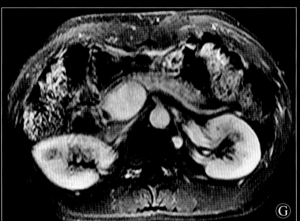

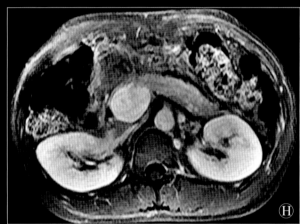

223

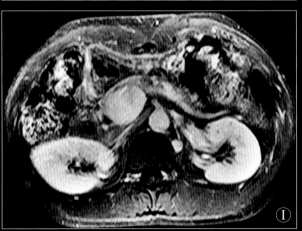

图3-6-3（1）　门静脉瘤MRI检查（2009年1月）

A. T$_1$WI：胰头区可见一类圆形的不均匀低信号影，胰腺体尾正常，胰管未见扩张；B、C. T$_2$WI：呈混合信号，低信号区为"流空"现象，其左侧胰体后方可见流空的脾静脉；D、E. 动脉期：轻度不均匀强化；F、G. 门静脉期：明显强化，强化尚均匀；H、I. 延迟期：强化略减退

患者女性，31岁。肝硬化脾脏切除术后。

224

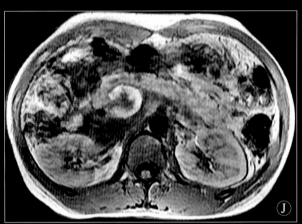
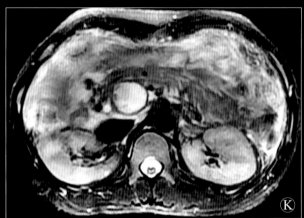
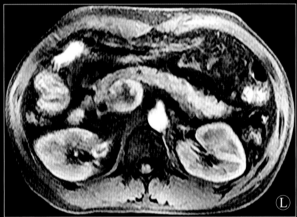
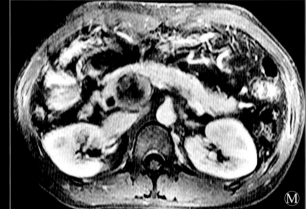
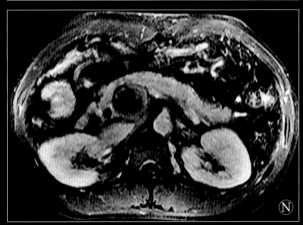

图3-6-3（2） 门静脉瘤MRI复查（2009年4月）

J. T_1WI：胰头区可见一类圆形的中央低信号边缘高信号肿块；胰腺体尾正常，胰管未见扩张；K. T_2WI：肿块呈高信号影，肿块左缘并可见短条样低信号影；L. 动脉期：未见强化；M、N. 门静脉期及延迟期：似有轻度强化

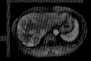

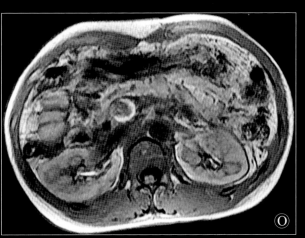

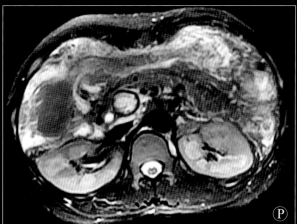

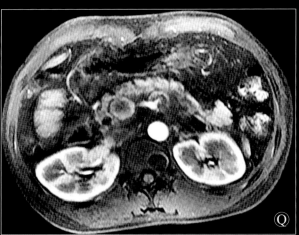

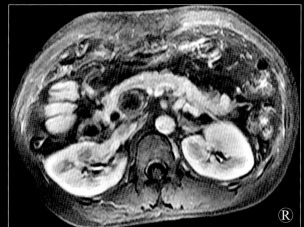

225

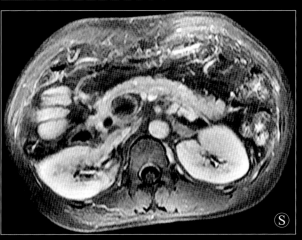

图3-6-3（3）　门静脉瘤MRI复查（病灶明显缩小）（2009年6月）

O. T$_1$WI：胰头区可见一类圆形的中央低信号边缘高信号肿块；胰腺体尾正常，胰管未见扩张；P. T$_2$WI：肿块呈高信号，肿块边缘环绕低信号影；Q. 动脉期；强化不明显；R. 门静脉期；强化亦不明显；S. 延迟期；强化仍不明显

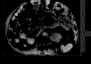

226

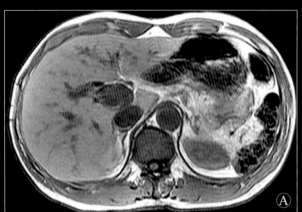

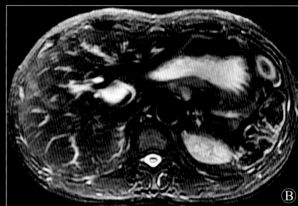

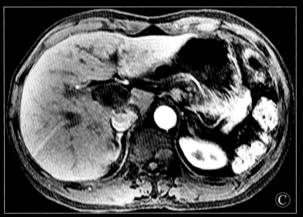

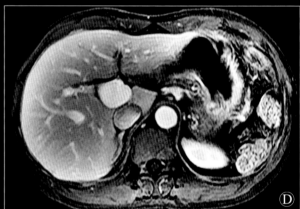

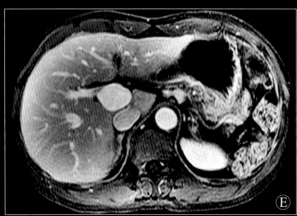

图3-6-4 门静脉瘤MRI检查

A. T₁WI：肝门区可见一类圆形的不均匀低信号肿块；B. T₂WI：肿块呈较高信号，肿块后缘可见弧形低信号流空区；C. 动脉期：肿块强化不明显；D、E. 门静脉期及延迟期：肿块均匀强化，右侧可见强化的门静脉右支

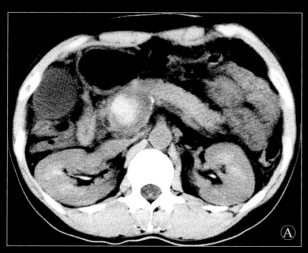

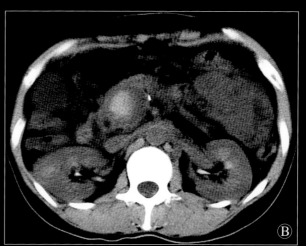

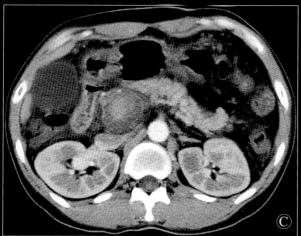

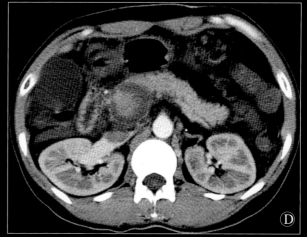

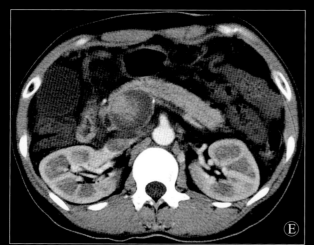

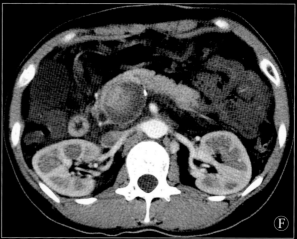

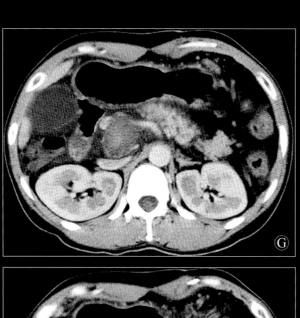
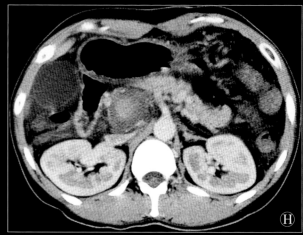
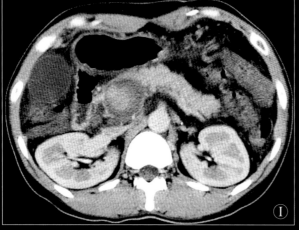
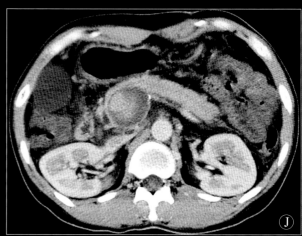
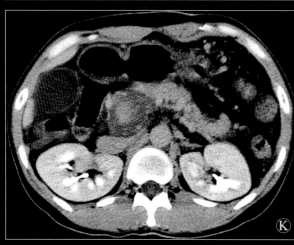
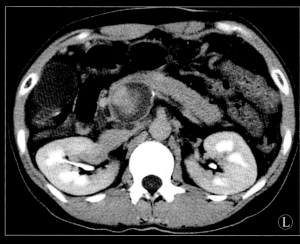

图3-6-5　门静脉主干静脉瘤伴血栓及小钙化CT检查

　　A、B. 平扫：胰头区可见一类圆形的高低混合密度肿块，边缘可见较高密度钙化灶；胰腺体尾正常，胰管未见扩张；C、D、E、F. 动脉期：肿块边缘略有强化；G、H、I、J. 门静脉期：肿块内低密度区有强化，与门静脉强化同步；K、L. 延迟期：强化略减退

　　患者女性，31岁。肝癌TACE术后，脾脏切除。

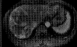

229

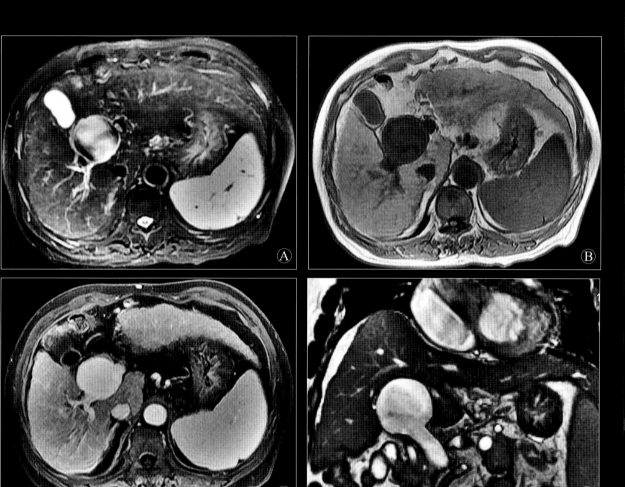

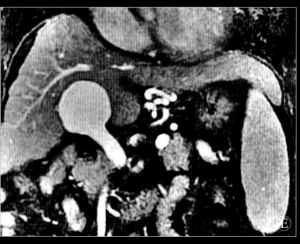

图3-6-6 门静脉瘤样变MRA检查（肝硬化）

A. T$_2$WI：肝门部可见一约5 cm的圆形不均匀高信号影；B. T$_1$WI：肝门部圆形不均匀低信号影；C. 门静脉期：肝门部圆形均匀高信号影，与门静脉相连；D、E. 冠状位和MRA（门静脉期）：肝门部门静脉呈球状扩张，信号与门静脉一致

第七节　门静脉血栓

门静脉血栓（portal vein thrombosis）的形成原因有多种，常见病因有肝硬化、脾脏切除术后，也可为血液高凝状态、感染、腹部外伤、肝癌等的并发症。门静脉及分支的化脓性血栓被称为门静脉炎或化脓性门静脉炎。

影像学表现

1. CT　平扫急性期呈高密度，慢性期或陈旧性血栓与血液密度近似，增强后不强化，栓子可占据门静脉腔的部分或全部。部分阻塞时，表现为门静脉腔内充盈缺损影，完全阻塞时，受阻塞的门静脉不能显示，无对比剂通过。栓子也可钙化。阻塞的门静脉供血范围内的肝实质强化明显低于正常肝实质。

2. MRI　急性期血栓T_1WI及T_2WI多呈高信号，慢性或陈旧性血栓在T_1WI多呈低或稍高信号，T_2WI多呈低信号，增强后栓子不强化呈低信号。MRA能更准确更直观地显示阻塞的血管。

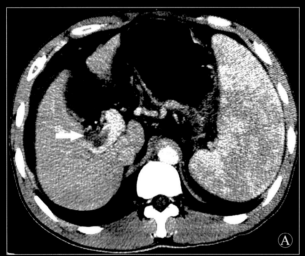

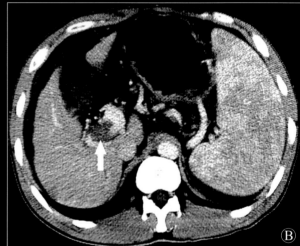

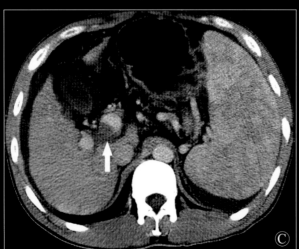

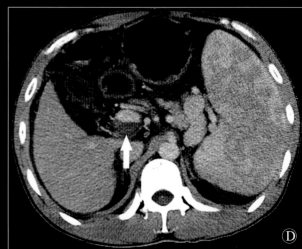

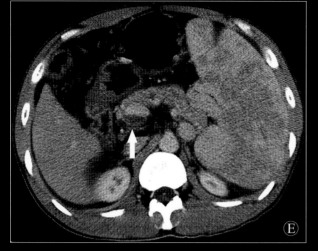

图3-7-1　门静脉血栓CT检查（肝硬化、脾脏增大）

A、B、C、D、E. 门静脉期（门静脉主干不同层面）：肝脏缩小，脾脏增大；门静脉主干增粗，其后部可见粗条状低密度充盈缺损影（箭头），向门静脉右支延伸；脾门区静脉曲张

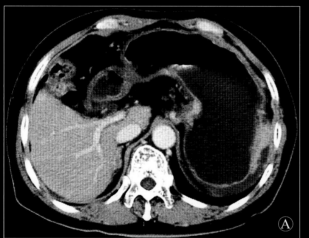

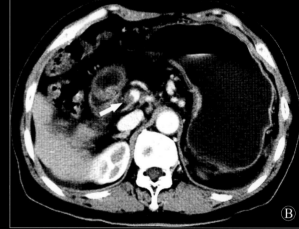

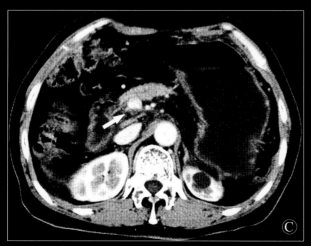

图3-7-2　门静脉主干血栓CT检查（肝硬化脾切除术后）

A. 门静脉期：门静脉右支显示正常；B、C. 门静脉期（门静脉主干不同层面）：门静脉主干侧后方见不规则低密度充盈缺损影（箭头）

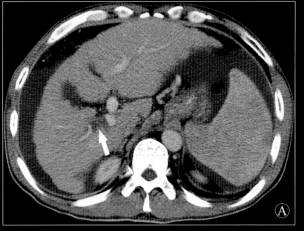
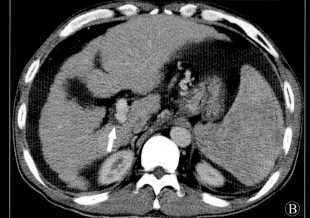
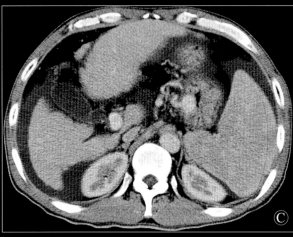
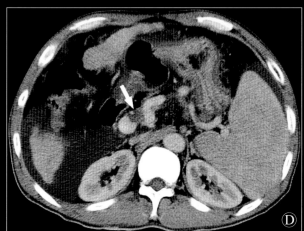
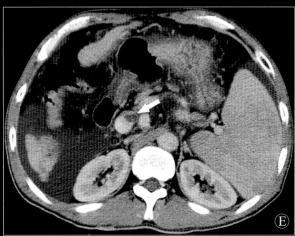

图3-7-3 门静脉跳跃性血栓CT检查（肝硬化）

A、B、C、D、E. 门静脉期（门静脉右支及主干不同层面）：肝脏缩小，脾脏增大，门静脉右支及主干可见节段性分布的低密度充盈缺损影（箭头）

患者有胃底静脉曲张，少量腹水。

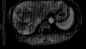

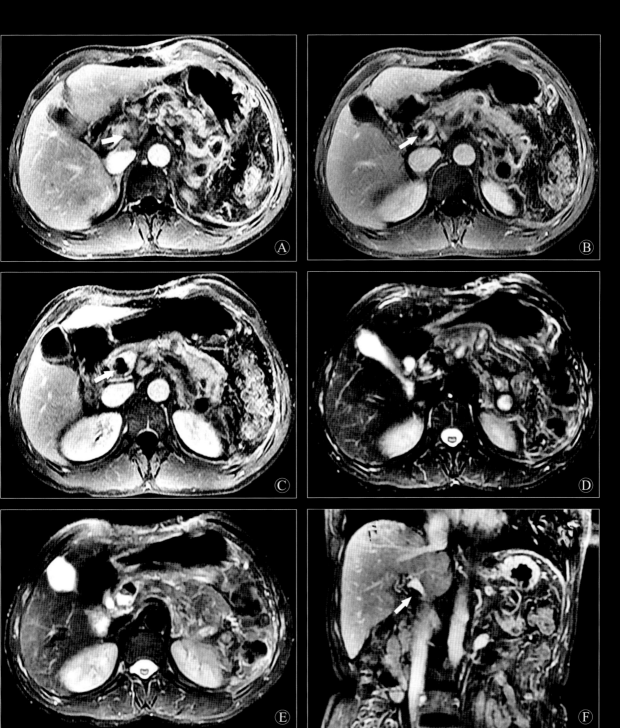

图3-7-4 门静脉主干血栓MRI检查（肝硬化脾切除术后）

A、B、C. 门静脉期：强化的门静脉主干内可见结节状无强化的低信号充盈缺损影（箭头），脾静脉内也可见条样无强化的低信号充盈缺损影；D、E. T₂WI：流空的门静脉主干内可见高信号的血栓影，脾静脉内的血栓也呈高信号影；脾脏切除；F. MRA：不强化的血栓呈低信号，位于门静脉主干下半部分（箭头）

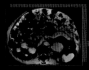

234

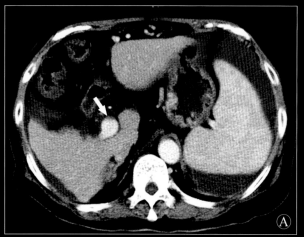

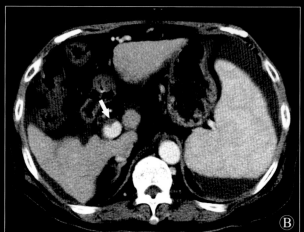

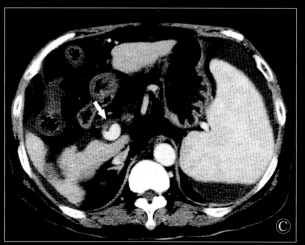

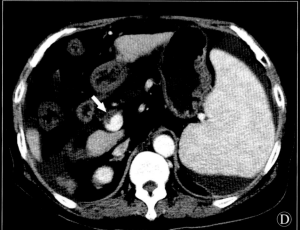

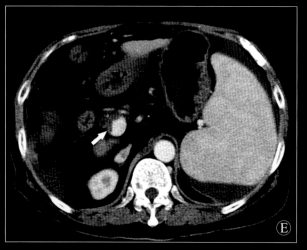

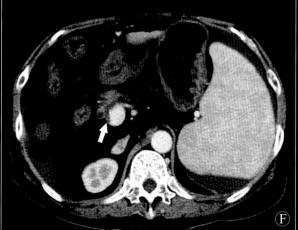

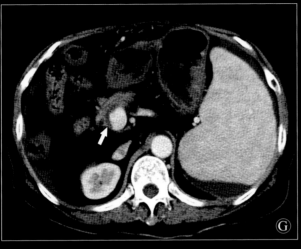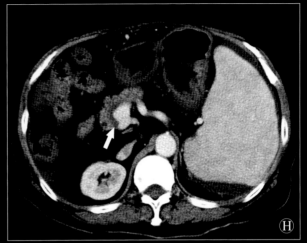

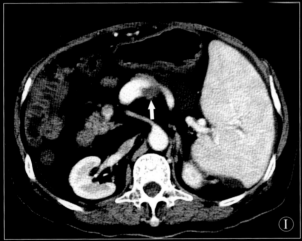

图3-7-5 门静脉血栓CT检查（肝硬化、脾脏增大）

A、B、C、D、E、F、G、H、I. 门静脉期（门静脉主干不同层面）：肝脏缩小，脾脏增大，门静脉主干右前部可见"弧形"低密度充盈缺损影（箭头）

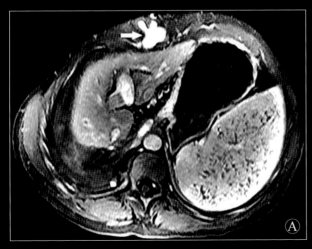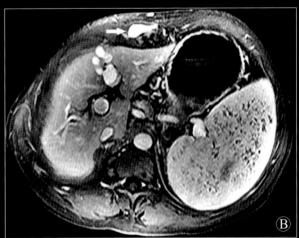

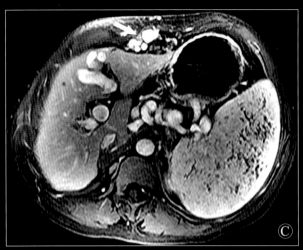
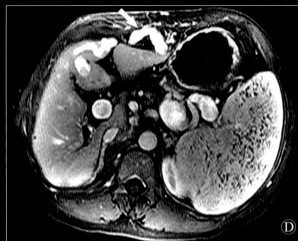
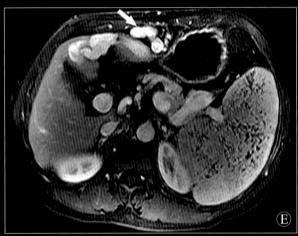
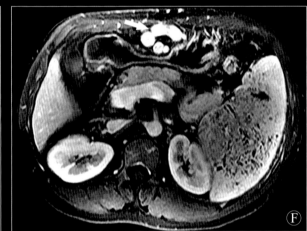

图3-7-6 奇静脉开放MRI检查（肝硬化门静脉右支血栓）

A、B、C、D、E、F. 门静脉期：肝脏缩小，脾脏增大，门静脉右支及主干可见条样低密度充盈缺损影（箭头），主干及左支增粗，开放的脐静脉（箭头）与门静脉左支相通，脾静脉曲张

第八节　门静脉海绵样变

门静脉海绵样变（cavernous transformation of the portal vein）指门静脉主干和（或）分支完全或部分阻塞后引起的门静脉旁、肝内、胆囊窝周围小静脉或毛细血管呈网状扩张，可缓解门脉高压，是一种代偿性改变。

（一）病理表现

门静脉阻塞后，出现门静脉高压，门静脉的侧支静脉开放，血流通过侧支回流至下腔静脉。门静脉海绵样变的形成与门静脉阻塞程度有关，阻塞程度越重，其出现的概率越高。肝癌是引起门静脉阻塞的主要原因之一；血浆内血小板生成素水平增高和门静脉内炎症性栓子也是引起门静脉阻塞的原因。

（二）临床表现

门静脉海绵样变主要由肝癌门静脉癌栓引起。肝癌患者通常有肝硬化病史，故患者多有肝硬化及门静脉高压表现，当有食管胃底静脉曲张破裂时，会出现呕血及黑便，还可有腹痛、腹胀、腹水及脾功能亢进的表现。

（三）影像学表现

门静脉主干和（或）分支闭塞时，门静脉走行区正常结构消失，肝癌伴门静脉癌栓时，肝脏见实性肿块及

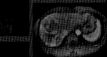

门静脉分支及主干内的充盈缺损影；在门静脉走行区及肝门部可见由侧支静脉迂曲形成的网状或团块状结构，增强后门静脉期显示为明显强化的扩张迂曲血管影，并可向肝内门静脉分支延伸，脾静脉及肠系膜上静脉周围亦可见扩张迂曲的呈海绵状的静脉影。

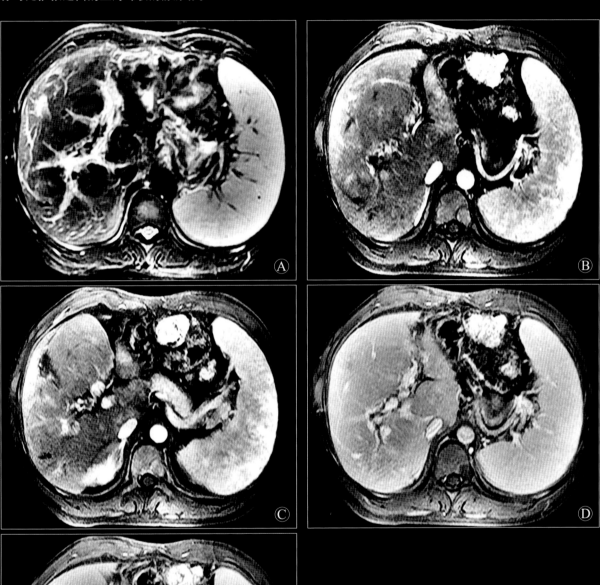

图3-8-1　门静脉海绵样变MRI检查（肝硬化）

A. T₂WI：门静脉左右支未见显示，其走行区可见不规则的高低混合信号影，高信号影是由于部分血管内血流流速慢所致，低信号影则为血管的"流空效应"；B、C. 动脉期：门静脉左右支走行区可见不规则迂曲的强化血管影；D. 门静脉期：进一步强化，迂曲的血管显示更清楚；E. 延迟期：强化略减退

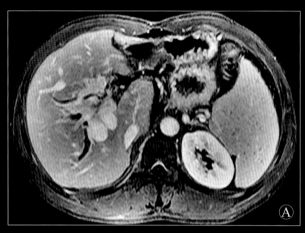
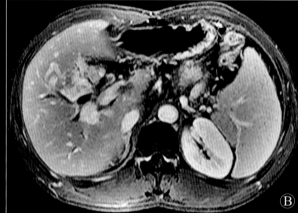
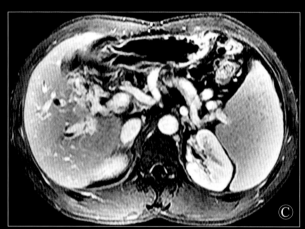
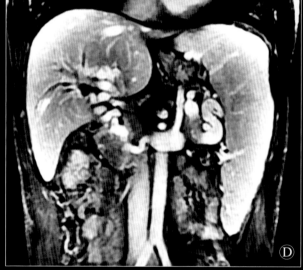
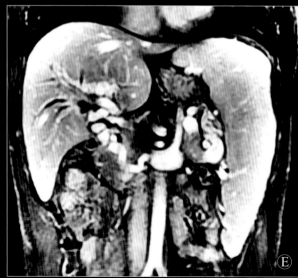
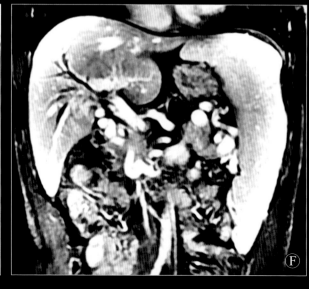

图3-8-2　门静脉海绵样变MRI检查（肝硬化）

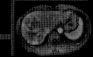

A、B、C. 门静脉期：肝门部及门静脉右支走行区可见明显强化的扩张血管团，伴行的胆管轻度扩张；D、E、F. 冠状位MRA：肝门周围及门静脉主干下方可见不规则扩张迂曲的血管影

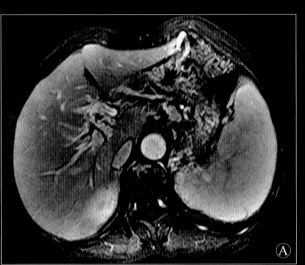
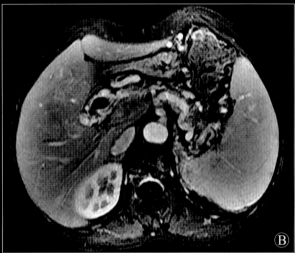
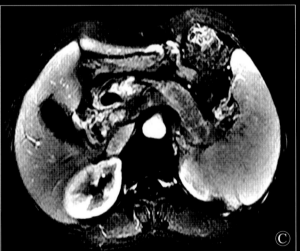
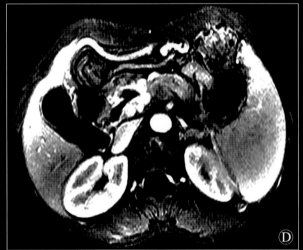
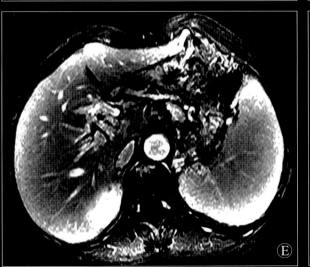
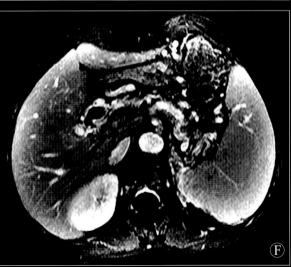

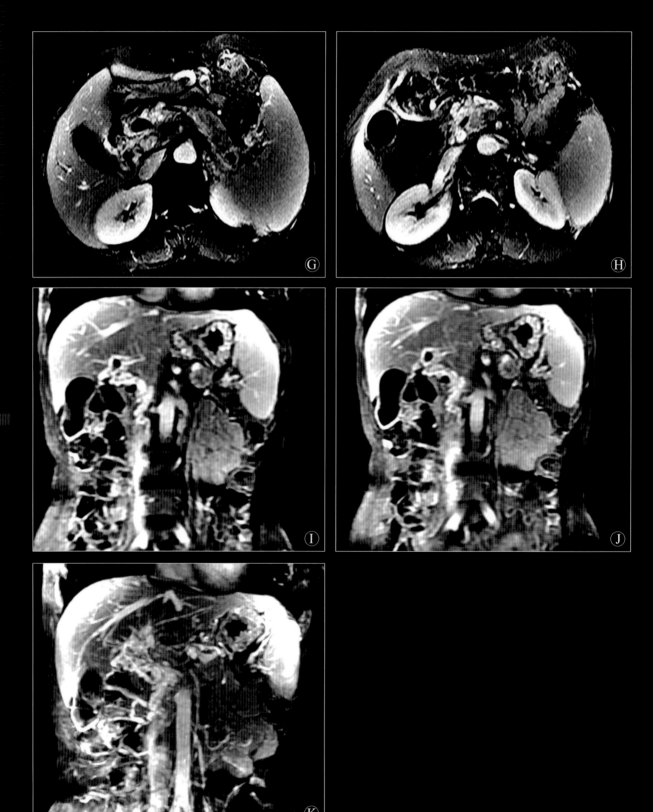

图3-8-3　门静脉海绵样变MRI检查（肝硬化，门静脉广泛栓子）

　　A、B、C、D. 门静脉期：门静脉左右支及主干走行区可见不规则扩张迂曲的血管影；E、F、G、H. 延迟期：强化的血管影仍呈高信号；I、J、K. 冠状位MRA：门静脉左右支及主干正常结构消失，其走行区见扩张迂曲的血管影

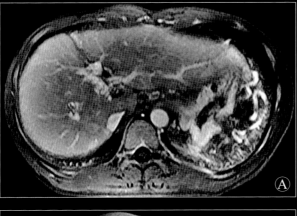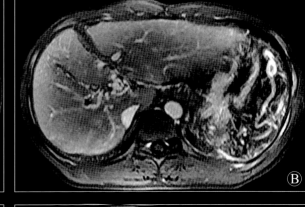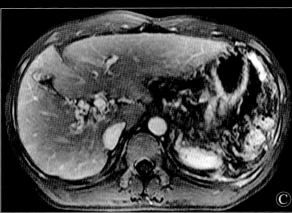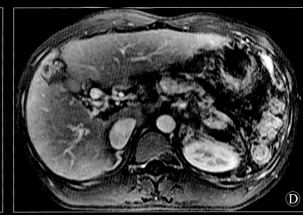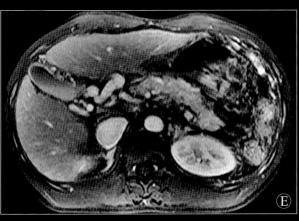

图3-8-4 门静脉海绵样变MRI检查（肝硬化脾脏切除术后）

A、B、C. 门静脉期（门静脉左右分支不同层面）：左右支及肝门区可见不规则迂曲的血管影；D、E. 门静脉期（门静脉主干不同层面）：主干扭曲、局部扩张

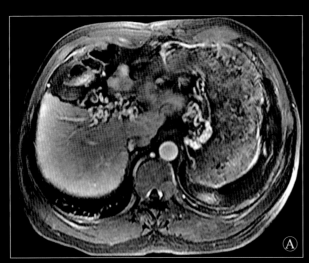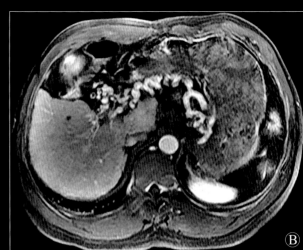

图3-8-5　门静脉海绵样变MRI检查（肝癌术后）

A、B. 门静脉期（门静脉主干不同层面）：肝门部及门静脉主干走行区可见不规则迂曲的血管影

第九节　肝内血肿

肝脏是人体实质性脏器中体积最大的，质地实且脆，含丰富的血管及胆管，故在腹部钝性伤或穿通伤时易被累及。肝实质内破裂出血则形成肝脏内血肿；肝包膜下破裂出血则形成肝包膜下血肿；肝实质及肝包膜同时破裂，则会有大量血液及胆汁流入腹腔，可引起失血性休克、胆汁性腹膜炎及继发感染等。本节所述为肝内血肿。

（一）病理表现

肝实质中央部分损伤破裂，可表现为线状、星状；多发性肝裂伤时，多伴有肝动脉、门静脉、肝静脉或肝内胆管的损伤。出血、胆汁外渗积聚于肝内则形成血肿。

（二）临床表现

有腹部外伤史；肝区有胀痛、触痛或压痛，有时可扪及肿大的肝脏或包块，可有慢性进行性贫血。

（三）影像学表现

1. CT　肝包膜下血肿表现为肝包膜下新月形或梭形稍高、等或稍低密度影，边界清楚。肝实质内血肿表现为肝实质内圆形、类圆形或不规则状的稍高、等或稍低密度影，边界清楚或模糊，部分高密度病灶周围可见低密度晕环。增强后血肿不强化。血肿密度与出血时间有关，早期血红蛋白含量高而呈高密度，随着血红蛋白的破坏和溶解，血肿密度逐渐转化为等或低密度。

2. MRI　与出血时间有关，出血时间上主要取决于血红蛋白的演变。急性期时当细胞内出现脱氧血红蛋白时，T_1WI表现为等或低信号，T_2WI表现为低信号，当细胞内出现正铁血红蛋白时，T_1WI表现为高信号，T_2WI表现为低信号，当正铁血红蛋白溢出到细胞外时，T_1WI及T_2WI均表现高信号；慢性期血肿演变为液化灶，T_1WI表现为低信号，T_2WI表现为高信号，血肿周缘并可出现T_1WI等或低信号、T_2WI高信号的含铁血黄素环。

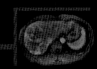

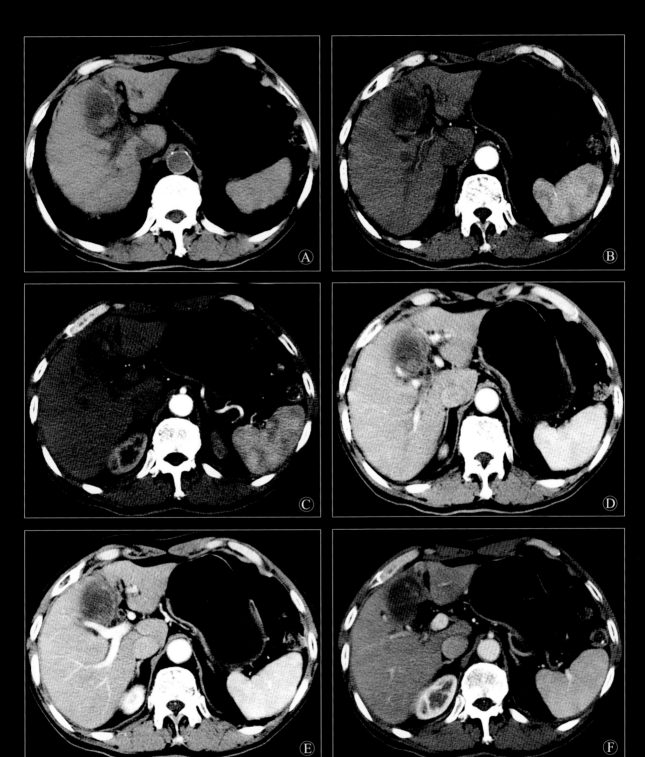

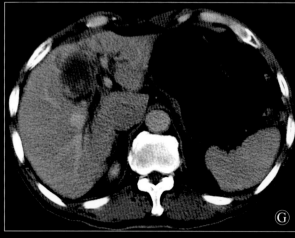

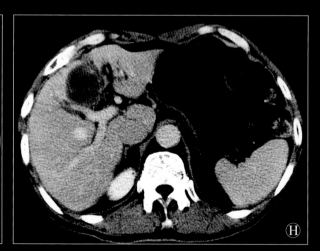

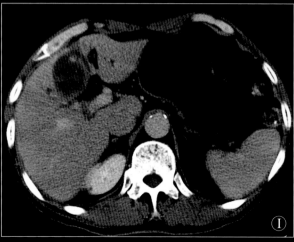

图3-9-1 左肝内血肿CT检查

A. 平扫：左内叶可见类椭圆形的低密度病灶，其内缘可见条样及小片样高密度影，病灶边界清楚，病灶与肝门紧贴；B、C. 动脉期：病灶未见强化；D、E、F. 门静脉期：病灶仍未强化，门静脉右支显影，右前支与病灶相贴，病灶周围胆管扩张；G、H、I. 延迟期：病灶仍未强化

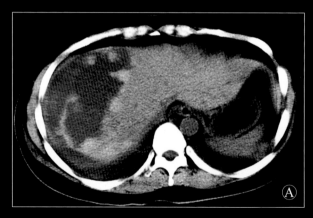

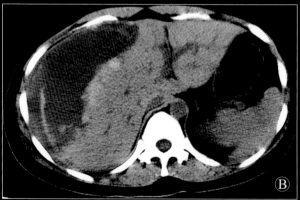

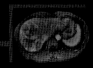

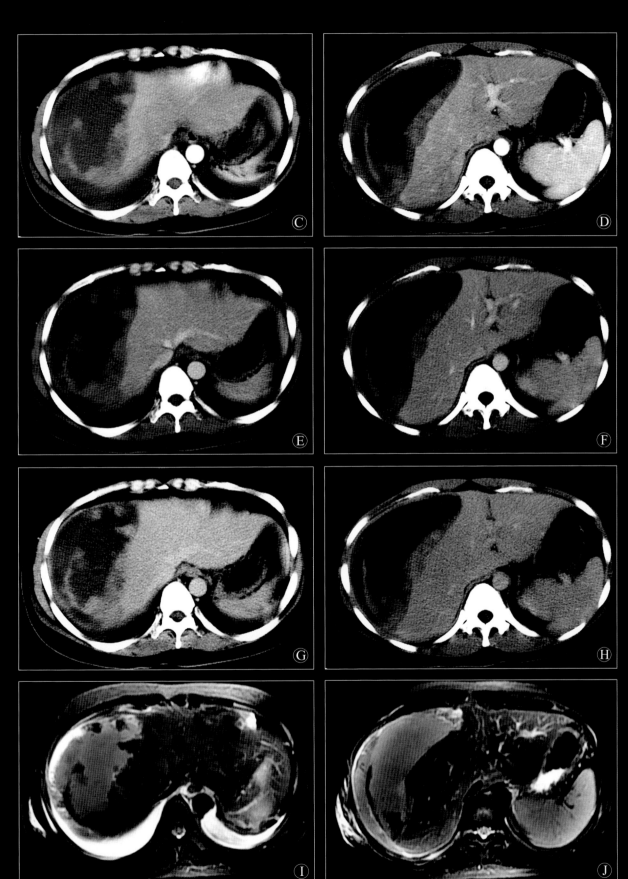

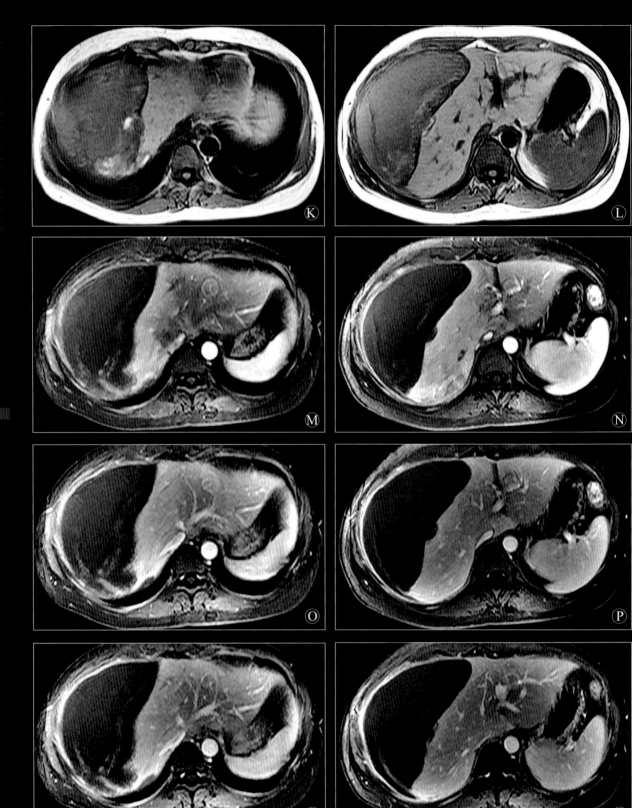

图3-9-2 右肝内血肿（囊腺瘤破裂出血）CT、MRI检查

A、B. 平扫：右肝可见巨大不规则低密度灶，肝包膜不连续呈中断现象，包膜下条带状低密度影；C、D. 动脉期，E、F. 门静脉期，G、H．延迟期：病灶边缘轻度强化，门静脉显示正常；I、J．T$_2$WI：病灶呈液性高信号影；K、L．T$_1$WI：病灶呈稍高信号和高信号；M、N、O、P、Q、R.动脉期、门静脉期和延迟期：病灶轻度强化

☀　术中：见肝右叶巨大包膜下血肿，质软，内充满陈旧性血液，表面张力高。吸出陈旧性积血约400 ml，其后囊性肿块缩小变软。病理：大体见肿块严重出血坏死；镜下见瘤组织由血栓样出血组织构成，无实质性细胞。

　　诊断：肝内血肿，巨大胆管囊腺瘤破裂出血。

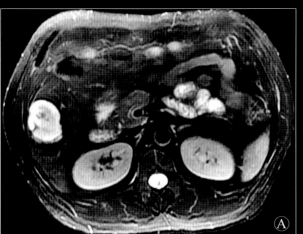

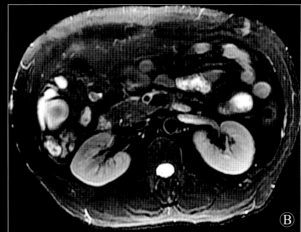

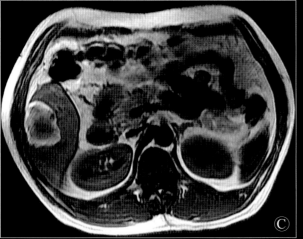

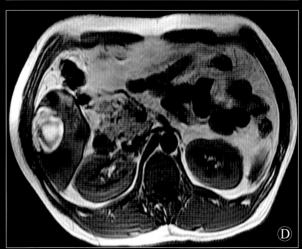

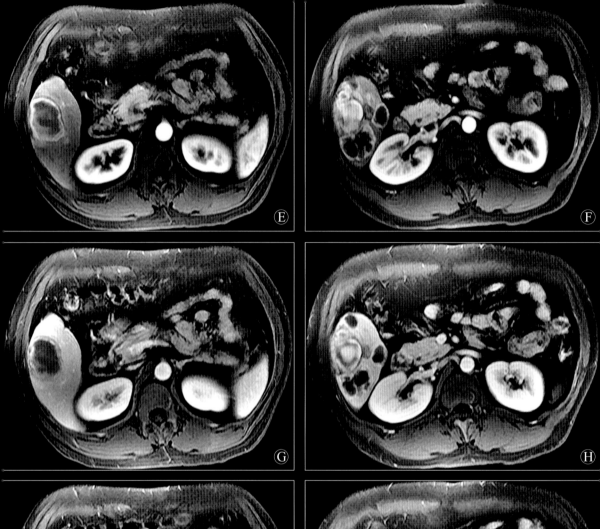
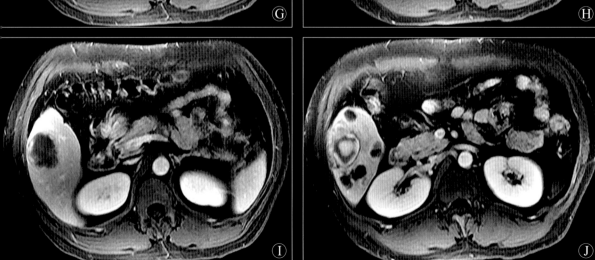

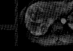

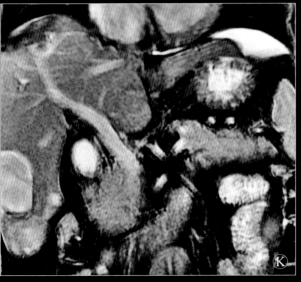
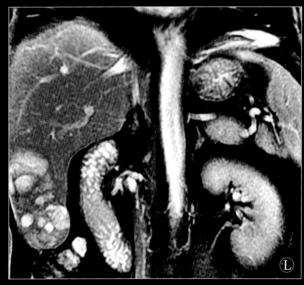

图3-9-3　右肝内血肿MRI检查

A、B. T_2WI：肝右叶可见大小不等的团状高信号影；C、D. T_1WI：大团状病灶呈高信号，结节状病灶呈低信号影；E、F. 动脉期：大团状病灶无明显强化，结节状病灶边缘强化明显；G、H、I、J. 门静脉期和延迟期：病灶边缘仍轻度强化；K、L. 冠状位：病灶呈多发性团状结节状融合

患者男性，41岁。无明显诱因的右上腹胀痛。术中：右肝后叶下段7 cm×8 cm的肿瘤，质软，表面血管丰富。切面呈灰白色，多发囊腔伴出血。病理：瘤组织呈大片出血坏死或血栓样结构，部分区域被胶原结缔组织代替。未找到实质性细胞，周边见多个闭塞小动脉，管壁机化。

诊断：肝内血肿。

第十节　肝包虫病

肝包虫病（hepatic echinococcosis）又名棘球蚴病，是人畜共患的寄生虫病，患者有牧区生活史或与犬、牛、羊等密切接触史。分为两类：①囊肿（单房）型，又称包虫囊肿，由细粒棘球蚴绦虫感染引起，此型最多见，约占98%；②泡状（多房）型：由泡性棘球蚴绦虫感染引起，此型少见。

（一）病理表现

细粒棘球蚴绦虫侵入肝脏后以包囊的形式膨胀性生长，缓慢增大后形成囊肿，好发于肝右叶，占80%~90%，与门静脉右支较左支直且粗有关。囊肿的壁分内囊和外囊，内囊为棘球蚴本身形成的囊，有内层（生发层）及外层（角皮层）组成；外囊为一层纤维层，由宿主的反应性组织构成。内囊的生发层可向囊腔内生出生发层、头节及子囊，漂浮于母囊中，子囊可向外生长并脱离母囊而移植于其他组织，囊内的每一个头节均可发育成一个完整的包囊。囊壁及囊内容物可渐渐钙化。

泡性棘球蚴侵入肝脏后以芽生的方式浸润生长，生发层呈芽孢状向外增生，产生无数蜂窝状小囊泡结构，向周围破坏侵入宿主组织中，无明显包囊形成，与正常组织分界不清，病变无限制向肝组织浸润蔓延，类似癌肿，囊壁可发生钙化，病灶中央可有坏死液化而形成空腔，内含糊状液体，易继发感染。

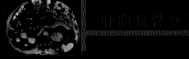

（二）临床表现

多见于20～30岁男性，早期症状不明显，囊肿增大后上腹部可出现包块、压迫周边脏器，压迫肺组织可出现咳嗽甚至呼吸困难；压迫胃肠道引起恶心、呕吐、腹痛等；压迫门静脉可出现腹水、脾肿大；压迫胆道可出现黄疸。腹部检查可扪及包块，质软，表面光滑，无压痛。实验室检查白细胞计数正常，嗜酸性粒细胞可增多，补体结合试验阳性率高，Casoni反应的阳性率约90%。

（三）影像学表现

1. CT

（1）细粒棘球蚴（囊肿型）：以肝内囊性病变为主。主要表现为：①囊肿：大小不一，单发或多发，圆形或类圆形。平扫囊壁很薄不易显示，除非钙化或合并感染囊壁增厚。囊液密度均匀，CT值为–5～20 HU；增强后无强化，囊壁在增强的肝组织衬托下显示更加清楚。②囊内囊：母囊内出现子囊，为特征性表现，子囊数目和大小不一，密度低于母囊，呈蜂窝状、多房状或车轮状排列。③囊膜分离征：囊内壁部分破裂，囊液进入内外壁之间，出现"双边征"或"双囊征"；若内壁与外壁完全分离，内囊悬浮于囊液中呈"水中百合花征"，内壁收缩皱折或断裂卷曲，漂浮于囊液中呈"飘带征"。④钙化：囊壁可钙化呈弧形或蛋壳状，囊内容物（内囊、子囊碎片或死亡的子节）钙化时表现为不规则的点、条或片状。⑤肝包虫可侵犯胆道，引起胆道内肿块及以上部位胆道扩张。⑥合并感染：囊内密度增高，囊壁增厚，囊内可见气泡影或气–液平面。

（2）泡性棘球蚴（泡状型）：常有明显纤维炎性反应，在肝内有大片浸润，特别易侵犯肝门部引起门静脉、肝静脉和胆管狭窄，继之产生肝萎缩。平扫表现为密度不均匀、形态不规则、边缘模糊不清的低密度区。病灶内可出现斑点状或斑片状钙化灶，边缘不规则并有蟹爪样伪足伸入肝实质，周边"晕影"为泡球蚴向周围肝实质浸润的表现。病灶中心部易发生坏死，坏死物质可液化呈水样密度形成低密度腔。由于泡球蚴组织血供少，病灶无明显强化，以此可与原发性肝癌相鉴别。肝泡球蚴除直接破坏肝组织外，还可侵犯邻近的血管、胆管，并可通过淋巴管与血管转移至腹膜后淋巴结及远处器官如肺、脑、肾等，故被称为恶性包虫病。

2. MRI

（1）细粒棘球蚴：单囊者T_1WI呈均匀低信号，T_2WI呈明显高信号。多囊者子囊信号在T_1WI及T_2WI上均低于母囊。囊腔内常可见到分隔，在T_1WI上呈略高信号，T_2WI上呈较低信号。增强后囊壁及分隔轻度强化。

（2）泡性棘球蚴：T_1WI呈地图样低信号影，边界不清楚；T_2WI多呈不均匀高信号影；当病灶中央发生坏死液化时，在T_1WI为更低信号，T_2WI为更高信号。

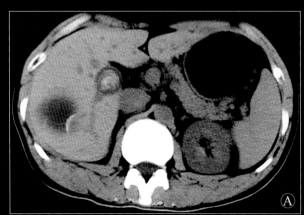

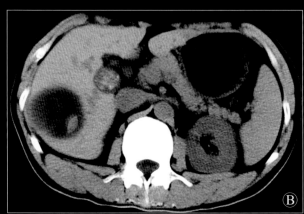

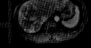

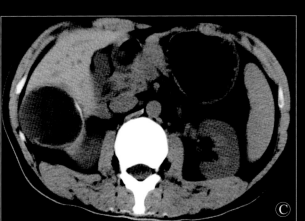

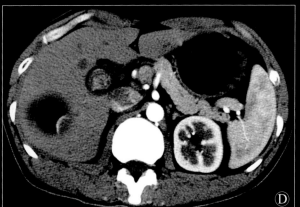

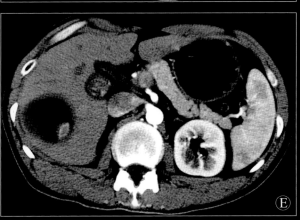

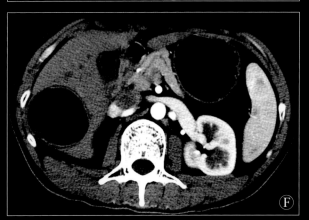

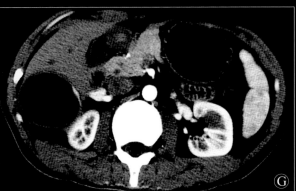

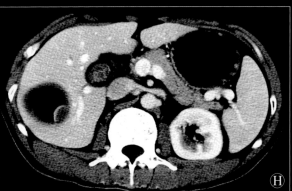

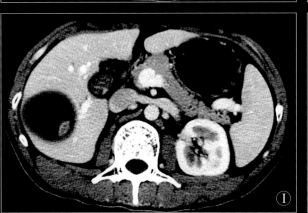

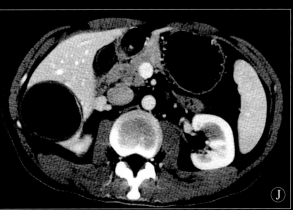

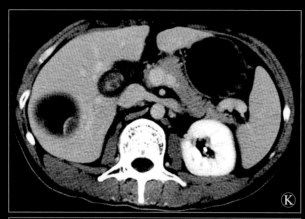
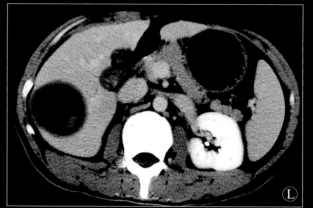
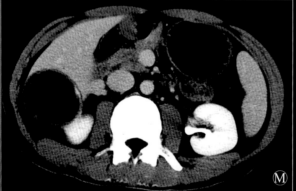
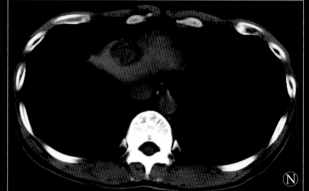
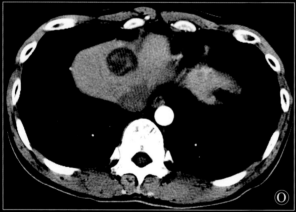
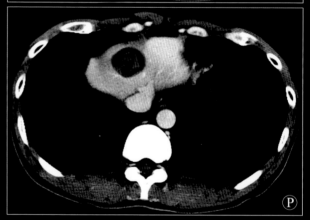
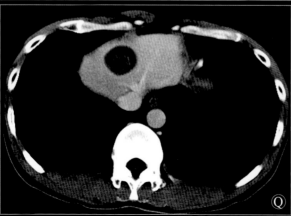

图3-10-1　多发性肝包虫病CT检查

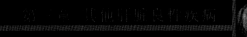
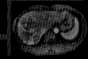

　　A、B、C．平扫：右后叶可见边界清楚的类椭圆形低密度影，部分囊壁钙化，囊内可见小片样钙化灶；胆囊可见结节样高密度结石；D、E、F、G．动脉期：囊内容物未见强化，囊壁显示更清楚；H、I、J．门静脉期：囊内容物亦未见强化；K、L、M．延迟期：囊内容物仍未见强化；N．平扫：膈顶下肝左内叶可见类圆形的低密度病灶，内囊分离呈高密度"飘带征"；O．动脉期：囊壁显示更清楚，内囊轻度强化；P．门静脉期：内囊持续强化；Q．延迟期：内囊强化略减退

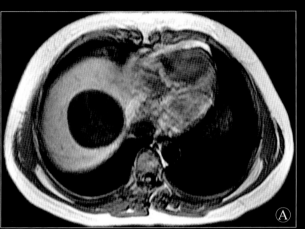

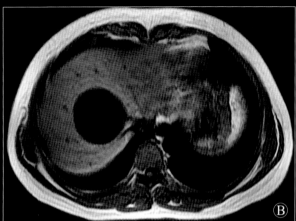

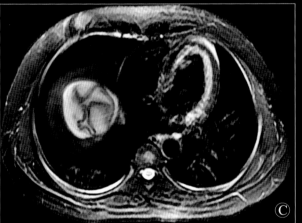

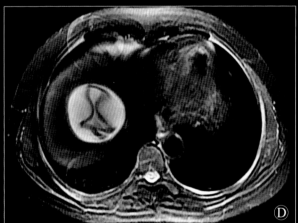

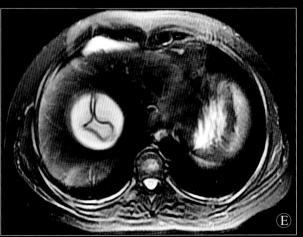

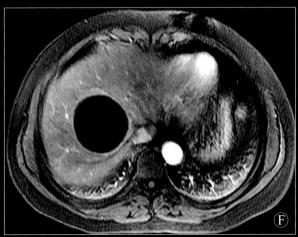

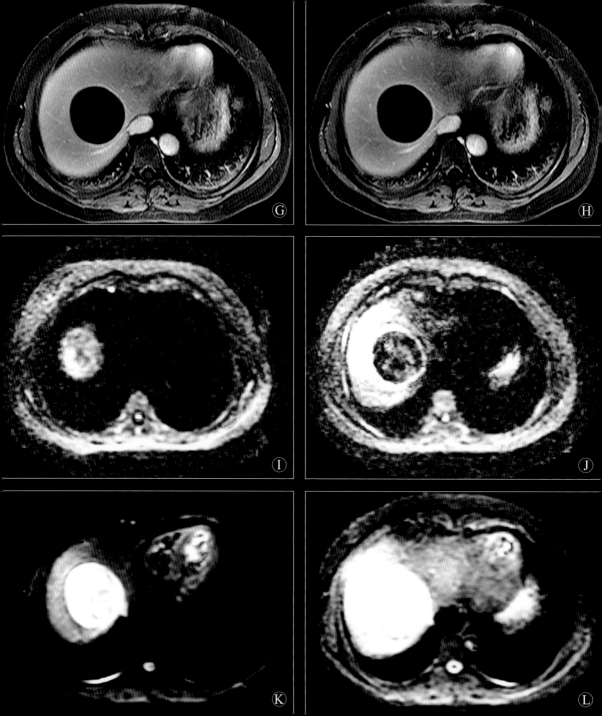

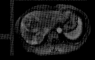

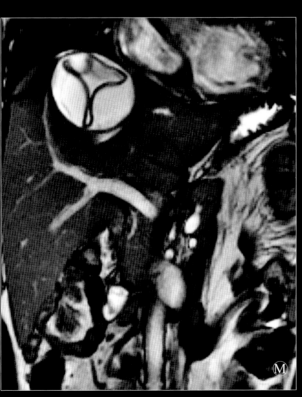

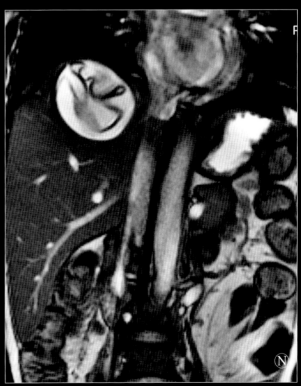

图3-10-2 肝包虫病MRI检查

A、B. T$_1$WI：右前叶可见类圆形的边缘清楚的低信号病灶，病灶内可见高信号的"飘带征"；C、D、E. T$_2$WI：病灶呈较高信号，病灶内可见低信号的"飘带征"；F. 动脉期：病灶及内容物均未见强化；G. 门静脉期：病灶及内容物均未见强化；H. 延迟期：病灶及内容物均未见强化；I、J、K、L. DWI（b值=600）：病灶呈低信号，其内可见高信号的"飘带征"，囊壁呈高信号；M、N. 冠状位：病灶位于膈顶下，呈高信号，其内并可见低信号的"飘带征"

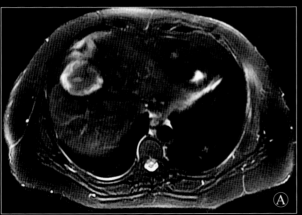

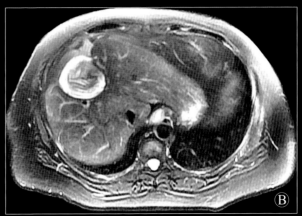

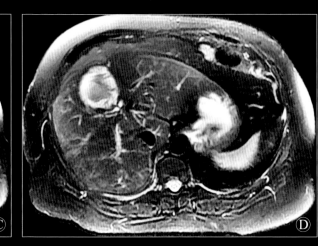

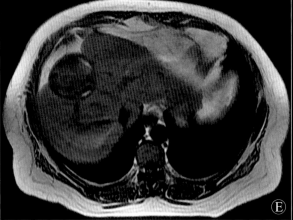

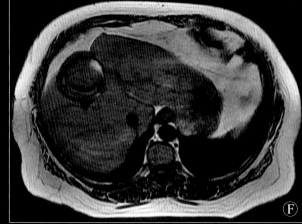

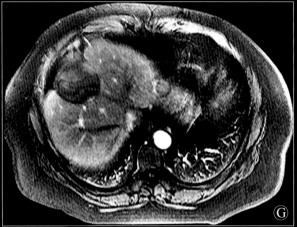

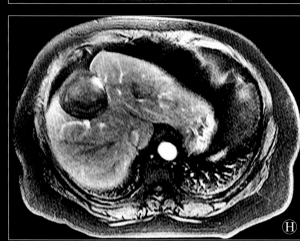

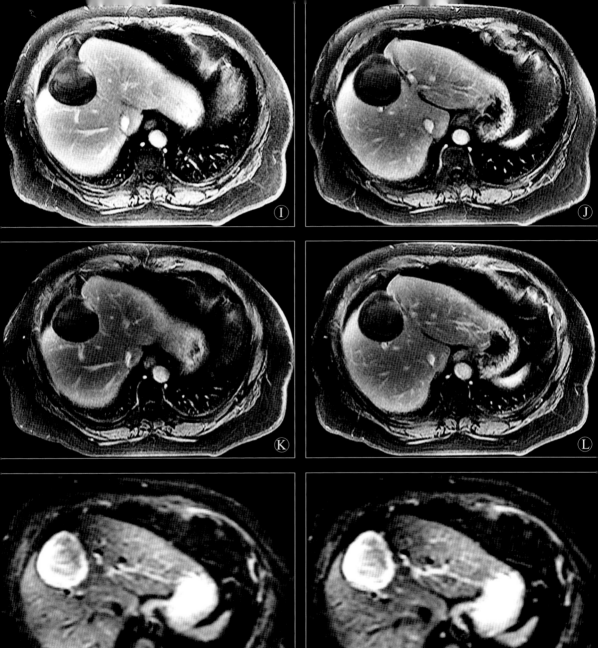

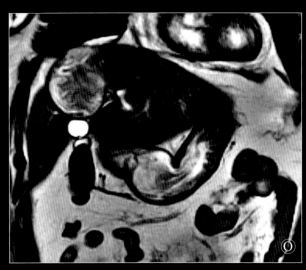
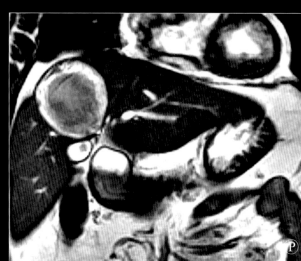

图3-10-3　不典型肝包虫病MRI检查

A、B、C、D. T₂WI：中肝叶圆形团状不均匀的较高信号，边缘清楚，内有多条低信号影；E、F. T₁WI：病灶呈高低混杂信号；G、H. 动脉期：病灶未见强化；I、J、K、L. 门静脉期和延迟期：病灶及条状影仍无明显强化；M、N. DWI（b值=600、800）：病灶呈高信号；O、P. 冠状位：病灶位于膈顶下，呈高信号，其内可见不典型低信号的"飘带征"

患者女性，52岁。21年前在青海工作（4年）时B超发现右肝10 cm占位，服藏药后血包虫抗体阴性，病灶逐渐缩小。

术中：病灶6 cm×6.5 cm，质软，切开见粉皮样组织和出血坏死样物。病理：肿块呈粉皮状，部分暗红色；镜下：囊壁为红染席纹状无结构物质，其下见胆汁栓。

诊断：肝包虫病。

第十一节　肝　梗　死

肝梗死是肝动脉闭塞后引起肝脏局部组织的缺血性坏死，由于肝脏是双重血供，故肝梗死较少见。引起肝动脉闭塞又没有建立有效的侧支循环，而致局部组织的缺血因素均可导致肝梗死。常见因素：动脉粥样硬化、动脉栓塞、动脉血栓形成、血管炎、肝移植后、肝脏钝伤、服用肝损害性药物等。

（一）病理表现

多位于肝外周，可占据一个肝叶，但直径很少超过8 cm。根据梗死时间，分为3型：①Ⅰ型：梗死灶呈暗红色，其中散布出血及淤血斑，梗死灶与周围存活组织分界不清；②Ⅱ型：梗死灶呈灰黄色或棕黄色，梗死灶与周围肝组织之间有清楚的淤血带；③Ⅲ型：梗死灶有瘢痕形成，梗死灶缩小。

（二）临床表现

主要表现为短时间上腹疼痛，可伴发热、黄疸等。白细胞增多；血清转氨酶短时间内急剧明显升高，可达正常值的数十倍至数百倍，如果病变局限，数天内转氨酶水平会大幅下降。

1. CT 根据梗死区累及的部位，可分为3种类型：①中央实质梗死型，最常见，Ⅳ段及Ⅷ段为好发部位，表现为指向肝门的楔形低密度无强化影，病变部位与受累动脉解剖分布相一致；②包膜下梗死型，多出现于肝移植后，可能由于供体与受体肝脏不一致引起肝包膜下实质血流减少导致缺血坏死，病变较局限，表现为内缘不规则、外缘为光滑的肝包膜下低密度影；③胆管周围梗死型，少见，表现为与受累胆管一致的不规则分支状低密度区，胆管可扩张积气。梗死后期，坏死胆管胆汁外漏可形成胆汁瘤。

2. MRI T$_1$WI及T$_2$WI仅表现为肝脏的信号不均匀，增强后可较清晰显示病灶及其中央充盈缺损影。

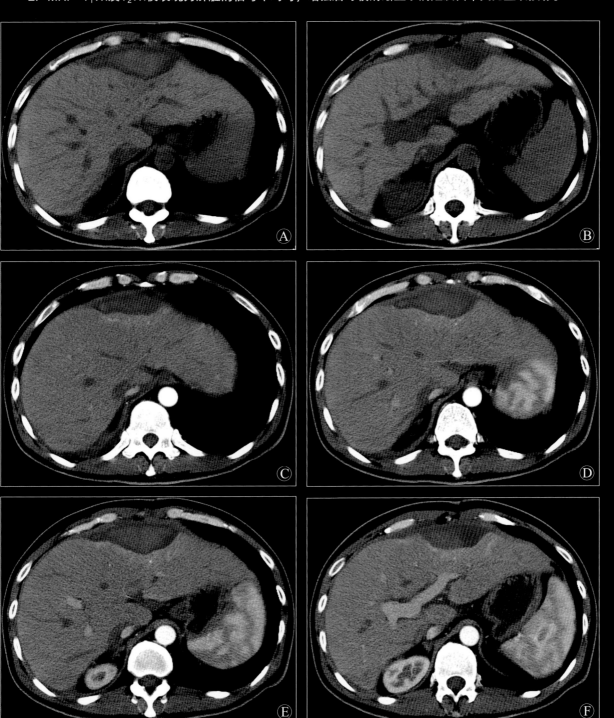

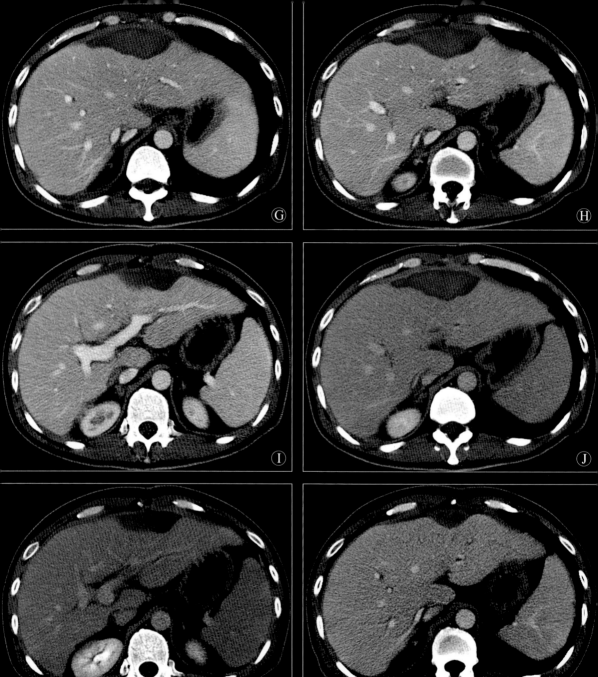

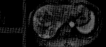

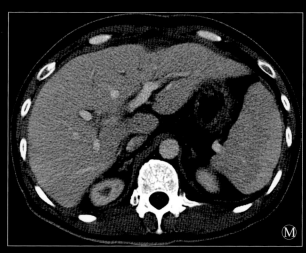

图3-11-1 左肝梗死CT检查

A、B. 平扫：左叶可见楔形低密度影，轮廓清楚，尖端指向肝门，病灶边缘密度更低；C、D、E、F. 动脉期：病灶未见强化；G、H、I. 门静脉期：病灶轮廓显示更清楚且无强化；J、K. 延迟期：病灶仍未见强化，轮廓显示更清楚；L、M. 门静脉期：病灶未见强化，较前比较病变范围明显缩小（经治疗后1个月好转，梗死灶缩小）

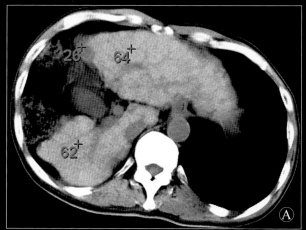

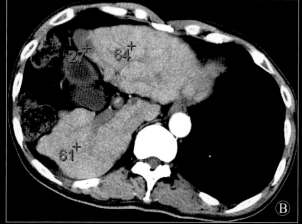

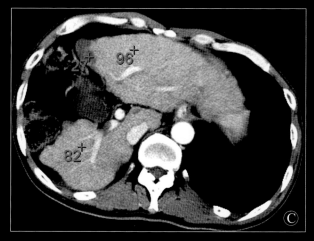

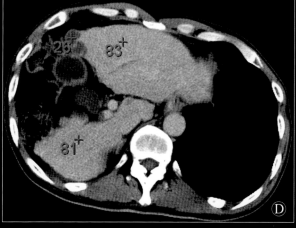

图3-11-2 左肝梗死CT检查

A. 平扫：肝脏形态不规则缩小，肝裂增宽，左叶胆囊旁可见团状低密度影，边缘模糊；B. 动脉期：病灶未见强化；C、D. 门静脉期：病灶仍未见强化，轮廓显示更清楚

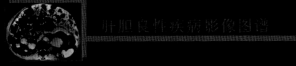
术后病理：肝硬化伴肝细胞透明性变，左叶肝梗死灶。

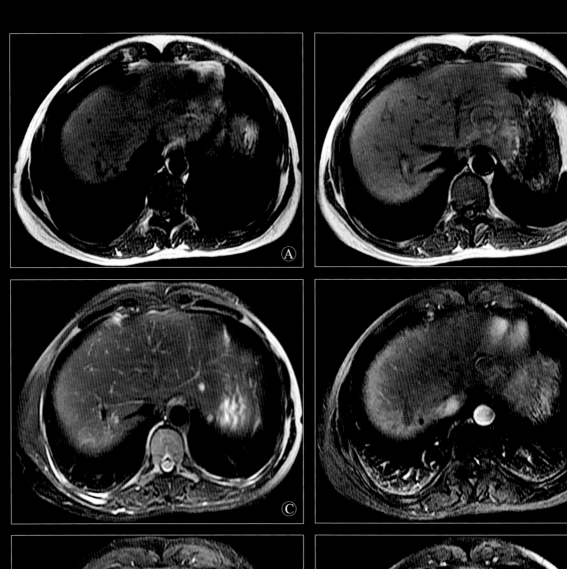

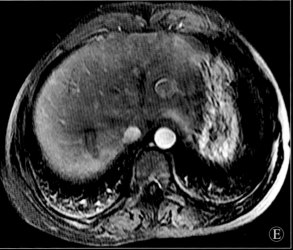

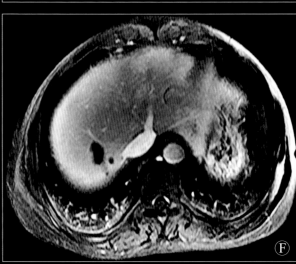

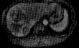

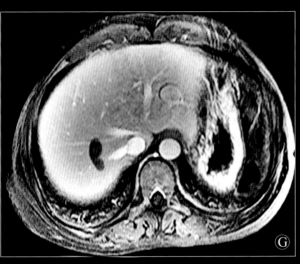
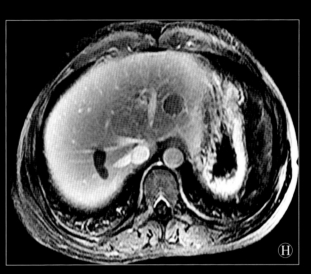

图3-11-3 右肝梗死MRI检查

A、B. T₁WI：右后叶（Ⅶ段）不规则条状稍高信号影，周围环形低信号；C. T₂WI：病灶显示不清；D、E. 动脉期：病灶呈周围低信号的等信号结节，无明显强化；F、G. 门静脉期：病灶轮廓显示清楚且无强化呈低信号结节；H. 延迟期：与门静脉期表现相同

☀ 术中：病灶质地中等偏硬，无包膜，切开呈红褐色。镜下：病灶内肝组织凝固性坏死，伴散在中性粒细胞浸润，病灶血管内血栓形成。

诊断：肝梗死。

鉴别：此类梗死表现与坏死结节和炎性假瘤不易鉴别。

263

第四章
胆囊炎性疾病

ATLAS OF BENIGN HEPATOBILIARY DISEASE

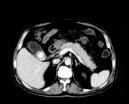

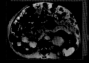

第四章
胆囊炎性疾病

第一节 气肿性胆囊炎

气肿性胆囊炎（emphysematous cholecystitis）是由产气细菌引起的急性胆囊炎，又称坏死性或坏疽性胆囊炎，是由于侵入胆囊的细菌，如产气荚膜杆菌或产气肠道杆菌，在成长繁殖过程中产生气体并在胆囊内潴留。

（一）病因及病理

本病多见于50岁以上的中老年男性，糖尿病患者较易发生。由于胆囊内胆汁滞留，继发细菌感染，炎症波及胆囊全层，胆囊内充满脓液，浆膜面有脓性纤维素性渗出，细菌产气造成气体潴留，导致胆囊积气积脓极度膨胀，引起胆囊壁缺血、坏疽。常见胆囊周围积脓、胆囊穿孔、弥漫性胆汁性腹膜炎等严重并发症。

（二）临床表现

本病占急性胆囊炎的2%~38%。临床症状与重度急性胆囊炎类似，表现为突然感到中上腹或右上腹疼痛，伴有恶心、呕吐，可出现高热和休克。体检见右上腹压痛、反跳痛，Murphy征阳性。约70%患者合并胆囊结石。本病可出现黄疸、胆囊穿孔、弥漫性胆汁性腹膜炎、膈下积脓和肝脓肿等严重并发症。胆囊穿孔发生率为其他类型急性胆囊炎的5倍。

（三）影像学表现

B超和CT检查更能直观地显示胆囊腔内及胆囊壁及胆管内的气体影。CT较其他影像学检查方法更有优势，其特征性表现为胆囊壁见单个或多个极低密度气泡影，胆囊内气液平面，胆囊体积膨大，胆囊结石；增强扫描示胆囊周围积脓（环形水样密度影）及炎性渗出（絮状等密度影），胆囊壁较均匀环形增厚，毛糙。MRI表现与CT表现相似，胆囊内或壁内积气在T_1WI及T_2WI均呈极低信号，胆汁信号可多变。

（四）鉴别诊断

排除其他原因引起的胆道积气，如胆肠吻合术后、胆道ERCP取石术后、Oddi括约肌失禁、胆道瘘等。

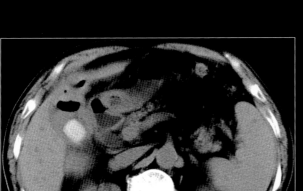
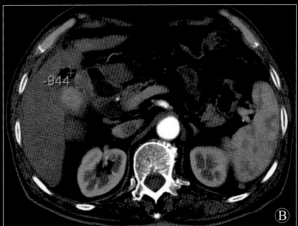
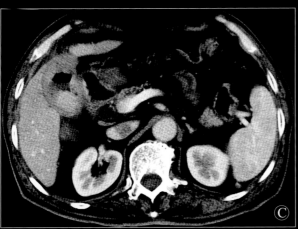
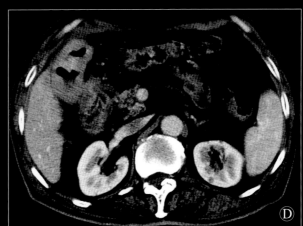
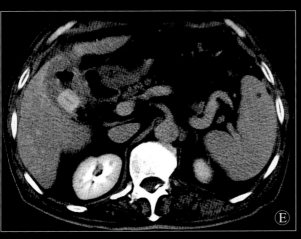
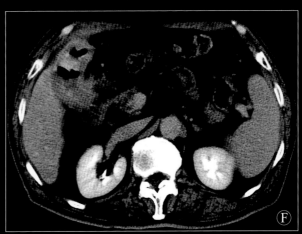

267

图4-1-1 胆囊结石伴积气CT检查

A. 平扫：胆囊轻度扩张，壁明显增厚，胆囊内可见气腔及颗粒状高密度结石影，胆囊周围见细线状低密度影；B. 动脉期：增厚胆囊壁全层轻度强化；C、D. 门静脉期：胆囊壁强化程度较动脉期稍明显；E、F. 延迟期：胆囊壁强化减退，密度较邻近肝实质低

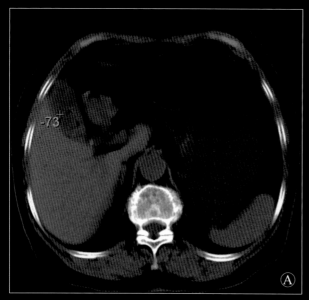

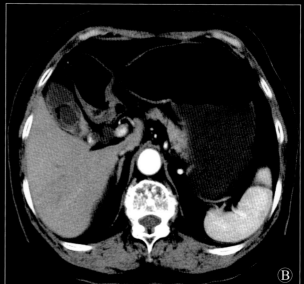

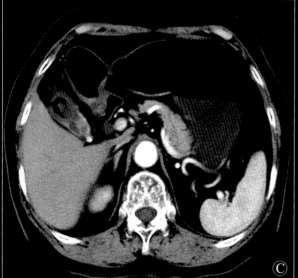

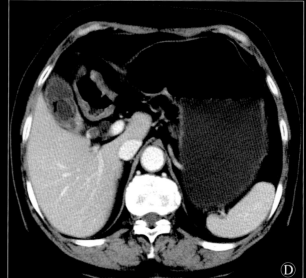

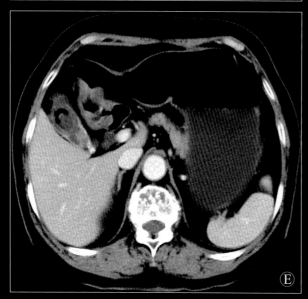

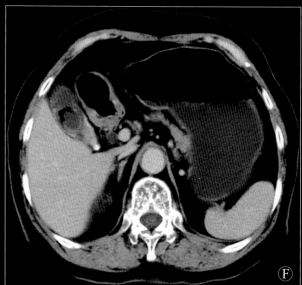

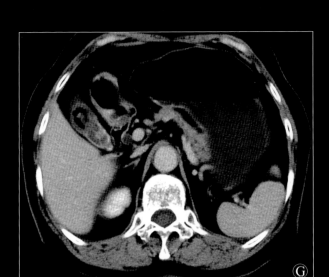

图4-1-2　胆囊炎胆结石伴积气CT检查

A. 平扫：胆囊轻度扩张，壁轻度增厚，颈体部更明显，胆囊内见弧形气体影，颈部尚见小颗粒状高密度结石影；B、C. 动脉期：增厚胆囊壁可见强化，颈体部强化更明显；D、E. 门静脉期：表现与动脉期相仿；F、G. 延迟期：胆囊壁仍可见强化

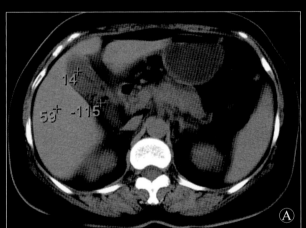

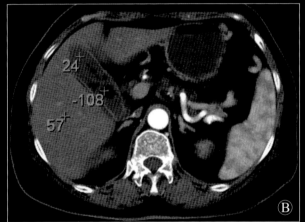

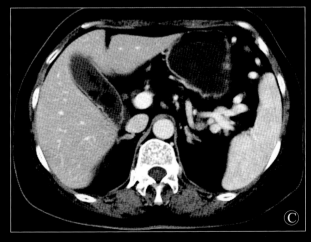

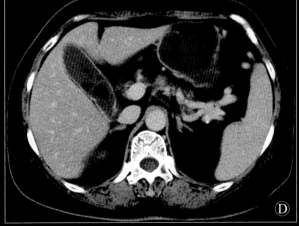

图4-1-3　胆囊炎伴积气CT检查

A. 平扫：胆囊轻度增大，壁轻度增厚，胆囊内见多发性极低密度影；B、C、D. 动脉期、门静脉期和延迟期：胆囊壁轻度强化，多发性极低密度影无变化，显示更清楚

第二节 慢性肉芽肿性胆囊炎

慢性肉芽肿性胆囊炎是一种特殊性增生性炎症，以肉芽肿形成为其特点，多为特殊类型的慢性炎症。病灶直径一般为0.5~2 mm。肉芽肿可分为异物性肉芽肿和感染性肉芽肿。异物性肉芽肿是由于异物不易被消化，刺激长期存在形成慢性炎症；感染性肉芽肿可引起机体免疫反应，特别是细胞免疫反应，其中黄色肉芽肿性胆囊炎（xanthogranulomatous cholecystitis，XGC）是一特殊的类型，又称为纤维性黄色肉芽肿性胆囊炎、胆囊蜡样色素肉芽肿、胆囊类蜡样组织细胞性肉芽肿、胆汁肉芽肿性胆囊炎，是一种以胆囊慢性炎症为基础，伴有黄色肉芽肿形成、重度增生性纤维化，以及泡沫状组织细胞为特征的特殊炎性病变。临床上非常少见。由于XGC的胆囊壁不断增厚，与周围器官或组织发生粘连而形成肿块，临床和影像学表现易与胆囊癌混淆，术中探查所见也极似胆囊癌，因而易被误诊为胆囊癌。

（一）病理表现

形成机制是间质组织对胆囊外渗的反应。组织学上当发现含有增生的纤维母细胞、组织细胞、泡沫细胞、多核巨细胞，夹杂多少不等的胆固醇结晶体构成的肉芽，伴有炎症和溃疡时，慢性肉芽肿性胆囊炎诊断成立。黄色肉芽肿性胆囊炎是由于胆囊结石阻塞，引起胆囊内压力增高，胆汁从破溃的Rokitansky Aschoof窦或黏膜溃疡处渗至间质，胆汁中的胆固醇和脂质诱发组织细胞增生，并吞噬胆固醇形成特有的含泡沫细胞、脂质和脂褐色的类蜡样黄瘤。Reed等将其分为3型：①局限型，胆囊壁间形成单个或多个灶性黄绿色结节；②多结节型；③弥漫型，病变向内侵及黏膜，向外侵犯脂肪结缔组织及邻近器官，易误诊为胆囊癌。

（二）临床表现

无特异性，常见于女性。大多数患者伴有慢性胆囊炎及胆囊结石病史。右上腹疼痛，常急性发作，伴有恶心、呕吐，间有嗳气、血性呕吐液、黑便、体重下降。偶有血红蛋白下降，白细胞增加不明显，血沉加快，血淀粉酶和碱性磷酸酶增高较少见。

（三）影像学表现

1. CT 胆囊壁增厚，部分增厚的囊壁内可见低密度结节，肝-胆界面多数清楚，增强后增厚的胆囊壁在动脉期仅有轻度强化，门脉期至延迟期强化逐渐明显，而壁内的低密度结节强化不明显。本病可合并结石。黄色肉芽肿性胆囊炎，胆囊壁局限性或弥漫性不均匀增厚，肝-胆界面多数分界欠清，当出现以下4点：①增厚的胆囊壁延迟期中度强化；②增厚的胆囊壁内见低密度结节；③对邻近肝脏的侵犯"浸而不连"，即胆囊轮廓存在；④增强后显示高密度黏膜线，则高度提示XCG。

2. MRCP 胆囊壁内可见小囊状高信号影，胆汁信号不均匀，可见分层。胆囊腔内常可见低信号结石影。黄色肉芽肿性胆囊炎MRI表现：胆囊壁明显不均匀增厚，可见壁结节，T_2WI呈等或稍高信号，增强后早期轻度强化、后期明显强化的区域代表了丰富的肉芽组织，而T_2WI明显高信号、增强后无明显强化的区域代表了坏死或脓肿形成。增强后门静脉期及延迟期可显示明显强化的黏膜线。邻近肝实质可见动脉期一过性的强化区。MRCP表现：胆囊腔缩小，边缘可欠光滑。薄层扫描见肝胆界面存在，肝实质近胆囊窝处可见稍高信号的黏膜线，胆囊腔内常合并低信号的结石影。若患者病史较长，年龄>60岁，反复胆囊结石发作，影像学检查提示胆囊壁增厚明显不均匀，但增厚胆囊壁最厚：最薄<2:1，胆囊内含结石者、腹腔内未见明确肿大淋巴结；术中发现胆囊与周围粘连广泛且囊壁内有结节，均提示XCG。

慢性肉芽肿性胆囊炎主要需与胆囊癌及胆囊息肉样病变相鉴别，但较困难，确诊需要病理诊断。

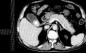

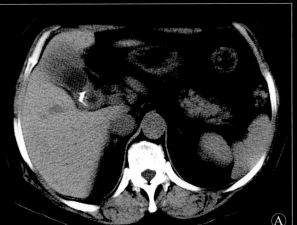

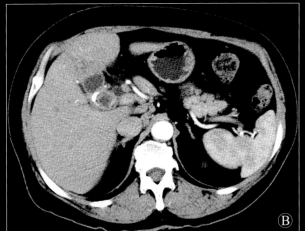

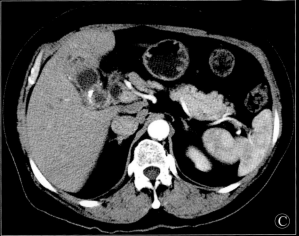

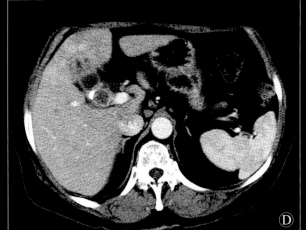

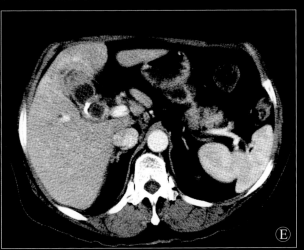

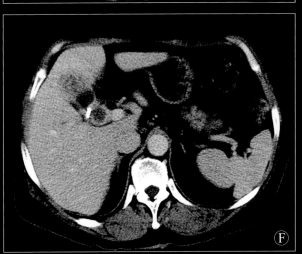

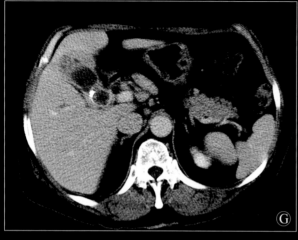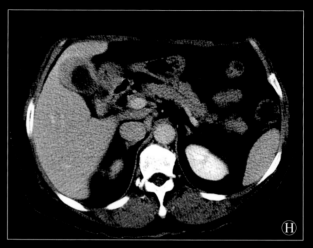

图4-2-1 慢性肉芽肿性胆囊炎伴结石CT检查（曾误诊胆囊癌）

A. 平扫：胆囊轻度扩张，壁增厚，底部壁增厚更明显，密度欠均匀，其内见小囊状更低密度影，肝胆分界不清，胆囊颈部见颗粒状高密度结石影；B、C. 动脉期：增厚胆囊壁轻度强化；D、E. 门静脉期：胆囊壁强化稍减退；F、G、H. 延迟期：胆囊壁强化减退呈低密度

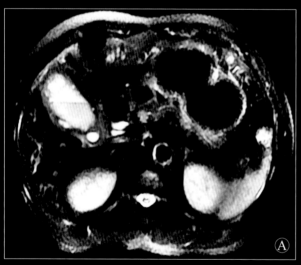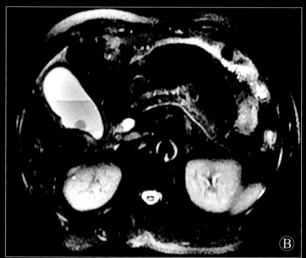

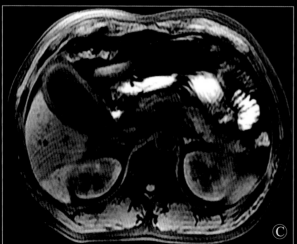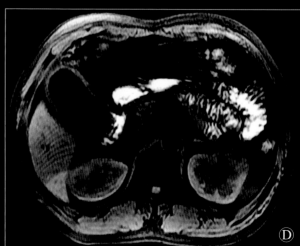

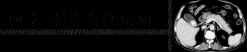

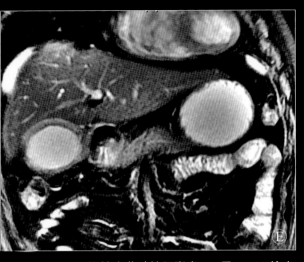

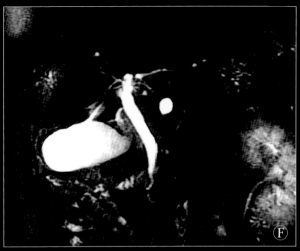

图4-2-2 慢性肉芽肿性胆囊炎MRI及MRCP检查

A、B. T₂WI：胆囊扩张，壁较均匀增厚，呈低信号，壁内见小囊状高信号影，胆囊腔内胆汁呈分层状，下层呈相对低信号，颈部内见一小圆形低信号影，胆囊周围线状稍高信号影；C、D. T₁WI：囊壁呈稍高信号，胆囊下层胆汁呈略高信号；E. 冠状位：胆囊扩张，壁增厚，胆汁呈高信号，胆囊壁呈略低信号，周围见线状略高信号；F. MRCP：胆囊扩大，信号不均匀，颈体区信号低，胆囊管较长，肝内胆管无扩张，肝外胆管轻度扩张

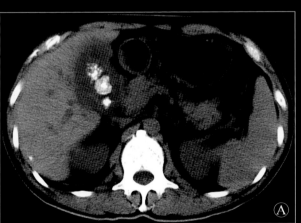

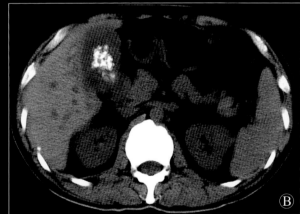

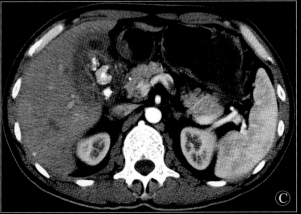

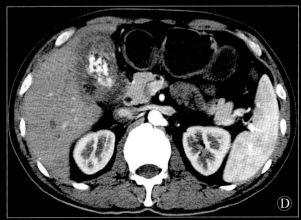

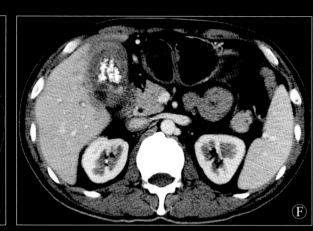

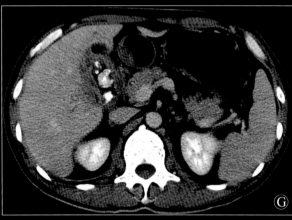

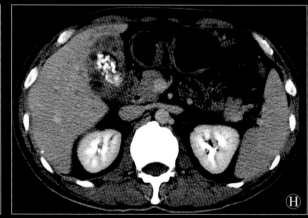

图4-2-3 黄色肉芽肿性胆囊炎CT检查

　　A、B. 平扫：胆囊扩张，壁明显增厚，胆囊腔内见多发颗粒状高密度结石影，肝胆分界欠清，胆囊周围未见明显积液；C、D. 动脉期：胆囊壁轻度不均匀强化，其内见多个囊状无强化区；E、F. 门静脉期：胆囊壁仍轻度不均匀强化，密度较邻近肝实质略低；G、H. 延迟期：表现与门静脉期类似，增厚的囊壁内可见小结节样低密度影

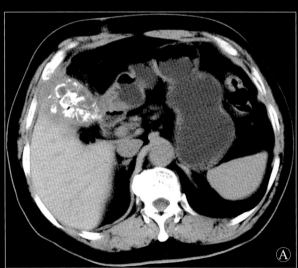

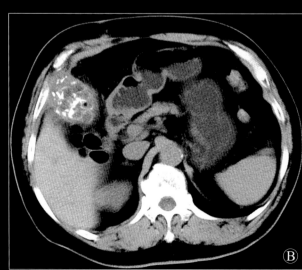

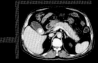

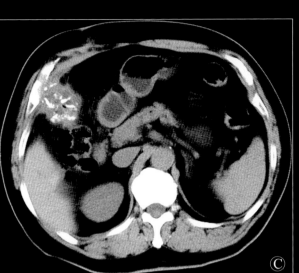

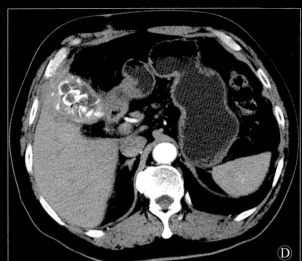

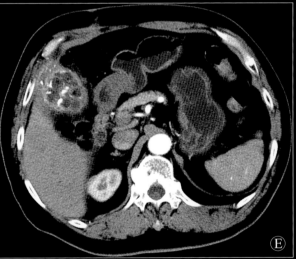

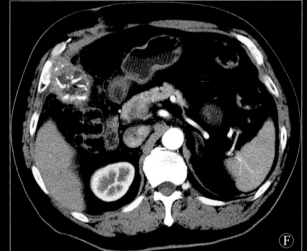

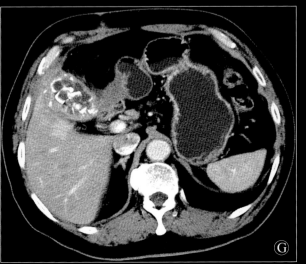

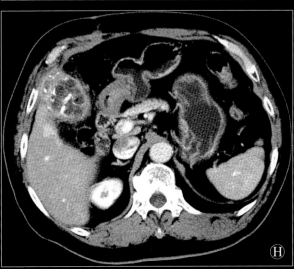

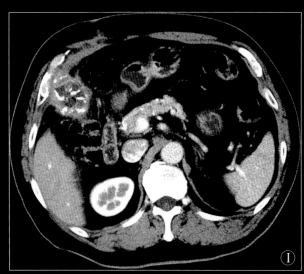
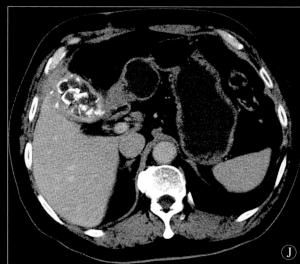

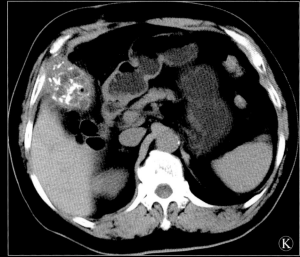
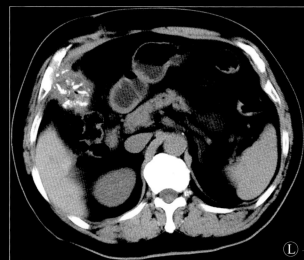

图4-2-4　黄色肉芽肿性胆囊炎CT检查

　　A、B、C. 平扫：胆囊扩大，壁增厚，胆囊内见多发颗粒状高密度结石影，肝胆界面模糊；D、E、F. 动脉期：增厚胆囊壁轻度强化；G、H、I. 门静脉期：增厚胆囊壁仍轻度强化，邻近肝实质亦见轻度强化；J、K、L. 延迟期：胆囊壁呈延迟轻度强化，肝胆界面清楚，邻近肝实质密度均匀

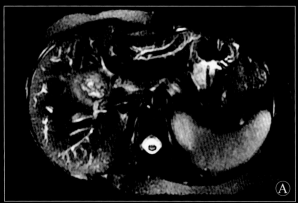
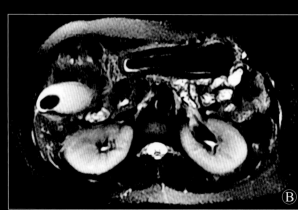

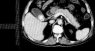

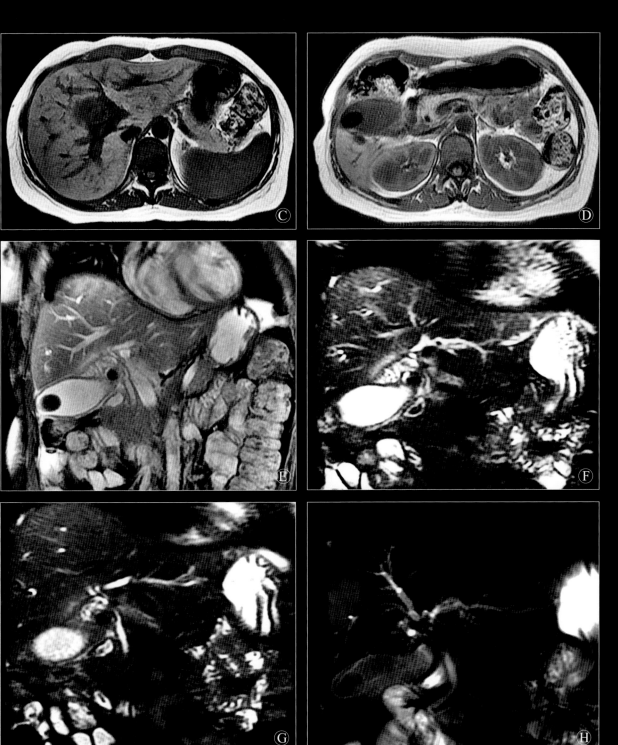

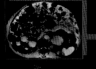

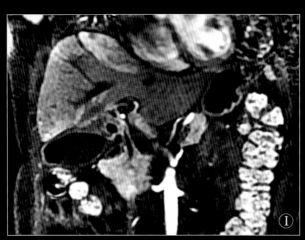

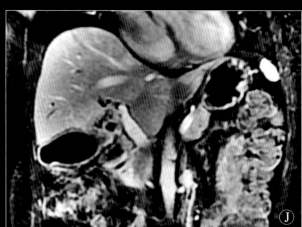

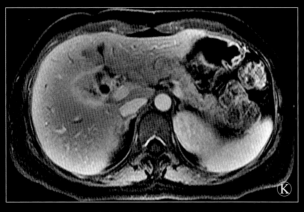

图4-2-5　黄色肉芽肿性胆囊炎MRI检查（病灶位于胆囊颈部，胆囊结石）

A、B. T₂WI：胆囊扩张，壁增厚，颈部明显，中央见小囊状高信号影，边界模糊，胆囊内尚见一卵圆形低信号结石影；C、D. T₁WI：胆囊颈部呈结节状略低信号影，信号欠均匀，结石亦呈低信号；E. 冠状位：胆囊扩张，壁增厚，颈部明显，呈多囊状高信号影，颈部及底部各见一颗粒状低信号影；F、G. 冠状位（薄层）：胆囊扩张，壁增厚，颈部区域呈多囊状，颈部及底部各见一低信号结石影；H. MRCP：肝内胆管轻度扩张，肝门部胆管狭窄，肝内胆管轻度扩张；I、J. 血管成像动脉期和门静脉期：增厚胆囊壁可见轻度强化，门静脉期强化更明显，以颈部增厚显著；K. 门静脉期：胆囊颈部区域见不均匀强化

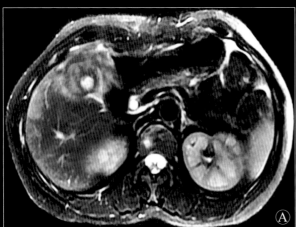

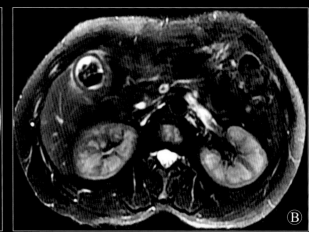

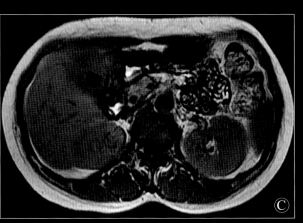

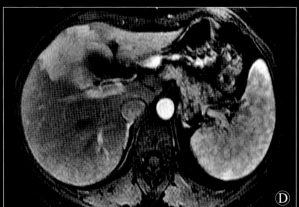

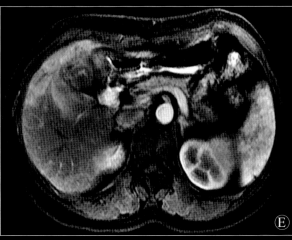

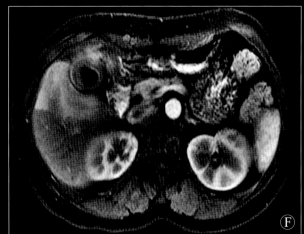

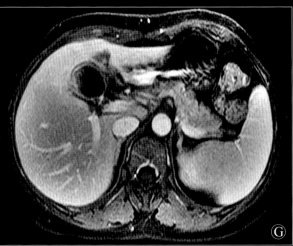

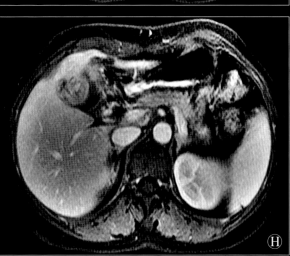

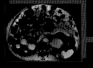

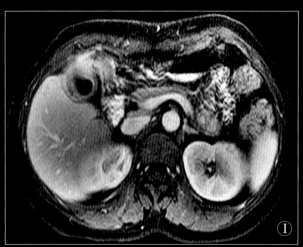

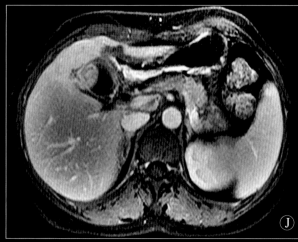

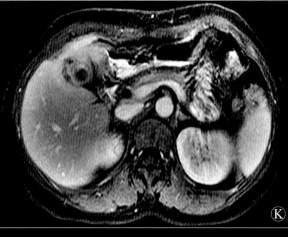

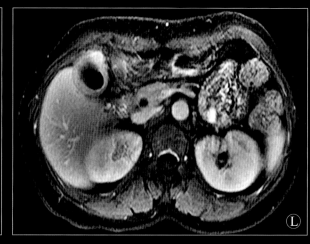

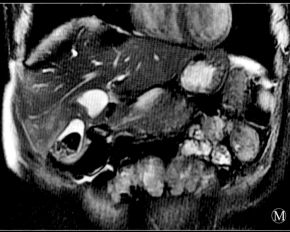

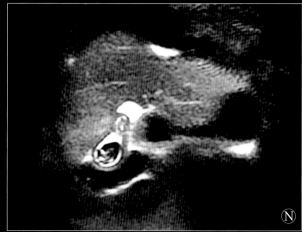

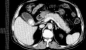

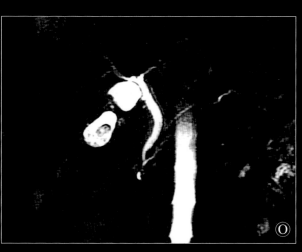

图 4-2-6 黄色肉芽肿性胆囊炎MRI及MRCP检查

A、B. T₂WI：胆囊形态不规则，胆囊腔内见多发颗粒状低信号影，体底部壁明显不均匀增厚，边界不清，邻近肝实质信号稍高；C. T₁WI：增厚胆囊壁呈略低-中等信号；D、E、F. 动脉期：增厚胆囊壁及邻近肝实质明显强化；G、H、I. 门静脉期：增厚胆囊壁仍轻度强化，邻近肝实质信号减退；J、K、L. 延迟期：增厚胆囊壁仍可见强化，局部呈结节状，肝胆界面清楚；M、N. 冠状位（N：薄层）：胆囊扩张，体底部增厚明显，胆囊底部内见多发颗粒状低信号影；O. MRCP：胆囊形态不规则，呈分房状，轮廓欠清，底部内见多发颗粒状低信号影；肝内外胆管无明显扩张

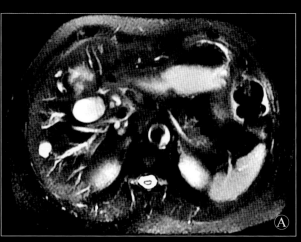

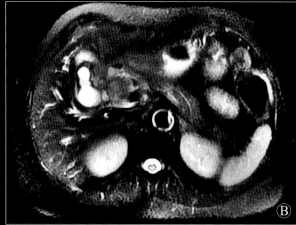

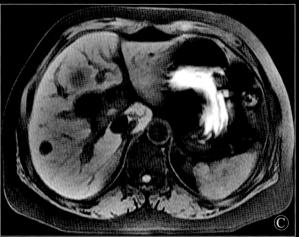

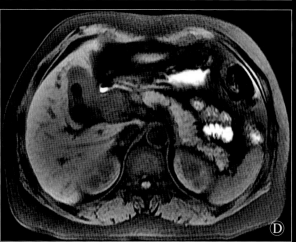

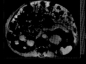

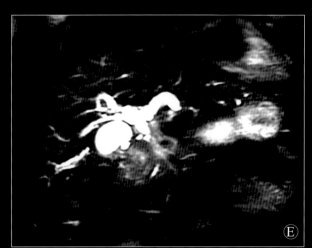

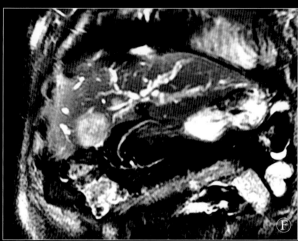

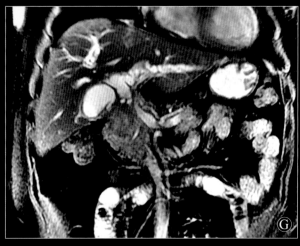

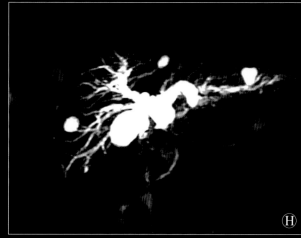

图4-2-7　黄色肉芽肿性胆囊炎MRI检查

A、B. T$_2$WI：胆囊形态不规则，壁明显不均匀增厚，颈部区域较厚，呈稍高信号；C、D. T$_1$WI：增厚胆囊壁呈略低信号；E、F、G. 冠状位：胆囊颈区见团状稍高信号影，边界不清，邻近胆管狭窄；H. MRCP：胆囊颈区信号不均匀，胆总管上段狭窄，狭窄以上肝内外胆管明显扩张

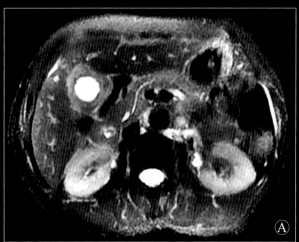

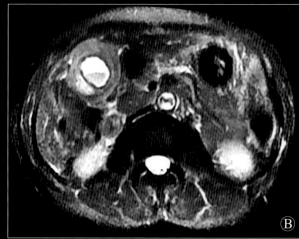

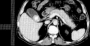

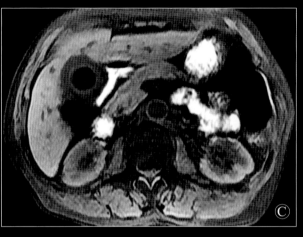

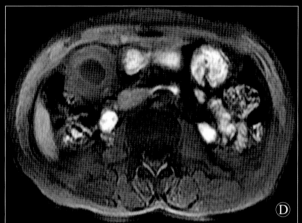

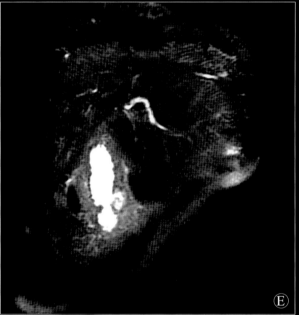

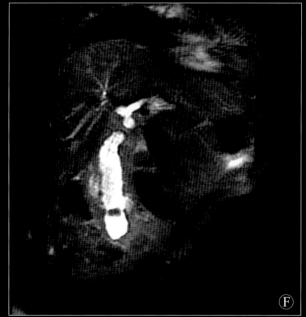

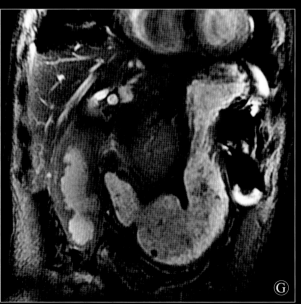

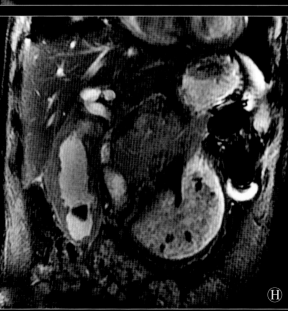

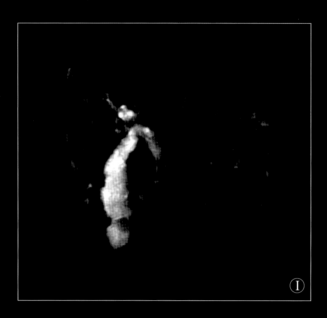

284

图4-2-8　黄色肉芽肿性胆囊炎MRI及MRCP检查

　　A、B. T$_2$WI：胆囊扩张，壁明显较均匀增厚，内缘不光滑，呈稍高信号；C、D. T$_1$WI：增厚胆囊壁呈低信号；E、F. 冠状位（薄层）：胆囊较长，壁明显增厚，内缘不光滑，外缘边界不清，底部见一三角形低信号结石影；G、H. 冠状位：胆囊扩张，壁增厚，欠均匀，呈稍高信号；I. MRCP：胆囊扩张，内缘不光滑，底部见一三角形低信号结石影

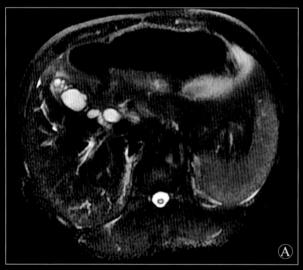

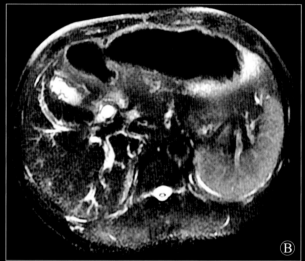

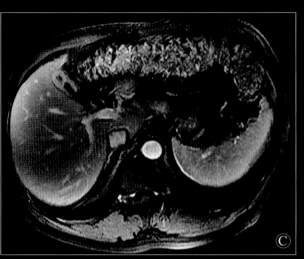

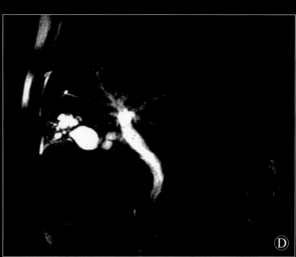

图4-2-9 黄色肉芽肿性胆囊炎伴腺肌瘤病，伴低级别上皮内瘤变MRI及MRCP检查

A、B. T$_2$WI：胆囊不大，形态不规则，壁增厚，底部胆囊壁内见多发大小不等的小囊状高信号影；C. 门静脉期：增强后胆囊壁可见延迟强化；D. MRCP：胆囊形态不规则，底部胆囊壁区见多发小囊状高信号影，胆囊管增粗

285

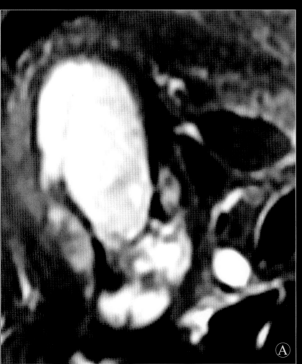

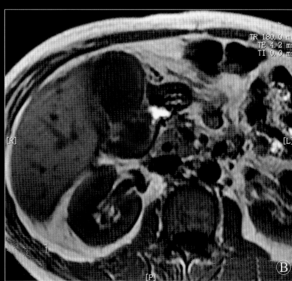

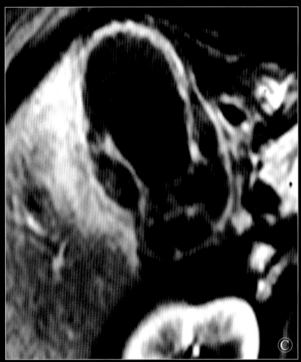

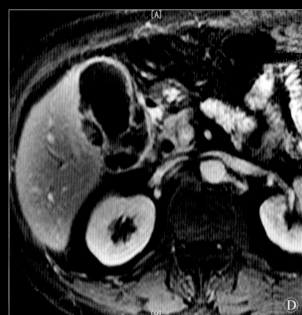

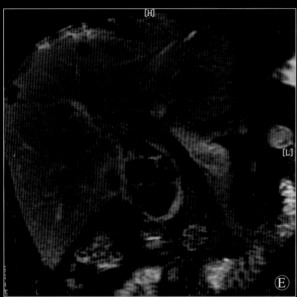

图 4-2-10　黄色肉芽肿性胆囊炎MRI检查

A、B. T_2WI/T_1WI: 胆囊明显扩张，壁明显增厚，壁内见数枚囊状T_1WI低信号、T_2WI高信号影，邻近肝实质信号略高；C、D.

门静脉期：增强后胆囊壁持续强化，邻近肝实质亦见强化；E. 冠状位：胆囊扩张，壁增厚，欠均匀，内有多条分隔

第三节　陶瓷样胆囊

陶瓷样胆囊（porcelain gallbladder）即胆囊壁的广泛钙化，是一种少见病。常见于50～60岁的患者，男女

比1：5。分两类：①整个胆囊壁的完全透壁性钙化，也称"真性"陶瓷样胆囊、完全钙化性胆囊；② 胆囊壁的

部分钙化，表现为胆囊壁黏膜层的灶状钙化，也称非完全性钙化、选择性钙化或非真性陶瓷样胆囊。第二类更

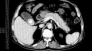

常见，与胆囊癌的关系密切。

（一）病因和病理

陶瓷样胆囊可能存在3种局部致病因素：①胆囊颈部结石，堵塞胆囊管；②胆囊壁慢性炎症；③胆囊动脉阻塞导致整个胆囊缺血。不完全钙化的陶瓷样胆囊易并发结石和胆囊癌。

（二）临床表现

临床症状无特异性，多表现为胆绞痛和胆囊炎的症状，约1/3患者可无任何临床症状，在体检时偶然发现。

（三）影像学表现

X线腹部平片发现胆囊钙化的机会相对较少。部分患者右上腹胆囊区可见斑片状、环形、椭圆形高密度致密影。B超及CT检查是发现无症状陶瓷样胆囊的主要方法。B超可见胆囊壁呈强回声、后方伴声影、胆囊壁可增厚。

1. CT 可见胆囊缩小，胆囊壁边缘钙化呈弧形或环形高密度致密影，或胆囊全部呈均匀高密度致密影。如在胆囊颈部或胆囊管有梗阻，亦可见胆囊扩大。

2. MRI 胆囊壁钙化在T$_1$WI及T$_2$WI上均呈低信号；胆囊可萎缩。

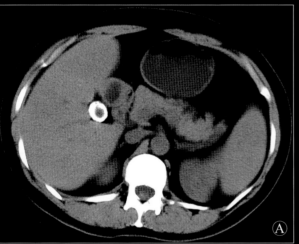
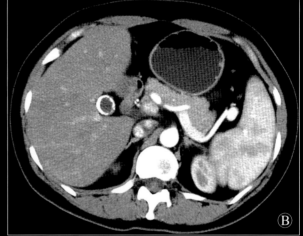
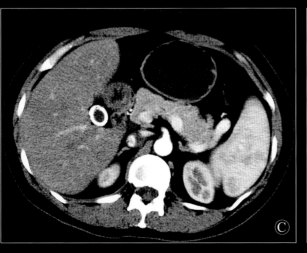
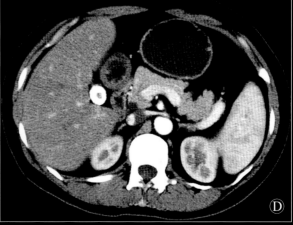

图4-3-1 "真性"陶瓷样胆囊CT检查

A. 平扫：胆囊缩小，壁增厚，呈环形厚壁高密度影；B、C、D. 动脉期（3个不同层面）：胆囊壁呈厚薄不均的钙化

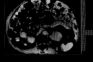
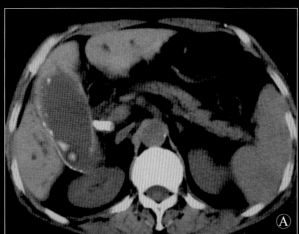
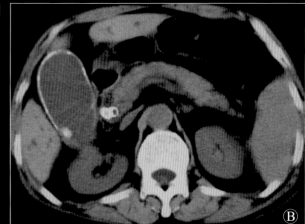
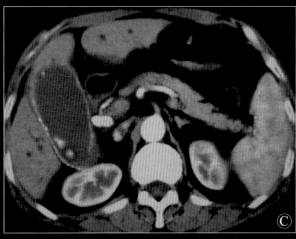
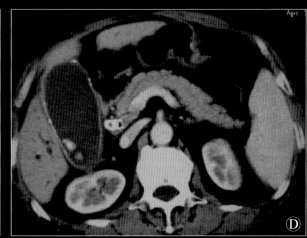

图4-3-2   "非真性"陶瓷样胆囊伴结石CT检查

A、B. 平扫：胆囊扩张，壁稍厚，大部分胆囊壁呈环形高密度影，胆囊内亦见颗粒状高密度影；C、D. 动脉期：局部胆囊壁可见轻度强化

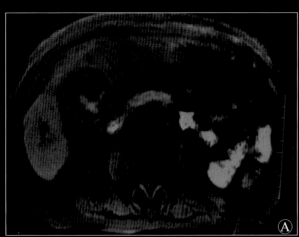
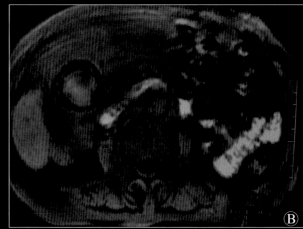

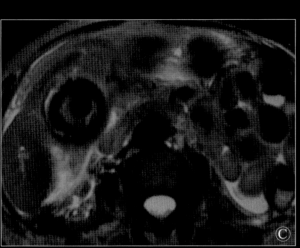

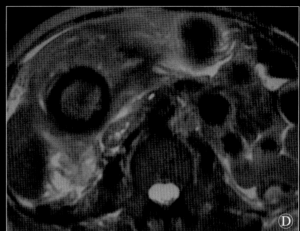

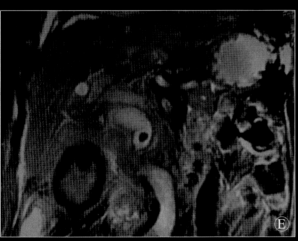

图4-3-3　胆囊炎胆结石伴钙化MRI及MRCP检查

A、B. T₁WI：胆囊壁增厚，欠均匀，呈较低信号，周围边界不清，胆囊内呈不均匀较高信号；C、D. T₂WI：胆囊壁亦呈较低信号，胆囊内呈不均匀稍高信号，提示胆汁浓缩；E. 薄层MRCP：胆囊壁呈环形厚壁低信号影，胆汁呈高信号；肝外胆管增粗，胆总管下段内见一颗粒状低信号结石影

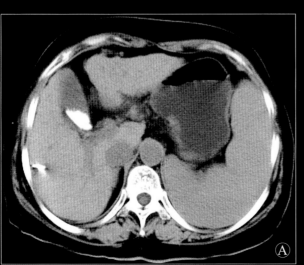

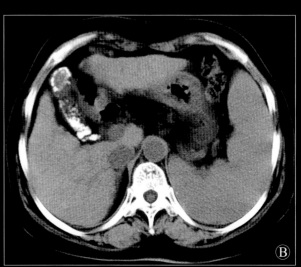

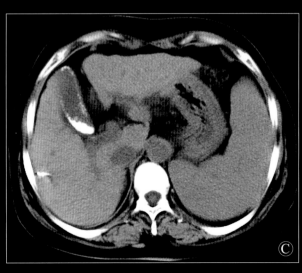

图4-3-4 "非真性"陶瓷样胆囊CT检查

A. 平扫（2009年9月8日）：胆囊稍增大，其内见片状极高密度影；B、C. 平扫（2010年1月5日）：胆囊壁钙化增多

第四节 胆囊结石

胆囊结石（cholecystolithiasis）是我国一种常见病，在我国北方和城市人口中常见，女多于男。发病率随年龄增长而升高。

（一）病因及病理

正常情况下胆囊不会发生结石，当胆囊胆汁中抗成核因子减少，促成核因子增加，在后者作用下胆固醇容易析出形成结石。常见能形成结石的因素有：①长期高蛋白、高脂肪、高热量膳食使体内胆固醇增加或肝脏合成胆固醇量增多，造成胆汁中胆固醇过饱和。②某些肠道疾病由于丧失了胆盐，也使胆固醇处于相对过饱和状态。③不能按时进餐，胆汁在胆囊内潴留时间过长。④胆道感染，胆囊壁发炎，其收缩功能减退。⑤某些溶血性疾病或肝硬变时也可导致胆囊结石，但这种结石多半是黑色结石（主要成分为胆红素）。⑥由于妊娠引起的胆汁淤滞，神经系统平衡失调，也可引起胆囊结石。⑦长期禁食、静脉内营养，可导致胆囊内胆汁淤滞，结石形成。⑧胃大部分切除或迷走神经干切断术后，也可使胆囊排空延迟，利于胆石的形成。

胆囊结石按其化学成分可分为胆固醇结石、色素结石和混合性结石3类。胆固醇结石的成因为胆固醇增高加上促成核因子的影响；色素结石则是因胆道狭窄、梗阻、感染的综合作用。3类结石中以胆固醇结石最为常见。

（二）临床表现

胆囊结石以中年肥胖女性多见，男女比例约为1∶2。其临床表现与结石是否引起胆囊梗阻及细菌感染等因素有关。结石较小，未嵌顿在Hartman袋内，可无症状或轻度上消化道症状，如饭后上腹饱胀或隐痛，嗳气，肝区隐痛，多与吃油腻食物有关。当结石嵌顿于胆囊颈部或胆囊管时，则出现典型的胆绞痛发作，表现为突然发生的右上腹绞痛，呈阵发性加剧，同时向右肩或胸背部放射，伴有恶心及呕吐。当胆囊有化脓感染时，则出现发热、恶心及食欲减退等全身症状。胆囊发生坏疽和穿孔是急性发作期的严重并发症，多见于老年伴有动脉硬化的患者，腹痛剧烈，病情发展较快，同时出现脱水、休克及腹膜炎等症状。较小的一些结石，可通过胆囊管下降至胆总管内。结石进入胆总管后可引起急性化脓性胆管炎、急性或慢性胰腺炎及缩窄性乳头炎等相应的临床表现。

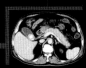

（三）影像学表现

1. B超　廉价、方便、准确、无创，为首选检查方法。结石因其病理形态的不同，声像图有各种表现。典型者胆囊内一个或多个实体强回声光团，其后方见一直线形的声影；强回声光团可随体位改变而移动。

2. CT　分为5种：①均匀高致密影；②均匀略高密度影；③等密度影；④环形高密度（可呈多层同心圆状）；⑤极低密度影（CT值＜胆汁）。胆固醇含量越高，密度越低；胆红素钙含量越高，密度越高。对于等密度及低密度结石CT易漏诊。含结石的胆囊可出现胆囊壁均匀增厚、毛糙，胆囊窝环形水样低密度影等胆囊炎征象。

3. MRI　在T$_2$WI上，胆囊结石因高信号胆汁的衬托而表现为特征性的低信号充盈缺损影。T$_1$WI上可表现为各种不同信号。因增强扫描结石不会强化，故等信号结石需增强扫描与胆囊实质性占位病变相鉴别。

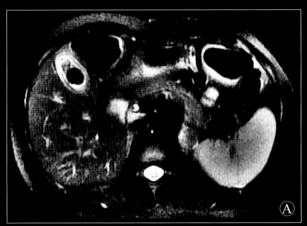
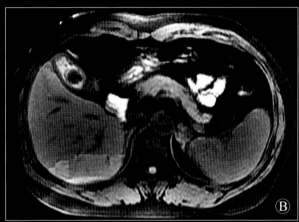
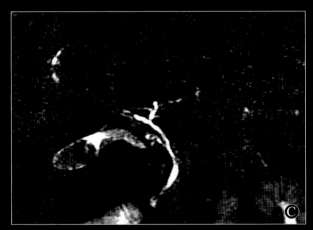

图4-4-1　胆囊炎胆结石MRI及MRCP检查

A. T$_2$WI：胆囊形态正常，壁均匀增厚，胆汁呈低信号，其内见一卵圆形更低信号结石影；B. T$_1$WI：囊壁呈低信号，胆汁呈高信号，结石亦呈低信号；C. MRCP：胆囊底部内见椭圆形低信号影；肝内外胆管无扩张

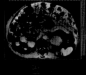
292

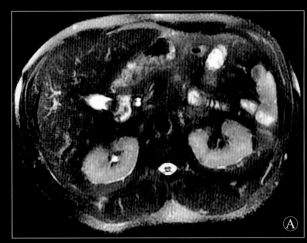

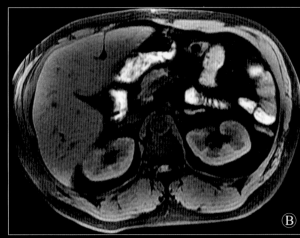

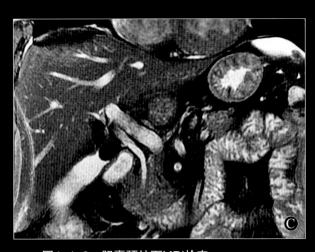

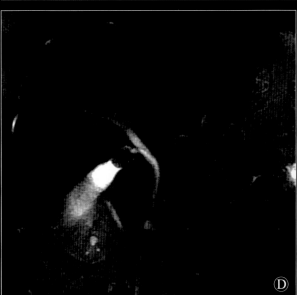

图4-4-2　胆囊颈结石MRI检查

A、B.　T_2WI/T_1WI：胆囊颈部见一卵圆形T_1WI及T_2WI低信号影，右侧缘呈杯口状；C、D.　冠状位及重建MRCP：胆囊扩张，显示结石嵌顿于胆囊颈部

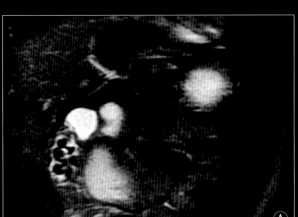

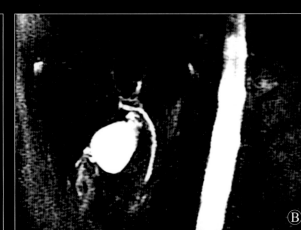

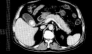
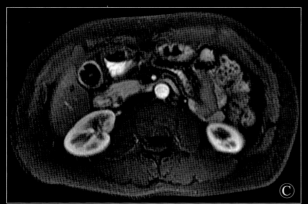

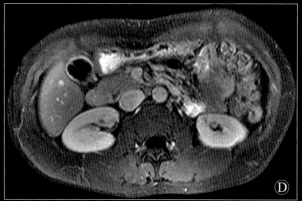

图4-4-3　胆囊多发性结石MRI检查

A、B. 薄层及重建MRCP：胆囊稍扩张，呈分房状，胆囊体底部内见多发大小不等颗粒状低信号影；C、D. 动脉期和门静脉期：胆囊壁增厚伴持续强化

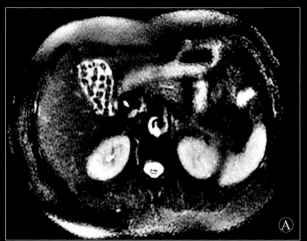

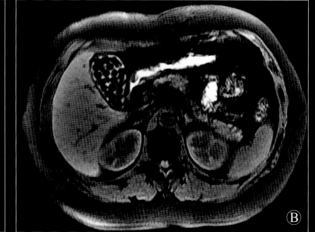

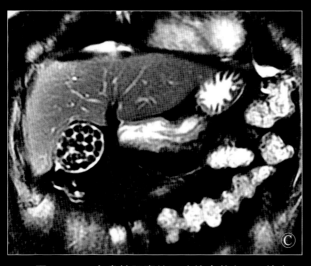

图4-4-4　多发性胆囊结石（蜂窝状）MRI检查

A、B. T_2WI/T_1WI：胆囊轻度扩张，壁稍增厚，胆囊内见多发颗粒状T_1WI及T_2WI低信号影，中央见点状稍高信号影，大小较一致；C. 冠状位：胆囊呈蜂窝状

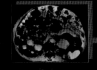

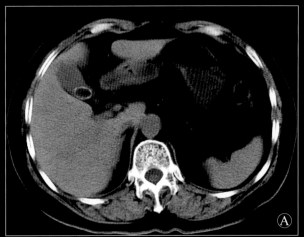

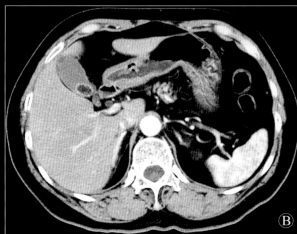

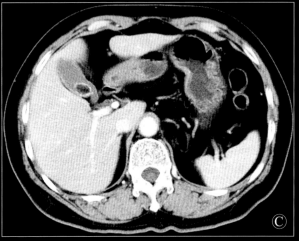

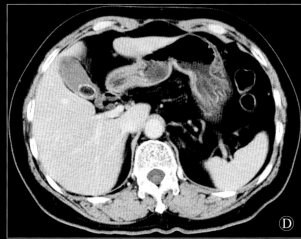

图4-4-5　胆囊结石（单发）CT检查

　　A. 平扫：胆囊形态正常，颈部见一环形高密度影；B、C、D. 动脉期、门静脉期和延迟期：胆囊内环形结节影无强化，胆囊壁轻度强化呈线状稍高密度影

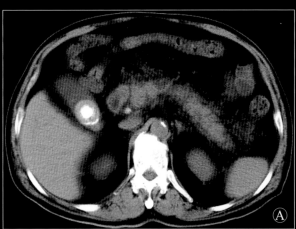

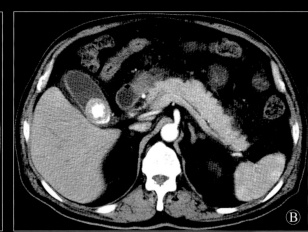

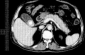

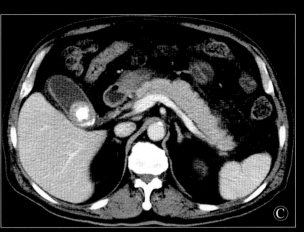
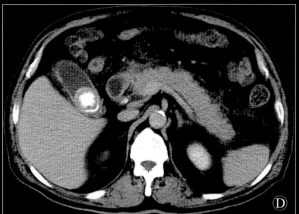

295

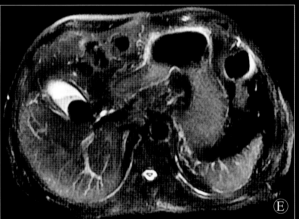
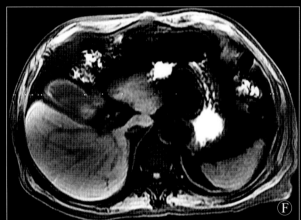

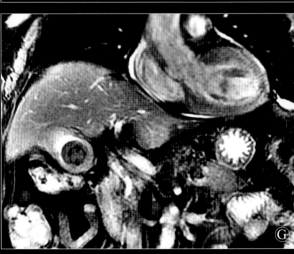
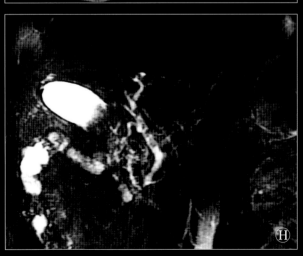

图4-4-6　胆囊炎伴结石CT、MRI检查

A. CT平扫：胆囊稍扩张，颈部见一类圆形"靶样"高密度影，中央密度更高，胆囊周围见低密度影环绕；B、C、D. CT增强（动脉期、门静脉期和延迟期）：胆囊壁见持续强化，结石无强化；E、F. MRI（T$_2$WI、T$_1$WI）：结石呈T$_2$WI低信号、T$_1$WI高信号影，信号欠均匀，伴有胆汁浓缩；G、H. 冠状位及MRCP：胆囊内充盈缺损的结石影，以及肝外胆管多发性小结石

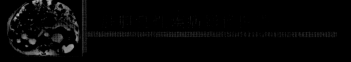

第五节 Mirizzi 综合征

Mirizzi综合征，又叫肝管梗阻综合征，是指因胆囊颈或胆囊管结石嵌顿和（或）其他良性病变压迫肝总管，引起梗阻性黄疸、胆绞痛、胆管炎的临床综合征。

（一）病因及病理

胆囊管与肝总管相邻且平行，两者间隔一层纤维膜，当胆囊结石一旦嵌顿于胆囊管或胆囊颈内，有可能造成对肝总管的压迫，引起肝总管的狭窄梗阻。

Mirizzi综合征是一个连续复杂的病理过程，随着病情的进展，可以分为4个不同的阶段，即4型：①Ⅰ型：胆囊颈或胆囊管结石嵌顿压迫肝总管（又称Mirizzi综合征原型）；②Ⅱ型：形成胆囊胆管瘘，瘘口小于胆总管周径的1/3；③Ⅲ型：瘘口超过了胆总管周径的2/3；④Ⅳ型：胆囊胆管瘘完全破坏了胆总管壁。

（二）临床表现

临床上表现为急性胆管炎、梗阻性黄疸的症状。胆囊管阻塞反复发作，导致胆囊与肝总管炎性粘连，引起狭窄、梗阻，临床症状反复出现，加之结石长期嵌顿，可使胆囊管及肝总管侧壁发生慢性局灶性溃疡、坏死，而引起胆囊胆管瘘。

（三）影像学表现

当胆囊颈或管结石嵌顿，可显示胆囊管扩张；压迫以上肝总管扩张和肝内胆管扩张或不扩张，以下的胆总管正常。

1. CT 主要表现为：胆囊颈或胆囊管增宽，内有充盈缺损影。肝门区多囊多管征和肝门区扩张的胆管壁增厚以及肝门区各结构之间的脂肪间隙显示模糊和消失征象，后者是由于胆囊颈或胆囊管嵌顿结石引起胆囊管扩张、扭曲和胆囊周围炎的表现。

2. MRCP 具有无创伤性、安全简便的优势。表现为肝内胆管扩张，肝总管狭窄，结石嵌顿，梗阻水平一般在胆囊管。三维重建图像类似于直接胆胰管造影片，具有多方位旋转、多角度观察等优点。

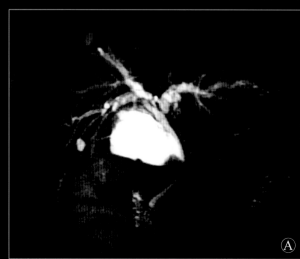

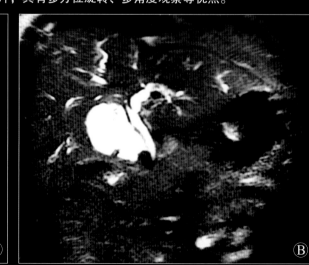

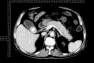

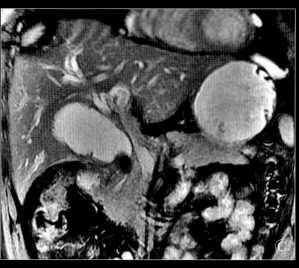

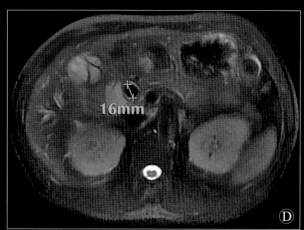

图4-5-1　Mirizzi 综合征MRI 检查

A. MRCP像；B. 薄层像；C. 冠状位像：胆囊扩张，壁增厚，胆囊颈部见一类圆形低信号影，压迫邻近胆总管，仅胆管左侧缘依稀可见，压迫以上肝内外胆管轻度扩张；D. T₂WI：胆囊颈部充盈缺损影

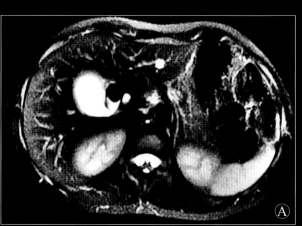

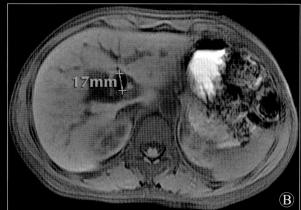

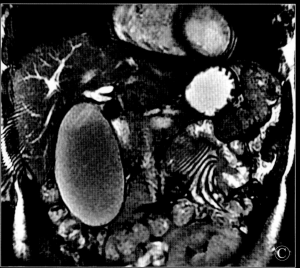

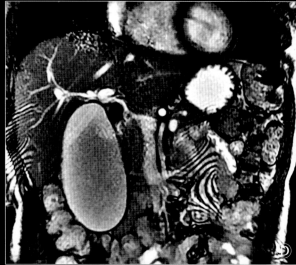

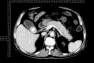

297

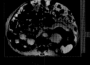

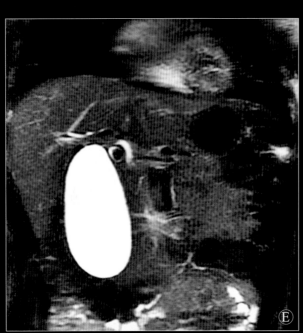

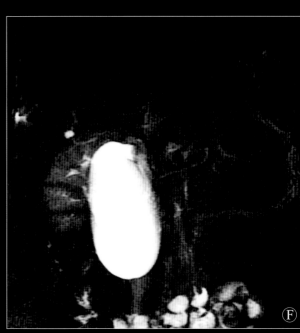

图4-5-2 Mirizzi综合征MRI检查

A、B. 横断面（T₂WI/T₁WI）：胆囊颈部见一类圆形低信号影，压迫邻近胆总管；C、D、E、F. 冠状位和MRCP：胆囊明显扩大，张力高，胆囊管增粗，其内见一颗粒状低信号影，压迫肝总管

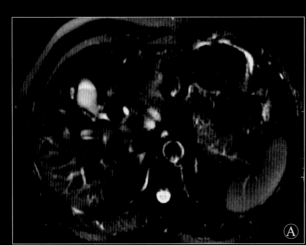

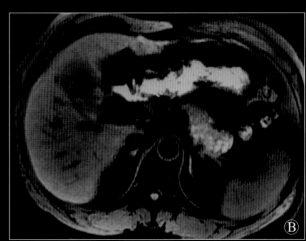

A、B. 横断面（T$_2$WI/T$_1$WI）：胆囊形态正常，壁增厚，颈部见一圆形低信号影，压迫邻近胆总管

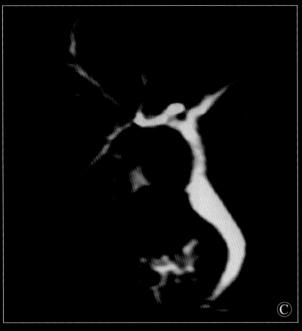

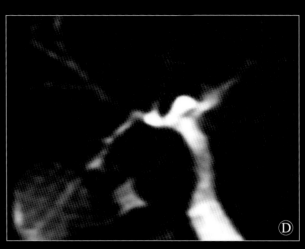

图4-5-3 Mirizzi综合征MRI检查

A、B. 横断面（T$_2$WI/T$_1$WI）：胆囊形态正常，壁增厚，颈部见一圆形低信号影，压迫邻近胆总管；C、D. MRCP：胆囊颈部充盈缺损，肝总管见弧形压迹

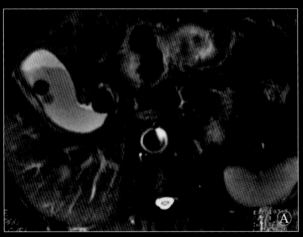

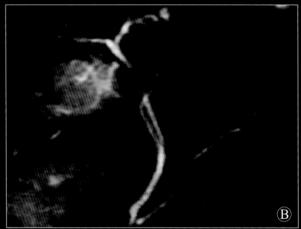

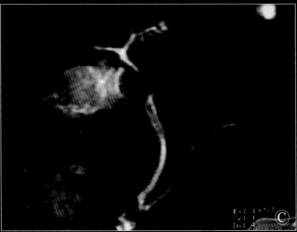

图4-5-4 Mirizzi综合征 MRI检查

A. T$_2$WI：胆囊扩张，壁增厚，胆汁浓缩，胆囊颈底部见数枚颗粒状低信号影；B、C. MRCP：胆囊管较长且低位汇合，颈部结石轻度压迫肝总管

第五章
胆管炎性疾病

ATLAS OF BENIGN HEPATOBILIARY DISEASE

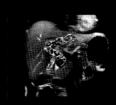

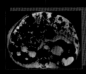

第五章
胆管炎性疾病

第一节　硬化性胆管炎

原发性硬化性胆管炎又称狭窄性胆管炎，是一种进行性的胆管病变，其特征是肝内外胆管因纤维化性炎症而逐渐狭窄，并最终导致闭塞，从而发展为胆汁性肝硬化、门脉高压和肝功能衰竭。病因尚不明确，可能与遗传因素、免疫功能失调、感染及毒素有关。

（一）病理表现

80%的病变累及包括胆囊在内的整个胆道系统，20%仅局限于肝外胆道系统，表现为胆管壁增厚，管腔狭窄（内径可<2 mm），胆管外径变化不明显。基本病理变化为黏膜下层与浆膜下层的炎症和纤维化，特征表现为"洋葱皮"样纤维化，纤维组织围绕小胆管呈同心圆样排列。肝内胆管受累时，可出现胆管周围炎症及纤维化、门静脉炎症和门静脉周围纤维化，并可见小叶中心性胆汁淤积及肝细胞界板部分破坏，后期可发生胆汁性肝硬化和门脉高压。

（二）临床表现

多见于年轻男性，偶见于新生儿及高龄患者，男女之比约为3∶2，常合并炎症性肠病，尤其是溃疡性结肠炎。起病一般较隐匿，临床症状可有进行性加重的乏力、皮肤瘙痒和黄疸，少数患者可有右上腹痛及发热，后期出现肝硬化、门脉高压、腹水等，患者多死于肝功能衰竭。

多数患者有碱性磷酸酶的升高并伴有转氨酶的轻度升高，血清胆红素也可有不同程度的升高，抗线粒体抗体阴性。

（三）影像学表现

1. CT　肝内胆管扩张表现为散在分布不连续、不规则、串珠状扩张，这种跳跃式扩张反映了胆管的多灶性狭窄，狭窄段管壁增厚，并可见由于胆管闭塞致分支减少而表现为类似于修剪过的树枝，即"修剪征"。病变局限于肝外胆管者，表现为低位梗阻，受累胆管壁增厚，近端胆管扩张。增强后增厚的管壁明显强化。合并结石者少见，但易合并胆管癌。后期可出现肝硬化、门脉高压、腹水等。

2. MRI　典型表现为肝内外胆管不规则、多发局部狭窄及扩张，部分胆管树呈串珠状，MRCP二维及三维图像相结合能更好地显示胆管硬化的征象（如胆管走行僵直、管壁僵硬）以及胆管的狭窄及扩张情况。

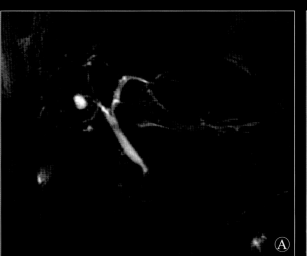
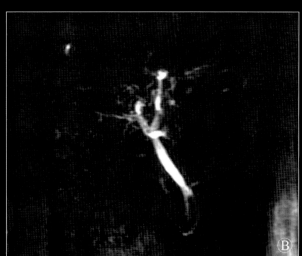

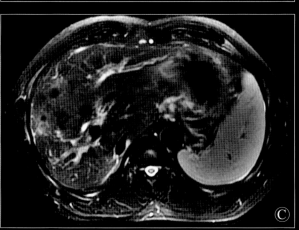
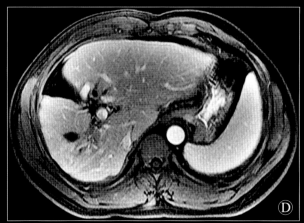

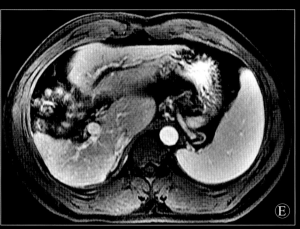

图5-1-1 硬化性胆管炎MRI检查

A、B. MRCP：肝内胆管粗细不均，局部呈小囊状轻度扩张，肝外胆管无扩张；C. T₂WI：肝内胆管轻度扩张，壁增厚，胆汁信号减低；D、E. 门静脉期：增厚的胆管壁轻度强化

304

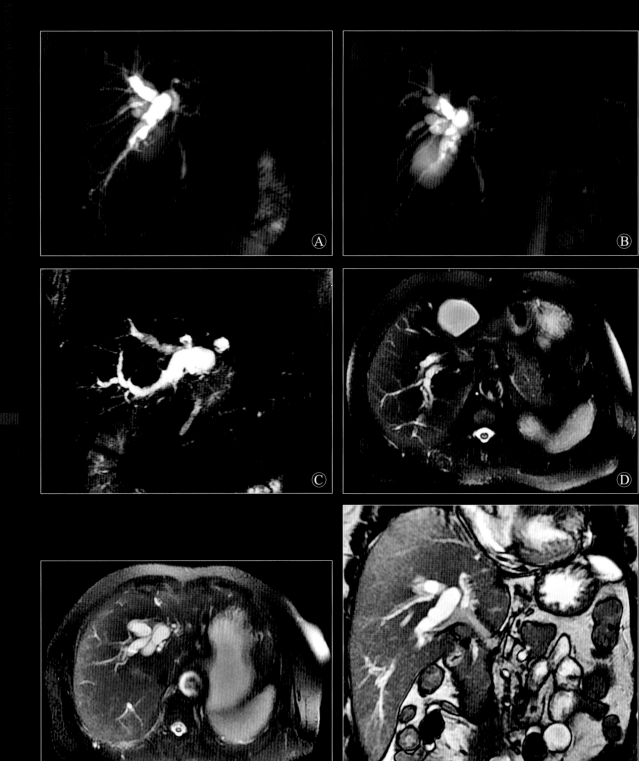

图5-1-2　肝门部硬化性胆管炎MRI检查

A、B、C. MRCP：肝内胆管扩张，肝门部胆管显示不清，胆总管显示正常；D、E. T$_2$WI：肝内胆管扩张；F. 冠状位：肝总管未能显示

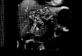

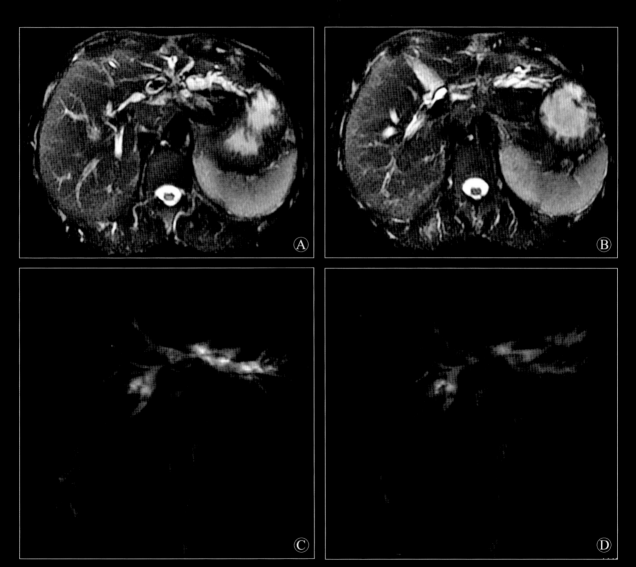

☼ 患者CA-19-9：283.7 U/ml。术前误诊：肝门部胆管癌可能。切除肝总管。大体病理：胆管壁增厚变硬。镜下：胆管周围腺体和纤维组织增生，伴炎性细胞浸润。
病理诊断：硬化性胆管炎。

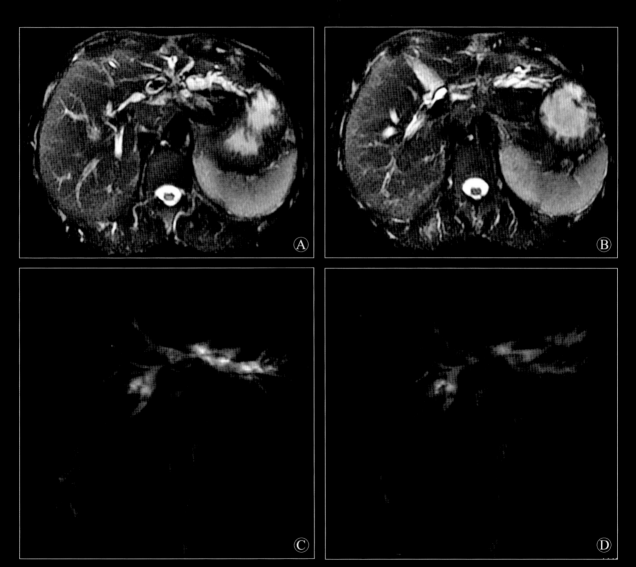

图5-1-3　左肝内胆管结石伴硬化性胆管炎MRCP检查

A、B. T₂WI：左肝内胆管粗细不均，伴不规则扩张，内有多发性充盈缺损影；C、D. MRCP：左肝内胆管分段性狭窄和扩张，小胆管僵直，右肝内胆管分支稀少且僵硬，肝外胆管轻度扩张伴充盈缺损

☼ 左肝外叶切除。
病理诊断：左肝内胆管结石，硬化性胆管炎。

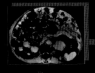
第二节　胆管良性狭窄

胆管良性狭窄是指胆管损伤和复发性胆管炎所致的胆管腔瘢痕性缩窄。

引起胆管狭窄的病因繁多，最常见的病因是胆囊切除术中直接或间接的胆道损伤（医源性胆管损伤）；其次为结石和感染，受累胆管因反复炎症、胆盐刺激，导致纤维组织增生、管壁增厚及管腔缩窄；术后发生的胆总管创伤性神经瘤亦可引起胆管狭窄，为胆管受损后支配胆管的神经纤维过度增生所致。其他病因如肝移植术、慢性胰腺炎、上腹部外伤、硬化性胆管炎、Mirizzi综合征和一些引起胆管缺血的血管性疾病等均可导致胆管狭窄。

狭窄部位从肝内小胆管至胆总管下端均可发生，但以左右肝管、肝门部胆管及肝总管较常见，狭窄可呈环形、线样及鸟嘴样，甚至完全闭塞，以环形狭窄多见。狭窄严重时可引起一侧肝叶萎缩及胆汁性肝硬化。

患者多有胆道、上腹部手术或外伤史，或反复发作的胆管炎病史，临床以上腹痛、黄疸及发热多见。血常规可见中性粒细胞升高。

诊断胆管狭窄以ERCP、PTC胆道造影及MRCP检查为好。以上检查均可显示狭窄部位及长度。

（一）临床表现

患者常有胆道等手术史，术后出现胆漏及胆汁性腹膜炎，可有不同程度黄疸，高热寒战、恶心呕吐等症状。

（二）影像学表现

综合影像学检查可显示狭窄部位及形态、狭窄以上胆管扩张的程度和范围、结石的形态、吻合口狭窄及周围脏器情况等。

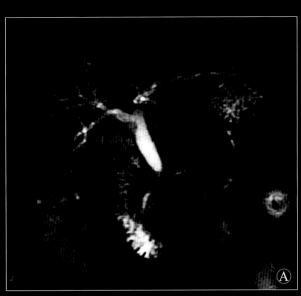
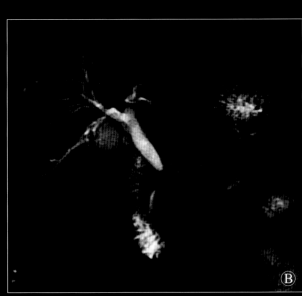

图5-2-1　肝内胆管及胆囊多发性细小结石，胆总管中段线样狭窄MRCP检查

A、B. MRCP（不同角度）：胆总管中段线状狭窄，狭窄以上肝内外胆管轻度扩张，胆总管下段无扩张

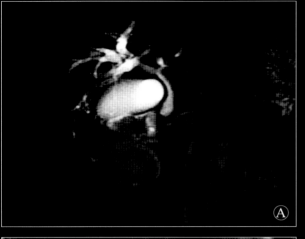
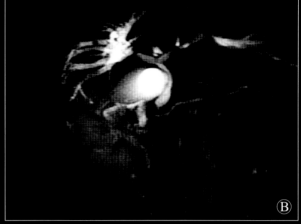

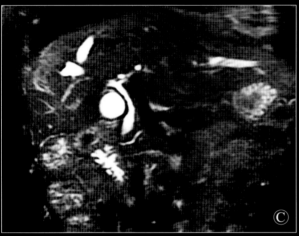
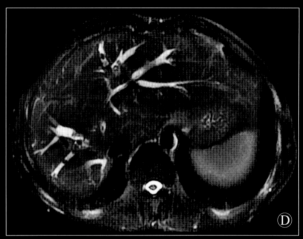

图5-2-2　胆总管下段狭窄MRCP检查（肝内胆管结石）

A、B．MRCP：肝内胆管扩张，右肝内胆管扩张较显著，扩张胆管内见小颗粒状低信号影；肝外胆管亦轻度扩张；C．薄层：胆总管中段轻度囊状扩张，胆总管下段轻度狭窄；D．T₂WI：肝内胆管轻度扩张，伴多发小颗粒状低信号结石影

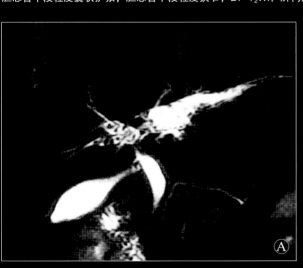
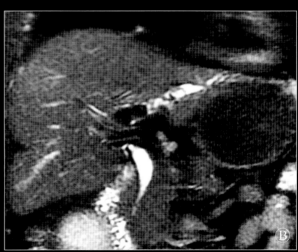

图5-2-3　胆总管下段狭窄MRCP检查（肝内多发性结石）

A、B．MCRP，薄层：肝内胆管明显扩张，伴多发小颗粒状低信号影，肝门部胆管显示欠清，胆总管中上段轻度增粗，下段逐渐狭窄、变细

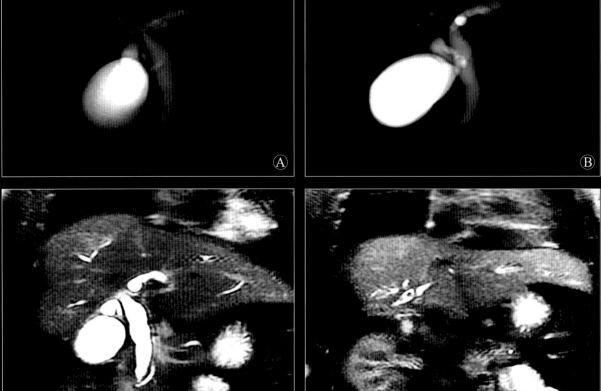

图5-2-4　肝门部狭窄MRCP检查（肝内胆管结石）

A、B. MRCP：肝内胆管轻度不均匀扩张，左肝内胆管更明显，肝门部胆管局部稍变细；肝外胆管明显增粗；C、D. 薄层：肝门部胆管显示不清，肝内胆管内可见小结节充盈缺损的结石影

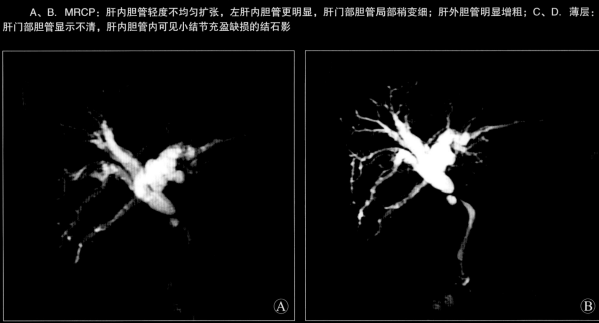

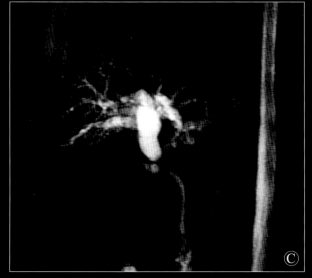

图5-2-5　胆总管狭窄MRCP检查（胆囊切除术后）

A、B、C. MRCP（不同角度）：肝总管与胆总管交界区域截断，截断以上肝内外胆管明显扩张，胆总管无扩张

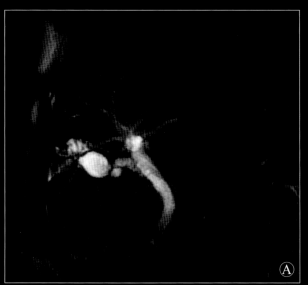

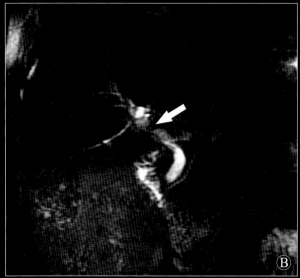

图5-2-6　肝总管狭窄MRCP检查（胆囊切除术前、术后比较）

　　A. 术前（2010年1月12日）：肝内胆管轻度扩张，肝外胆管明显增粗，胆囊形态不规则，底部呈多囊状，胆囊管增粗；B. 术后（2010年11月25日）：肝内胆管无明显扩张，肝门部胆管稍增粗，肝总管局部变细（箭头），胆总管增粗

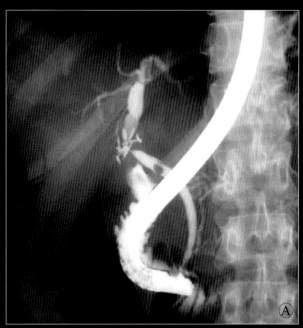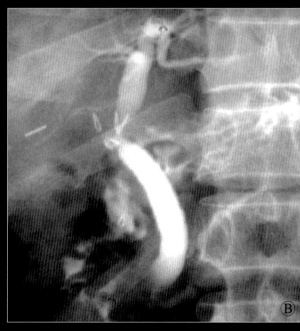

图5-2-7　腹腔镜胆囊切除术后ERCP检查

A、B.（不同的2个病例）：胆囊缺如，肝总管局部狭窄区见数枚金属夹影，狭窄以上肝内外胆管轻度扩张

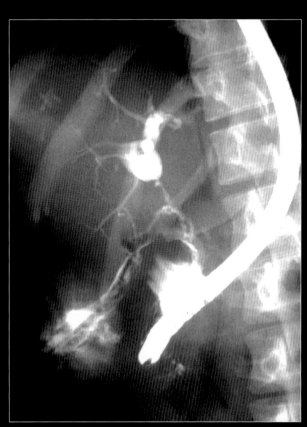

图5-2-8　胆道术后感染引起狭窄ERCP检查

ERCP造影：肝总管不规则狭窄，狭窄以上左右肝管扩张，肝内胆管远端无扩张，造影剂从T管外渗

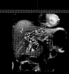

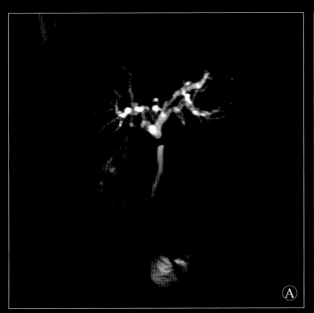
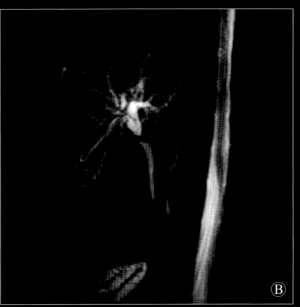

图5-2-9　胆囊切除术后胆管狭窄MRCP检查

A、B. MRCP示肝总管局部狭窄呈线状，狭窄以上肝内外胆管轻度扩张，信号欠均匀，胆总管无扩张

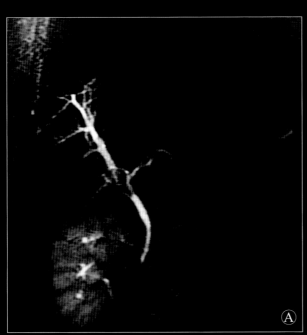
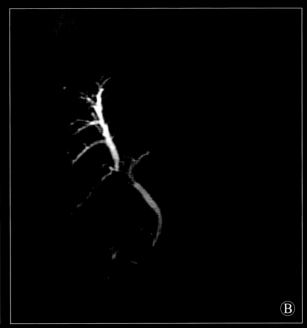

图5-2-10　胆囊切除术后胆管狭窄MRCP检查

A、B. MRCP：右肝管局部线样狭窄，其远端右肝胆管轻度扩张，左肝及肝外胆管无明显扩张

第三节　胆管结石

　　胆管结石分为原发性和继发性。原发性胆管结石是指在胆管内形成的结石，继发性胆管结石为胆囊结石排至胆管者。根据结石所在部位分为肝内胆管结石和肝外胆管结石。肝内胆管结石为发生于左右肝管汇合部以上的结石，肝外胆管结石可来自于肝内胆管、胆囊或直接形成。肝内、外胆管结石可单独存在或同时发生，并可

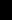

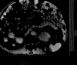

合并胆囊结石。

（一）病理表现

肝内胆管结石常为含大量胆红素钙的色素性混合结石，由胆红素、胆固醇、脂肪酸与钙组成，形态不规则，可呈泥沙样，棕黑色，质软易碎。其形成机制与胆管细菌感染及胆汁淤滞有关，肝脏产生的内源性β葡萄糖醛酸酶及细菌产生的外源性β葡萄糖醛酸酶使可溶性结合型胆红素分解，变成不溶性的非结合型胆红素，后者与胆汁中的钙离子结合形成胆红素钙，从而沉淀析出，在胆汁淤积时，这种反应可较长时间存在。另外，胆固醇、脂肪酸在胆汁中的溶解性也起一定作用。

（二）临床表现

肝内胆管结石可无症状，或仅表现为上腹部轻度不适。但在急性期，则可出现急性化脓性胆管炎的症状。肝外胆管结石的临床表现主要取决于有无梗阻及感染。当结石遍及肝内外胆道系统时可出现胆汁性肝硬化、肝萎缩、肝脓肿等严重并发症。

（三）影像学表现

1. CT　含钙结石在扩张的低密度胆管内呈等或高密度影，以高密度结石多见，结石形态可为圆形、椭圆形及不规则形，部分可形成与胆管形态一致的铸型结石。胆管壁可增厚，增强后有强化。肝内胆管结石可呈散在性或区域性分布，区域性分布最常见于左外叶及右后叶，合并感染和长期反复发作可引起相应的肝叶、段或全肝纤维化及萎缩。肝外胆管结石可引起胆管系统的扩张及梗阻，又由于感染及胆汁淤滞，大量的结石在胆管内形成，可以充满管腔，而无低密度胆汁影；当结石与胆管壁不接触可形成"靶征"；当结石与胆管壁部分接触可形成"新月征"。胆固醇结石在CT上难以显示，间接征象可表现为胆管的扩张及突然中断，但须除外肿瘤可能。

2. MRI　胆道结石在T_1WI及T_2WI可表现为无信号、低信号、混杂信号及高信号影，这与结石的成分有关。在T_1WI上呈高信号、T_2WI呈低信号的结石较多见。伴发的改变有胆管扩张及胆管壁的增厚等。MRCP可显示整个胆管树，对胆管系统结石的大小、形态、数目、梗阻部位和胆管扩张程度可提供可靠的诊断依据。但MRCP仍有一定的局限性，二维厚层成像技术对于小结石容易因部分容积效应而难以检出；另外，胆管内结石要注意与胆管内气泡、血块、胆管局限性扭曲、胆囊窝的手术银夹、毗邻胃十二指肠动脉斜穿时引起的信号缺失等区别。MRCP三维薄层成像技术有助于显示小结石以及与上述容易造成误诊的其他病因相鉴别。

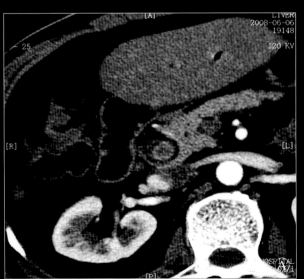
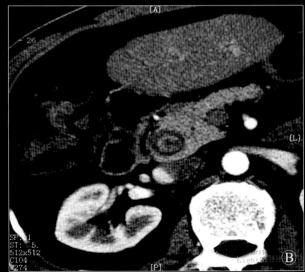

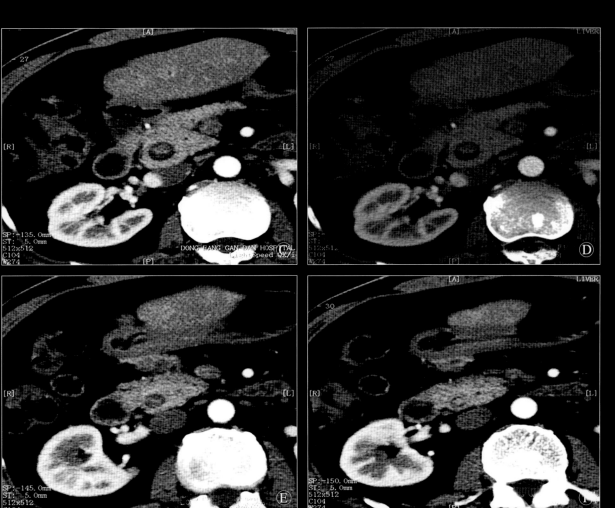

图5-3-1　胆总管下段结石CT检查

A、B、C、D、E、F. 动脉期（不同层面5 mm间距）显示胆总管增粗，壁光滑，其内见一类环形高密度结节影，密度欠均匀，边界清楚

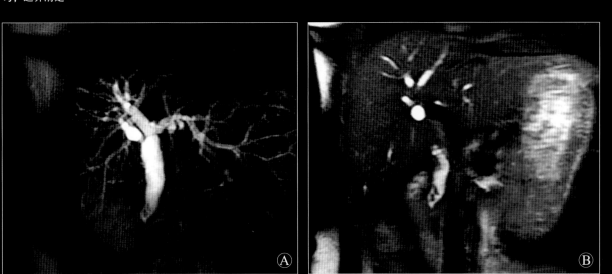

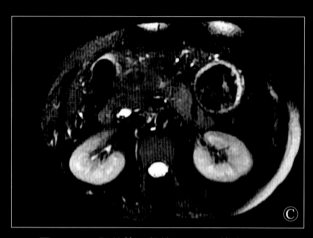

图5-3-2 胆总管下段结石MRCP检查

A、B. MRCP（厚层、薄层）：胆总管下段2枚小颗粒状低信号影；C. T$_2$WI：胆总管下段高信号内可见小结节样充盈缺损影

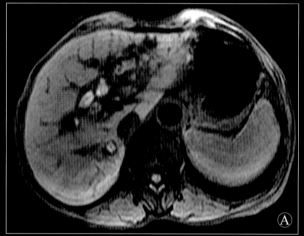

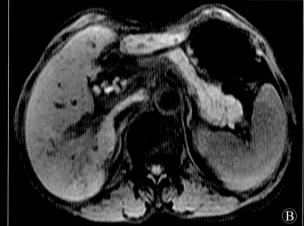

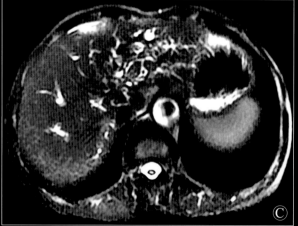

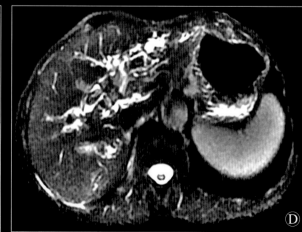

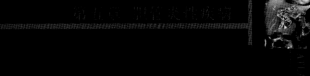

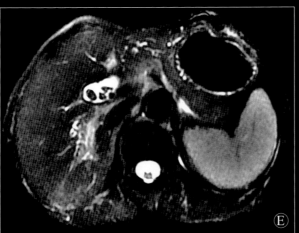

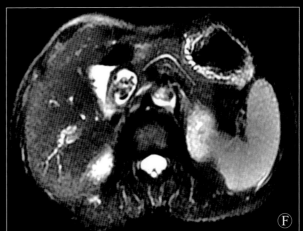

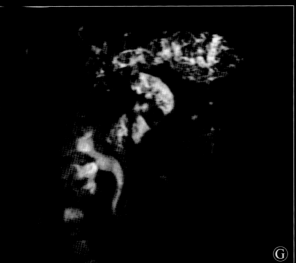

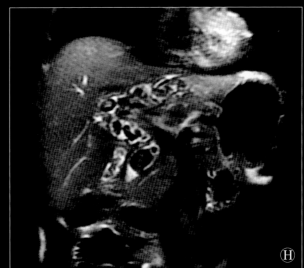

图5-3-3 肝内胆管多发性结石MRCP检查

A、B、C、D、E、F. 肝内外胆管明显扩张，扩张胆管内见多发大小不等的颗粒状T₁WI高信号、T₂WI低信号影；G、H. MRCP：肝内外胆管全程扩张，壁稍增厚，伴多发颗粒状低信号影，胰管无扩张

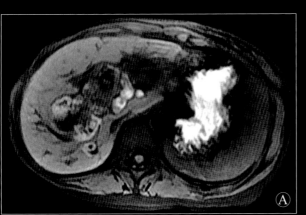

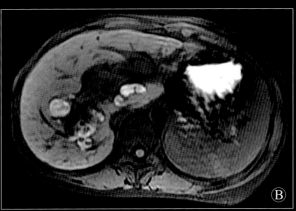

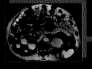

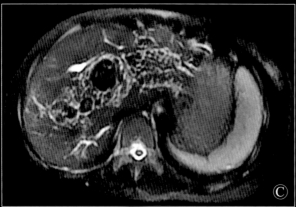

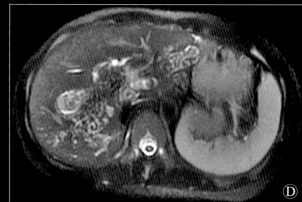

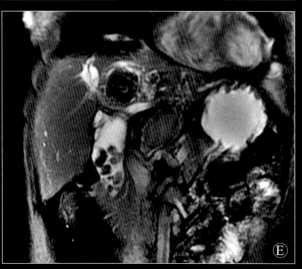

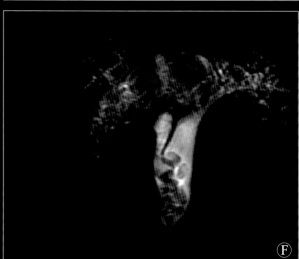

316

图5-3-4　肝内胆管外多发性结石MRCP检查（A、B为T₁WI，C、D为T₂WI）

A、B、C、D. 肝内外胆管明显扩张，右肝胆管扩张更明显，肝内胆管内见多发大小不等的颗粒状T₁WI高信号、T₂WI低信号影；E、F. 冠状位和MRCP：肝内外胆管明显扩张伴多发颗粒状低信号影

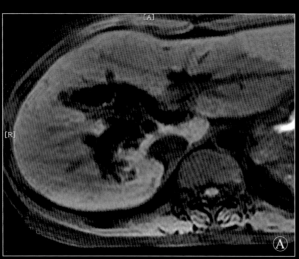

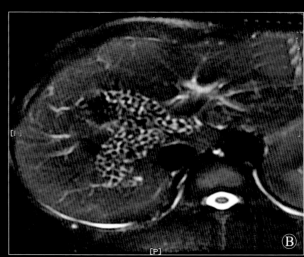

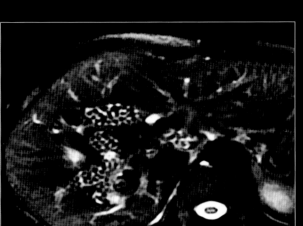
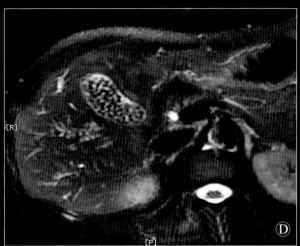

图5-3-5 肝内胆管及胆囊多发性结石（蜂窝状）MRI检查

A（T₁WI）、B~D（T₂WI）：显示右肝及尾叶胆管增粗，其内及胆囊内见多发弥漫分布的小颗粒状低信号结石影

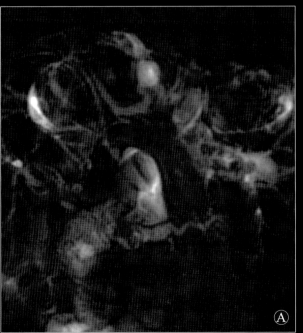
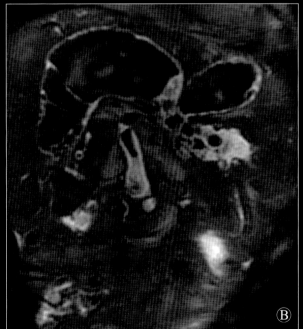

317

图5-3-6 肝内外胆管多发性结石MRCP检查

A、B. MRCP示肝内外胆管明显增粗，其内见多发铸型及颗粒状低信号结石影，肝内胆管远端扩张不明显；肝外胆管及胰管亦增粗，其内可见数枚颗粒状低信号结石影

第六章
胆系良性肿瘤

ATLAS OF BENIGN HEPATOBILIARY DISEASE

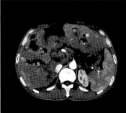

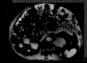

第六章
胆系良性肿瘤

第一节　胆囊息肉样病变

胆囊息肉样病变是指一组由胆囊壁向腔内突出的局限性病变，病因复杂，与胆囊炎、胆囊结石及胆固醇代谢异常均密切相关。该病的种类较多，按病理特点分为良性非肿瘤性（瘤样病变）息肉和良性（真性）肿瘤性息肉。前者主要有胆固醇性息肉、肉芽肿性息肉、腺肌增生症；后者主要为腺瘤性息肉等。临床上以胆固醇性息肉最常见，其次为腺瘤性息肉。

（一）病理表现

1. 胆固醇性息肉　它是胆固醇沉着于胆囊黏膜固有膜的巨噬细胞内，逐步向黏膜表面突出，促使黏膜上皮增生、罗–阿窦增多及肌层增厚而形成息肉。胆固醇息肉为多发性小息肉，主要位于胆囊底部，少数位于胆囊颈部，无蒂，质脆，无血供，易与黏膜分离，不伴有肠化生和不典型增生，无癌变倾向。无明显症状，一般无须手术治疗。

2. 肉芽肿性息肉（炎性息肉）　为炎症刺激所致，为单发或多发的广基纤维性结节，直径很少超过 1 cm，其成分为毛细血管、成纤维细胞及炎性细胞，息肉周围的胆囊有明显炎症，目前尚无癌变报道。常与急、慢性胆囊炎或黄色肉芽肿性胆囊炎及胆囊结石并存，易引起上腹痛，应手术治疗。

3. 腺瘤性息肉　它是胆囊上皮源性良性真性肿瘤，与慢性胆囊炎、胆囊结石有关。长期刺激可促进胆囊腺瘤的发生和发展；腺瘤也可在胆囊腺肌瘤样增生的基础上发生；胆总管下端的畸形导致胰液反流而引起的慢性炎症和上皮化生也与胆囊腺瘤有一定关系。依据其组织学特点，可分管状腺瘤、乳头状腺瘤及管状乳头状腺瘤。以管状腺瘤最为常见，通常为分界清楚的结节，表面光滑，瘤组织由管状腺体组成，通常位于固有膜内；乳头状腺瘤呈细乳头状和分叶状，由乳头状腺管组成，其上皮细胞胞质内很少或无黏液分泌；管状乳头状腺瘤由管状腺体和乳头状结构组成，两种成分至少各占20%以上。

（二）临床表现

胆囊胆固醇息肉和肉芽肿息肉无特异临床症状，好发于中青年，主要症状为上腹部隐痛。胆囊腺瘤多见于中老年女性，常无明显临床症状，单发多见，可有蒂或无蒂，多位于胆囊体、底部，少数在胆囊颈部。胆囊腺瘤具有癌变潜能，是癌前病变，恶变率与瘤体大小有关，随瘤体增大而增高，瘤体直径在10 mm以下者极少癌变；单发，直径大于10 mm，有癌变可能。有

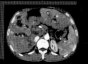

以下情况时应及时手术：单发，直径大于10 mm，有广基底，病变增长快，患者年龄大于50岁，合并结石等情况。

鉴别诊断：较大的腺瘤样息肉需要与胆囊癌鉴别，后者通常有胆囊壁的破坏。

（三）影像学表现

1. CT 腺瘤性息肉表现为胆囊内小颗粒状或小结节样向腔内的突起，增强后有强化，形态可规则或不规则，随着体积的增大，其形态趋向不规则。

2. MRI 与CT相似，在T_1WI上呈低信号结节，T_2WI上呈低信号的充盈缺损影（胆汁为高信号），增强后轻度到中度强化。

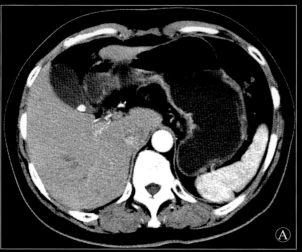
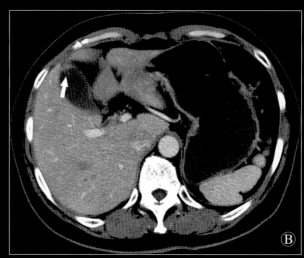

图6-1-1 胆囊腺肌病，胆固醇性息肉，胆囊结石CT检查

A. 动脉期：胆囊底部见细颗粒状轻度强化影，大小约0.2 cm，颈部可见一小圆形高密度结石；B. 门静脉：其中胆囊底部帽状软组织影（腺肌病）伴向腔内突出，隐约显示的软组织息肉结节影（箭头），大小约 0.4 mm

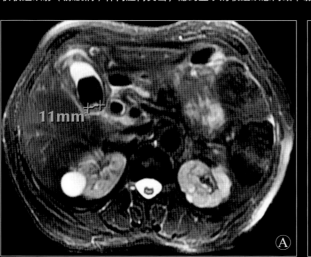
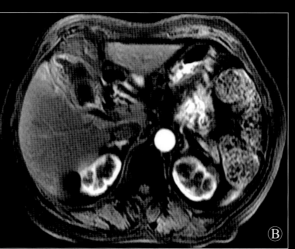

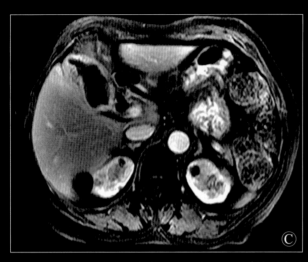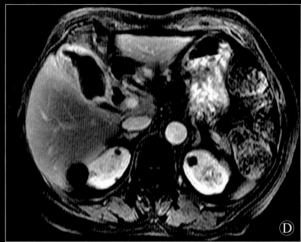

图6-1-2　慢性胆囊炎、腺肌病、胆固醇性息肉伴结石MRI检查

A. T₂WI：胆囊壁增厚以底部显著（腺肌病），胆囊腔变小，可见方形充盈缺损影（结石）及颈部乳头状突出，大小约1 cm（息肉）；B. 动脉期：乳头突起轻度强化；C、D. 门静脉期和延迟期：突出的软组织息肉结节呈稍低信号影（低于胆囊壁）

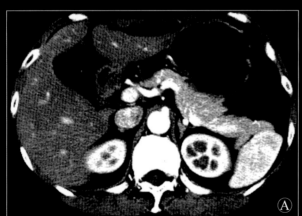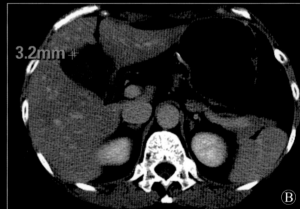

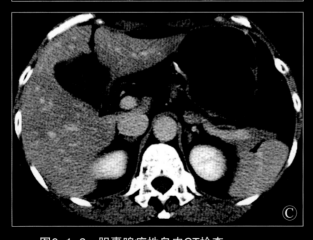

图6-1-3　胆囊腺瘤性息肉CT检查

A. 动脉期：胆囊底部见细颗粒状轻度强化影；B. 延迟期：病灶（3.2 mm）呈略高密度，与胆囊壁密度相仿；C. 延迟期（与B为同一层面）：肝胆分界清楚，胆囊壁光滑，胆囊周围无积液

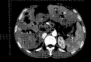

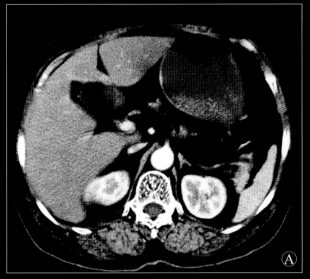
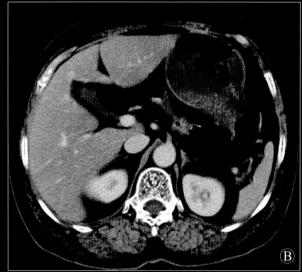

图 6-1-4　胆囊小腺瘤性息肉CT检查

A. 动脉期：胆囊底部2枚细颗粒状轻度强化；B. 门静脉期：息肉显示欠清

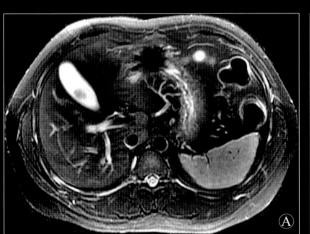
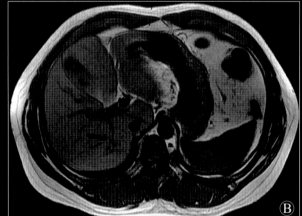

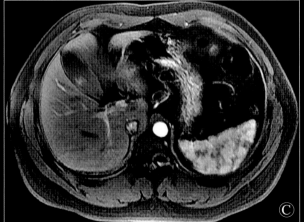
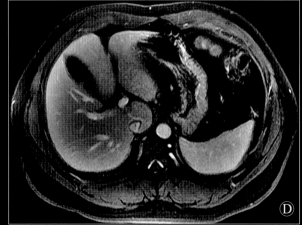

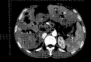

323

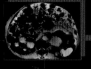

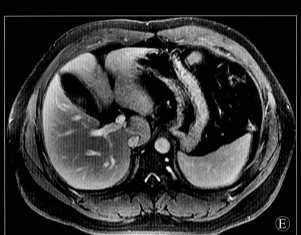

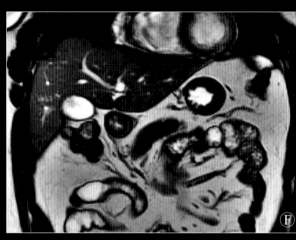

图6-1-5 慢性胆囊炎、腺肌病、腺瘤性息肉MRI检查

A. T₂WI：胆囊体部一结节状相对低信号影，边界欠清；B. T₁WI：病灶呈低信号，胆囊底部尚见一细颗粒状稍高信号影；C. 动脉期：病灶轻度均匀强化；D. 门静脉期：病灶强化稍减退，边界不清；E. 延迟期：与门静脉期类似；F. 冠状位：胆囊壁增厚，胆囊内见不规则结节状相对低信号影

病理：胆囊体部息肉，直径1.5 cm，有蒂与胆囊黏膜相连。

诊断：慢性胆囊炎，腺肌病，腺瘤样息肉。

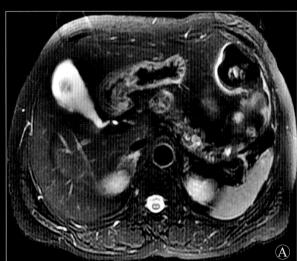

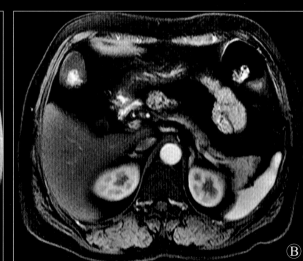

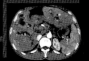

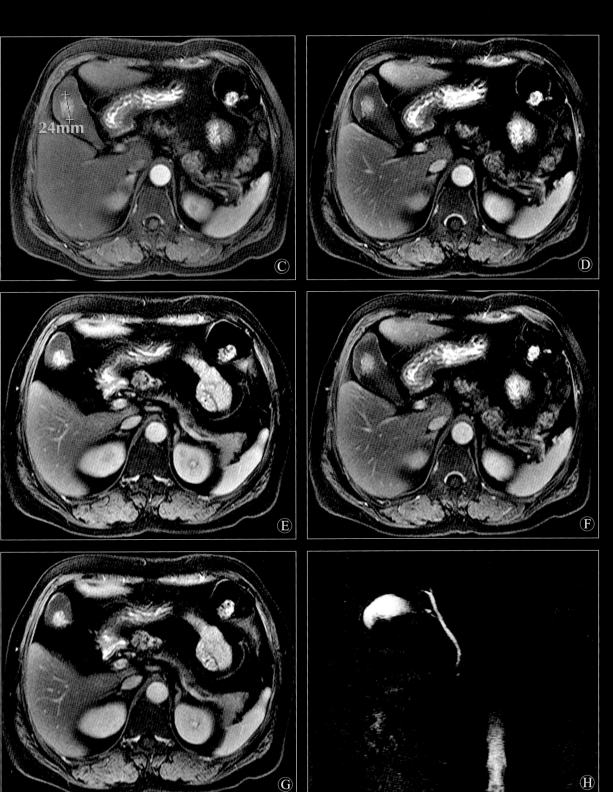

图6-1-6 胆囊腺瘤性息肉MRI检查

A. T₂WI：胆囊底部内见一不规则结节状相对低信号影，边界不清。肝胆分界清楚；B、C. 动脉期：病灶明显较均匀强化；D、E. 门静脉期：与动脉期类似，病灶强化未明显减退；F、G. 延迟期：与动脉期类似，病灶强化未见明显减退；H. MRCP：胆囊形态正常，壁光滑，底部内见结节状低信号影，边界不清；肝内外胆管无扩张手术：胆囊内有一结节样组织（2 cm×1.5 cm）。病理：胆囊腺瘤性息肉（3 cm×2 cm×1 cm）。

该病例肿块较大，需与胆囊癌相鉴别，后者常有胆囊壁的破坏。

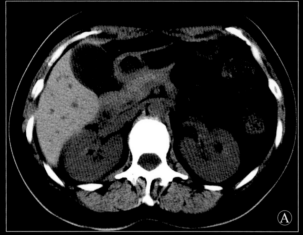

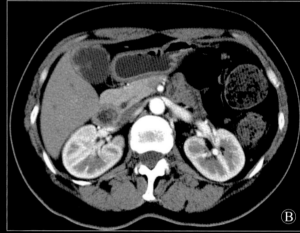

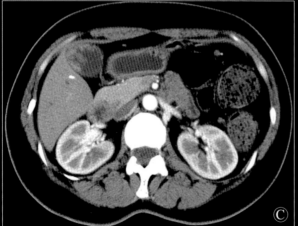

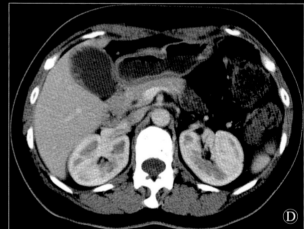

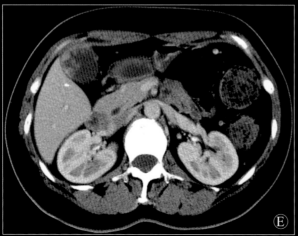

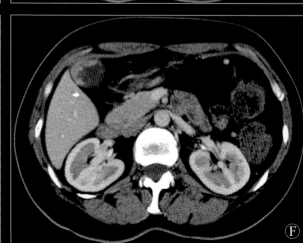

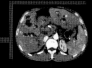

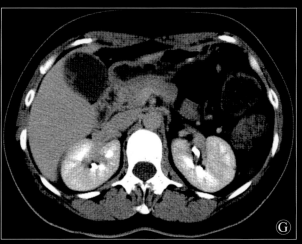

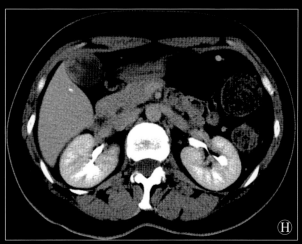

图 6-1-7　胆囊腺瘤性息肉CT检查

　　A. 平扫：胆囊壁稍增厚，胆囊内见多发颗粒状等密度影；B、C. 动脉期：病灶明显较均匀强化，形态不规则；D、E、F. 门静脉期：病灶强化稍减退；G、H. 延迟期：病灶呈不规则片状及小颗粒状等密度影

　　患者女性，37岁。超声检查示胆囊底部数枚不规则团状强回声，并相互融合，后方无声影。诊断：胆囊占位。CT诊断胆囊癌可能。术中见胆囊底部一质地较软的突起物。

　　病理诊断：胆囊管状腺瘤伴低级别上皮内瘤变及腺肌病。

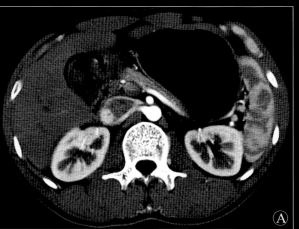

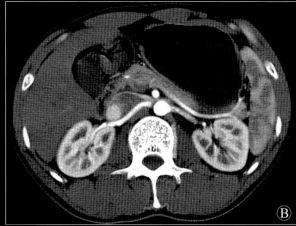

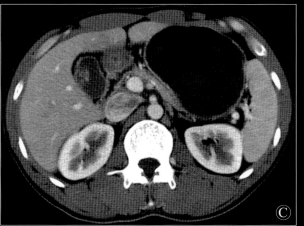

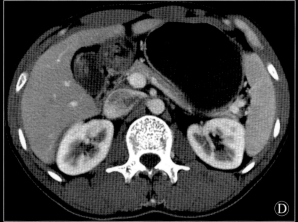

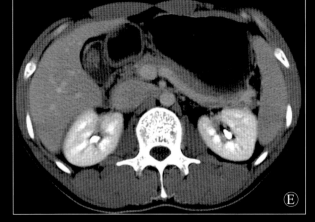

图 6-1-8　胆囊腺瘤性息肉CT检查

　　A、B. 动脉期：胆囊壁增厚，胆囊内见结节状高密度影，密度欠均匀，边界不清，形态不规则；C、D. 门静脉期：病灶进一步强化；E. 延迟期：病灶呈较均匀高密度影

　　患者男性，33岁。超声检查示胆囊底部团状强回声，后方无声影。术中见胆囊内3 cm占位。病理诊断：慢性胆囊炎伴腺瘤性息肉。

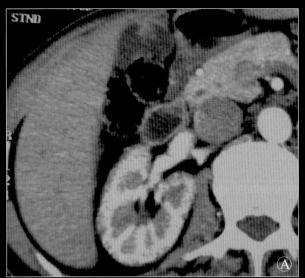

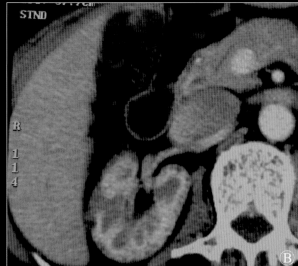

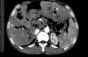

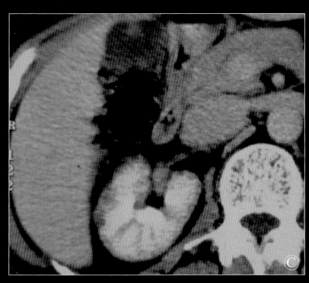

图 6-1-9　胆囊腺瘤性息肉CT检查

A. 动脉期：胆囊底部见结节状高密度影，形态不规则，边界不清，轻度强化；B. 门静脉期：病灶进一步强化；C. 延迟期：病灶仍呈较均匀高密度影

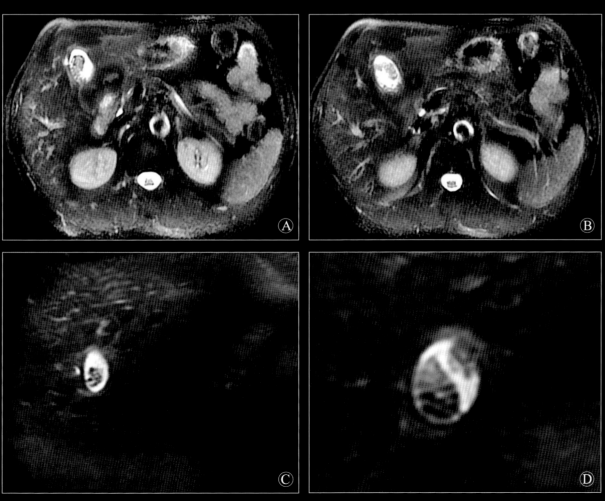

图 6-1-10　胆囊多发性小结石，胆囊管状腺瘤MRI检查

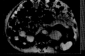

A、B. T$_2$WI：胆囊内见一较大的结节（腺瘤）突向腔内，伴多发性小结节（结石）；C、D. 冠状位（薄层MRCP）：囊腔内规则的充盈缺损影

病理诊断：胆囊管状腺瘤，局部低级别上皮内瘤变。

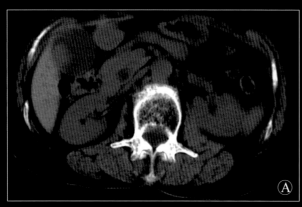
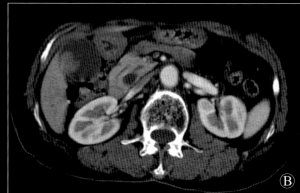
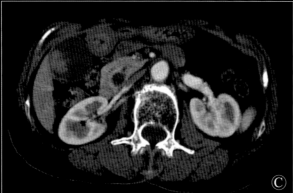
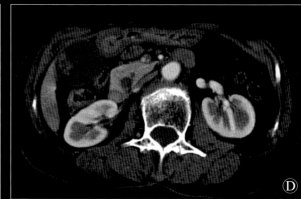
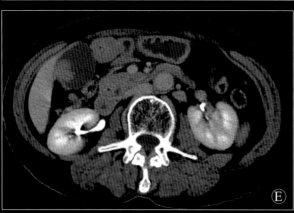
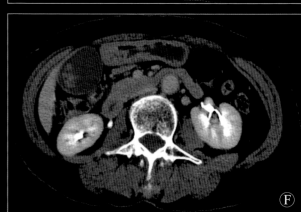

图 6-1-11　胆囊管状腺瘤CT检查

A. 平扫：胆囊内可见向腔内突起的结节状软组织影；B、C、D. 动脉期：病灶形态不规则，略有强化；E、F. 延迟期：病灶仍呈稍高密度影

手术所见：病灶大小为2.5 cm×2.8 cm，有细蒂与囊壁相连。

病理诊断：胆囊管状腺瘤，局部高级别上皮内瘤变。

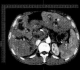

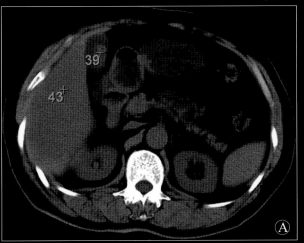

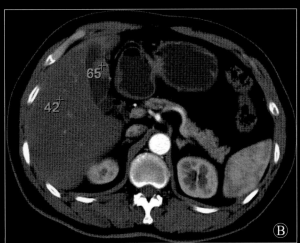

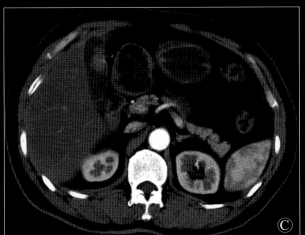

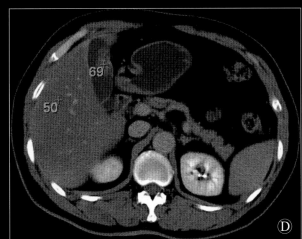

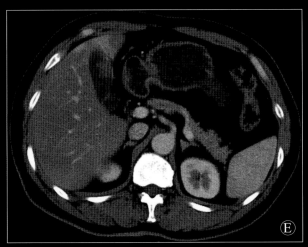

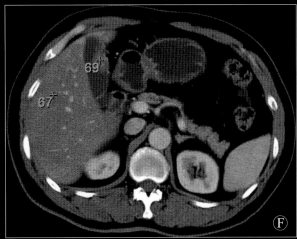

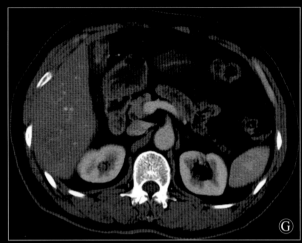
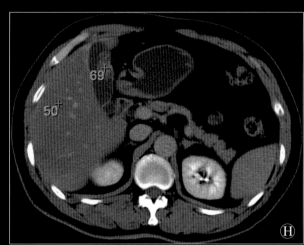
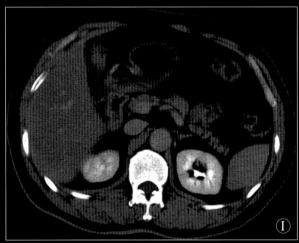
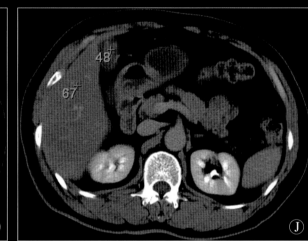

图 6-1-12　胆囊管状腺瘤局部癌变CT检查

A. 平扫：胆囊内可见向腔内突起的结节状软组织影；B、C、D. 动脉期：病灶形态呈菜花样，略有强化，基底较宽；E、F、G. 门静脉期：病灶强化未降低；H、I、J. 延迟期：病灶仍呈稍高密度影，病灶底部胆囊壁不规则轻度增厚

☀ 手术所见：病灶大小为1.5 cm×2 cm×3 cm。

　　诊断：胆囊管状腺瘤，局部癌变侵犯肌层。

第二节　胆囊腺肌增生症

　　胆囊腺肌增生症（adenomatous hyperlasis of gallbladder）是一种导致胆囊壁增厚的良性疾病，常伴有胆囊炎及胆囊结石。病因不明，与胚胎期胆囊芽囊化不全；胆囊动力学障碍导致胆囊内压力升高，使黏膜深入黏膜下层及肌层，形成罗-阿窦；胆囊炎症长期刺激造成胆囊异位上皮生长等有关。

　　（一）病理表现

　　胆囊黏膜层和肌层增生肥厚，囊腔缩小，罗-阿窦明显增多、扩大，并穿入肌层，形成壁内假憩室。按病变范围分为弥散型、节段型及基底型3型。弥散型较少见，病变可累及整个胆囊；节段型较常见，主要累及胆囊体部，呈环状或半环状；基底型最多见，位于胆囊底部，形成局限性增厚

332

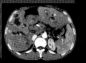

（二）临床表现

以女性多见，因常伴有胆囊炎及胆囊结石，所以三者的症状相似，无特异性，诊断主要依据影像学诊断。

（三）影像学表现

1. CT 弥散型表现为胆囊壁弥漫性增厚，胆囊腔明显缩小，胆囊壁内腔面及浆膜面光整，肝胆分界清楚；增强扫描胆囊黏膜层及黏膜下层先强化，门静脉期及延迟期强化范围逐渐扩大。基底型表现为胆囊底部局部增厚，呈"小帽状"，基底型与节段型病变区强化表现与弥散型相似。

2. MRI 可显示胆囊壁增厚范围及罗-阿窦，罗-阿窦可表现为增厚胆囊壁内的小憩室；胆囊底部帽状增厚，内侧见脐样凹陷；增厚胆囊壁内侧缘呈锯齿状，即未完全突入肌层的罗-阿窦，伴或不伴小囊状改变。在T$_2$WI上罗-阿窦表现为增厚的胆囊壁内见小点状或小囊状高信号影，为其典型表现。在薄层MRCP上罗-阿窦表现为胆囊周围分布的小点状及小囊状高信号影。

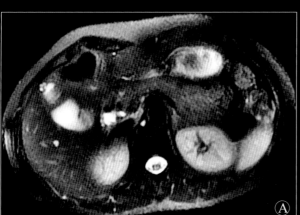
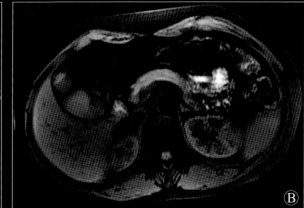
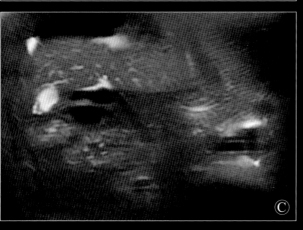
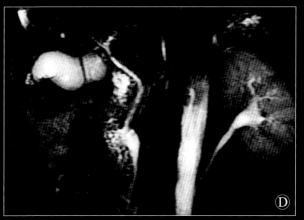

图 6-2-1 胆囊腺肌增生症MRI检查

A. T$_2$WI：胆囊壁稍增厚，底部见帽状突出影，呈较高信号小结节影；B. T$_1$WI：帽状结构呈高信号；C. MRCP（薄层）：清楚显示胆囊底帽状结构；D. MRCP：胆囊底多发性小结节状稍高信号影

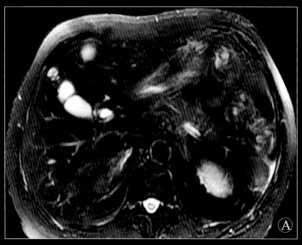

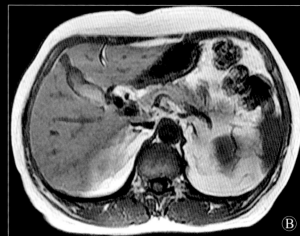

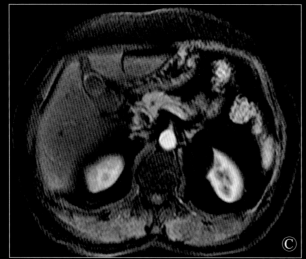

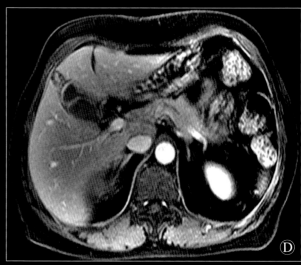

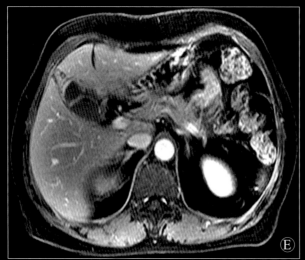

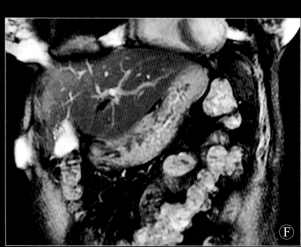

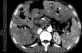

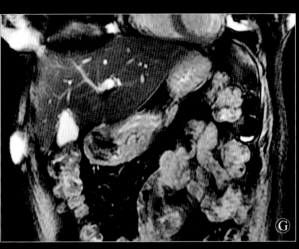

图 6-2-2　胆囊腺肌增生症MRI检查

A. T$_2$WI：胆囊壁稍增厚，底部见帽状突出影，呈较高信号，信号欠均匀；B. T$_1$WI：帽状结构呈低信号；C. 动脉期：帽状结构可见轻度不均匀强化；D. 门静脉期：病灶进一步强化；E. 延迟期：病灶强化范围更大；F、G. 冠状位：胆囊周边见多发性小结节状稍高信号影，边缘模糊

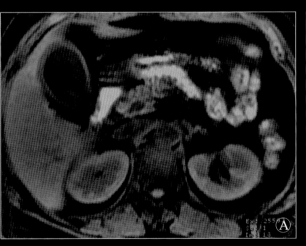

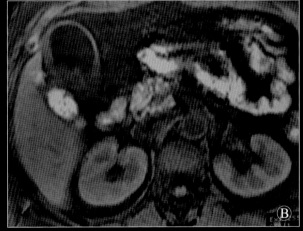

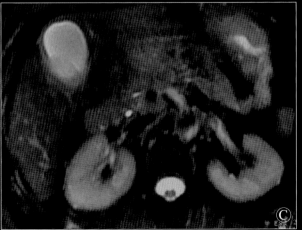

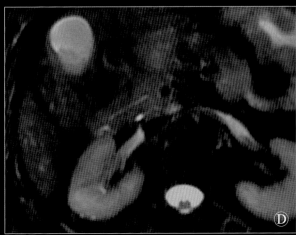

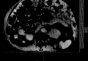

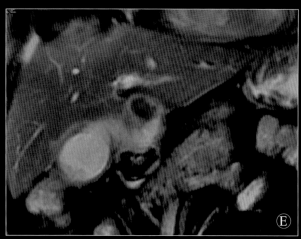

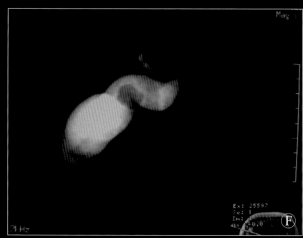

图 6-2-3　胆囊底部腺肌增生MRI检查（胆囊炎，胆结石）

A、B. T₁WI：胆囊扩张，壁增厚，底部壁增厚更明显，呈结节状稍高信号影，边界不清；C、D. T₂WI：病灶呈相对略低信号影；E. 薄层MRCP：壁不均匀增厚，底部见不规则结节状略低信号，颈体部见颗粒状低信号影；F. MRCP：胆囊扩张，底部信号欠均匀，颈体区见颗粒状低信号影，肝内外胆管无扩张

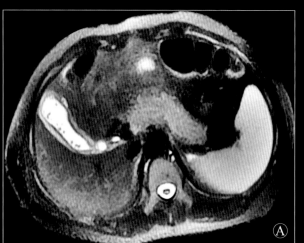

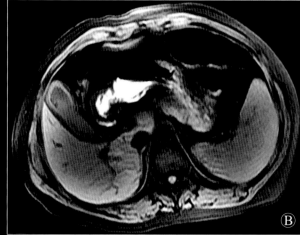

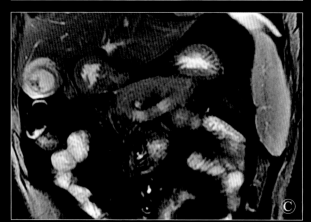

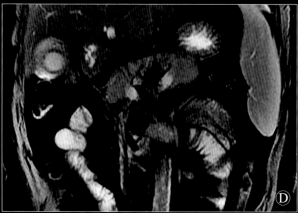

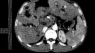
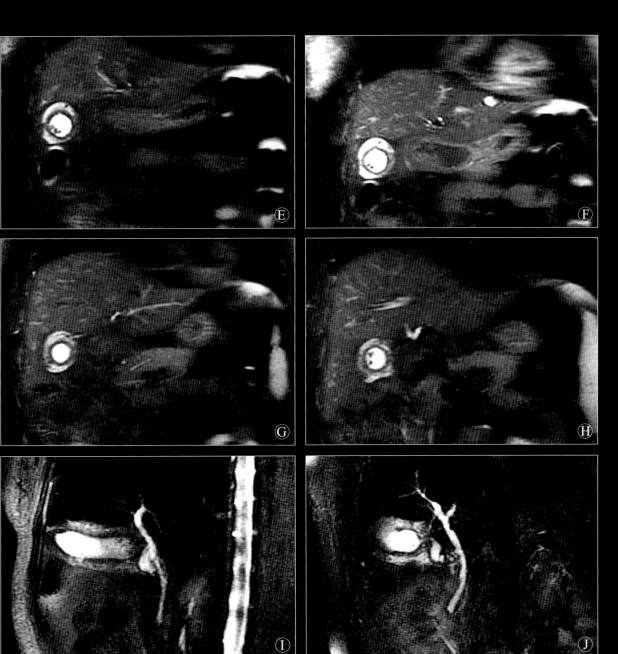

图 6-2-4　胆囊腺肌增生MRI检查（胆囊炎，多发性结石）

A．T$_2$WI：胆囊壁增厚，其内可见细小低信号结节，腔内可见多发性小结节充盈缺损（结石）；B．T$_1$WI：胆囊壁增厚；C、D．冠状位（厚层）胆囊壁及囊腔内见多发性小结节低信号影；E、F、G、H．冠状位（薄层MRCP）：胆囊壁不均匀增厚，见多发性细小结节影；I、J．MRCP：胆囊扩张，整个胆囊壁多发性细小低信号结节

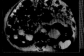
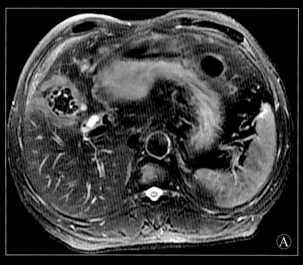

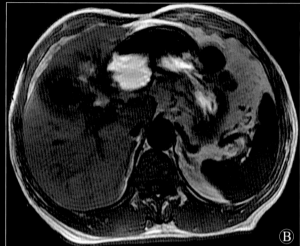

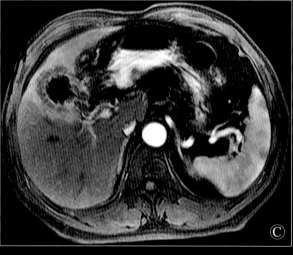

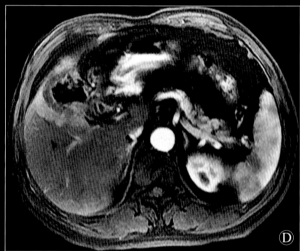

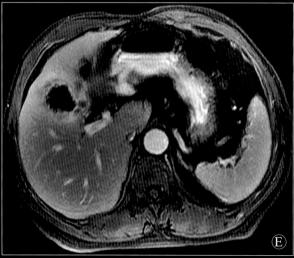

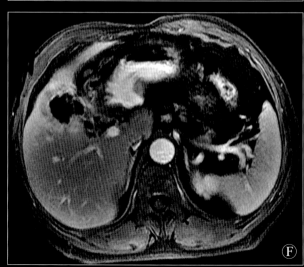

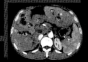

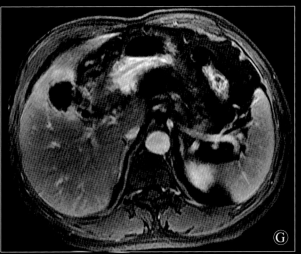
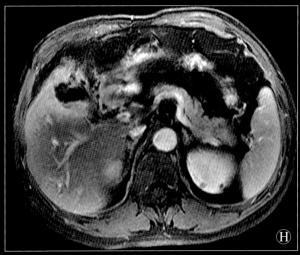

图 6-2-5　胆囊腺肌增生MRI检查（慢性胆囊炎，多发性结石）

A. T$_2$WI：胆囊壁增厚呈稍高信号，边缘尚清楚，颈部胆囊壁内见一约1 cm小圆形较高信号，腔内可见多发性小结节充盈缺损（结石）；B. T$_1$WI：胆囊壁呈稍低信号；C、D. 动脉期：胆囊壁无明显强化，周围肝脏轻度强化；E、F. 门静脉期：胆囊壁轻度强化；G、H. 延迟期：胆囊壁进一步强化，与肝脏分界不清；壁内小结节始终无强化（腺肌增生）

☀ 病理表现：胆囊壁厚0.5 cm，黏膜粗糙，切面见灰白色结节，有蜂窝样囊腔含少许黏液。

病理诊断：慢性胆囊炎，腺肌增生。

339

第三节　胆管腺瘤

胆管腺瘤（bile duct adenoma）分肝内胆管腺瘤和肝外胆管腺瘤。

肝内胆管腺瘤是发生于肝脏的少见良性肿瘤，病灶由形态正常的小胆管或类似胆管的多个腺体样结构组成，可能是肝细胞损伤引起的局部炎症及小胆管反应性增生所致。

（一）病理表现

肝内胆管腺瘤以单个小结节为主，多数<1.0 cm，多位于肝包膜下，白色或灰白色，呈圆形或卵圆形，质较硬，边界清晰，无真性包膜。病变以小胆管密集分布于纤维性间质内为特点，小胆管大小较一致，小胆管呈圆形或弯曲状，胆管腔内含有黏液，而无胆汁。肝内胆管腺瘤生长缓慢，可因透明变形成瘢痕。

病理上分为3种类型：管状腺瘤、乳头状腺瘤及管状乳头状腺瘤。

（二）临床表现

肝内胆管腺瘤发病年龄1.5～99岁，平均55岁，男女无明显差别，无特殊症状及体征。但有癌变报道，故应手术治疗。

肝外胆管腺瘤发现率极低，多为单发性，最常见于胆管远端1/3，近壶腹部，肿瘤向胆管内生长，多<1.0 cm，可造成胆管不同程度狭窄，临床上出现胆道梗阻症状。

（三）影像学表现

CT或MRI可显示胆管扩张，增强见胆管内软组织密度影轻度强化。MRCP可见胆管树明显扩张，胆管内锯齿状充盈缺损，胆管内团块导致的胆管完全或部分梗阻。

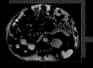
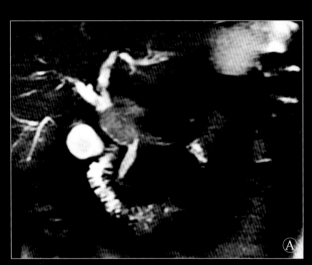

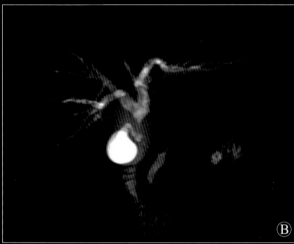

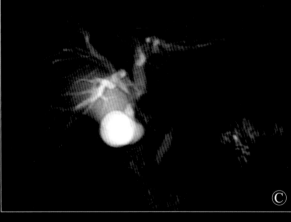

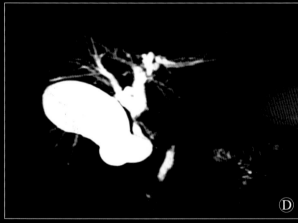

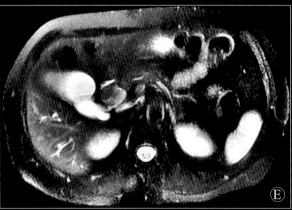

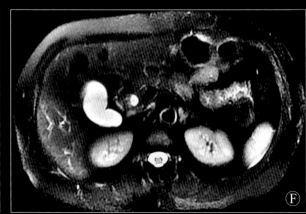

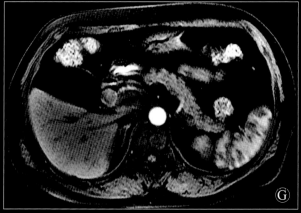
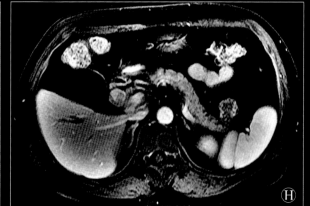
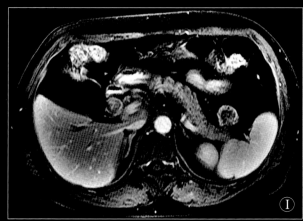

图 6-3-1 肝外胆管乳头状腺瘤MRI检查

A. MRCP薄层：肝外胆管上段局部囊状扩张，其内见边界欠清的软组织信号影；B、C、D. MRCP：肝外胆管上段低信号充盈缺损影，局部管壁显示不清，肝内胆管扩张，胆总管下段稍增粗；E、F. T₂WI：肝外胆管走行区见结节状高信号影，边界不清，胆管壁显示不清；G. 动脉期：病灶轻度强化；H、I. 门静脉期和延迟期：与动脉期相似

☀ 患者女性，55岁。不明原因反复发作的黄疸、腹泻和高热，抗感染后可缓解而入院。术中：肝门部以下至胆囊管平面以上胆总管内可及质地较软的肿瘤，呈灰白色，内充满黏液及息肉样物质。病理表现：肿块由乳头状腺管构成，向腔内生长，腺管排列密集，细胞多层排列，核大小不一，深染。

病理诊断：乳头状腺瘤，高级别上皮内瘤变。

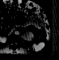

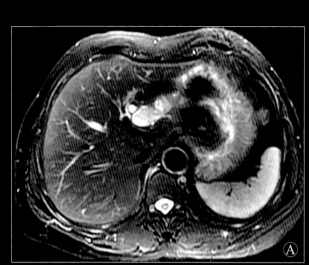

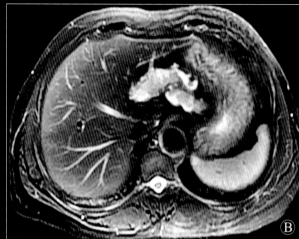

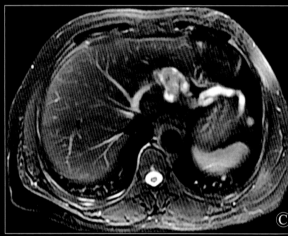

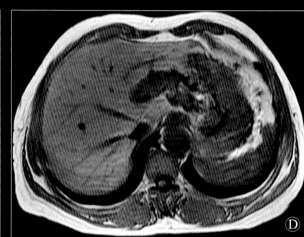

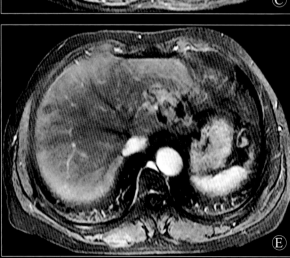

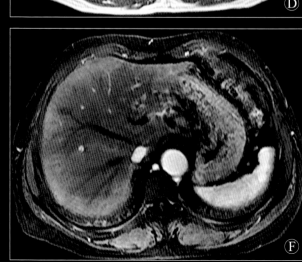

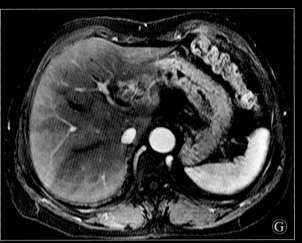

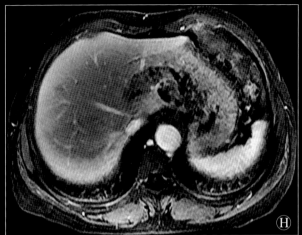

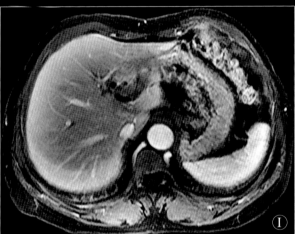

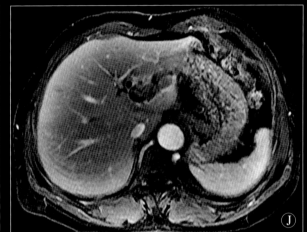

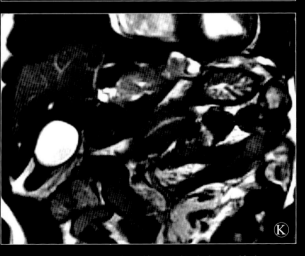

图 6-3-2 左肝内胆管乳头状腺瘤MRI检查

A、B、C. T$_2$WI：左肝内胆管明显扩张，粗细不均，其内见不规则软组织信号影；D. T$_1$WI：病灶呈低信号影，边界不清；
E、F、G. 动脉期：病灶明显强化；H、I. 门静脉期：强化减退呈低信号；J. 延迟期：与门静脉期表现类似；K. 冠状位：左肝内
胆管明显扩张伴软组织信号影

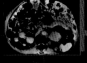

☀ 患者女性，61岁。体检发现。术中：左外叶2个肿瘤，大小4 cm×6 cm，4 cm×5 cm，远端胆管呈串珠样扩张。

病理诊断：胆管乳头状腺瘤。

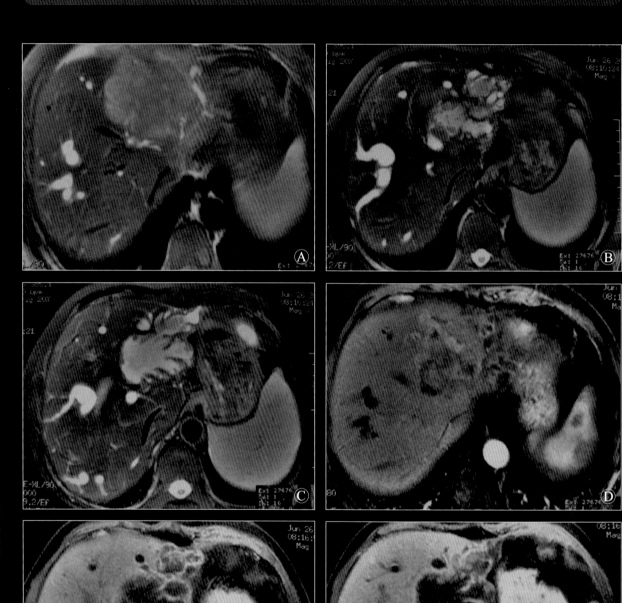

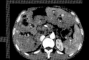

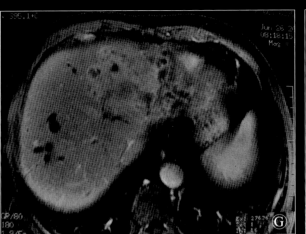

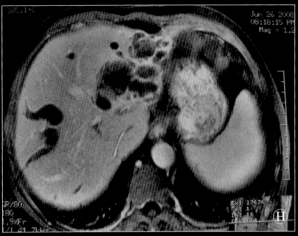

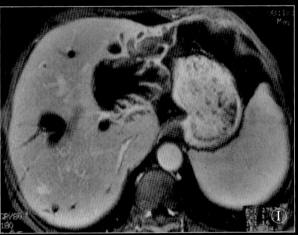

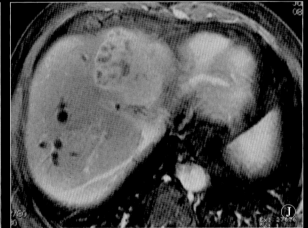

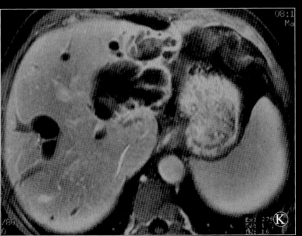

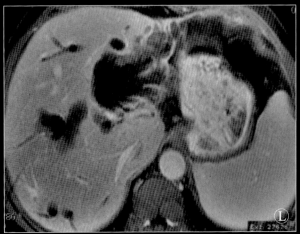

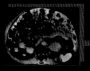
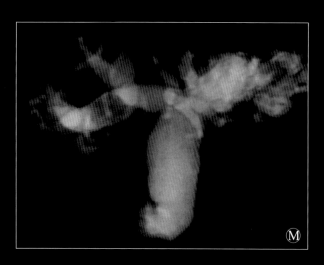

图 6-3-3　左肝内胆管乳头状腺瘤伴肝内外胆管多发性结石MRI检查

A、B、C. T₂WI：肝内胆管明显扩张，左肝内胆管更明显，信号不均匀，左肝尚见一团块状高信号影，边界不清；D、E、F. 动脉期：病灶不均匀强化，管壁亦明显强化；G、H、I. 门静脉期：与动脉期相仿；J、K、L. 延迟期：病灶及左肝胆管壁持续强化；M. MRCP：肝内外胆管明显扩张，左肝胆管信号不均匀，右肝胆管内见数枚颗粒状低信号影

患者女性，65岁。有胆囊切除史，CA-19-9：88.3 U/ml。术中：胆管明显扩张，含大量胶冻样瘤组织，肿瘤约5 cm。

病理诊断：肝左叶乳头状腺瘤，伴低级别上皮内瘤变，右肝管结石。

本例在影像学上与胆管癌鉴别困难。

第四节　胆管错构瘤

胆管错构瘤是胚胎时期肝内细小胆管发育障碍所致的良性疾病。

（一）病理表现

病灶呈囊性，囊壁由胆管上皮构成，周围绕以纤维结缔组织。病灶以多发常见，分布多样，弥漫性分布多见，形态各异，以菱形及多角形多见，圆形少见，这是由于囊壁结构特殊扩展受限所致。

（二）临床表现

无临床表现，常于体检、手术或尸检时偶然发现。

（三）影像学表现

1. CT　平扫为肝内多发小囊状低密度灶，形态各异，增强后无强化。

2. MRI　在T₂WI表现为相对高信号，边界较为清楚；T₁WI呈低或略低信号；FIESTA序列反应体系内T₂与T₁比值的大小，具有一定的特点。因为病灶大小不同，其内胆汁浓度不同，而表现为强度不同的高信号影，大病灶因囊腔大其内胆汁浓度低，表现为较高信号，而小病灶内胆汁浓度高或因部分容积效应，表现为低或无信号。MRCP有助于胆管错构瘤与Caroli病相鉴别，胆管错构瘤与胆管树不相通，而Caroli病囊肿与胆道相通。

胆管错构瘤尚需与肝内多发囊肿相鉴别。肝内多发囊肿表现为圆形或类圆形，张力高，边界清楚，密度或信号强度相同；而胆管错构瘤常形态各异，边界亦欠清晰，各病灶密度或信号强度不一致。

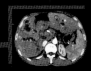

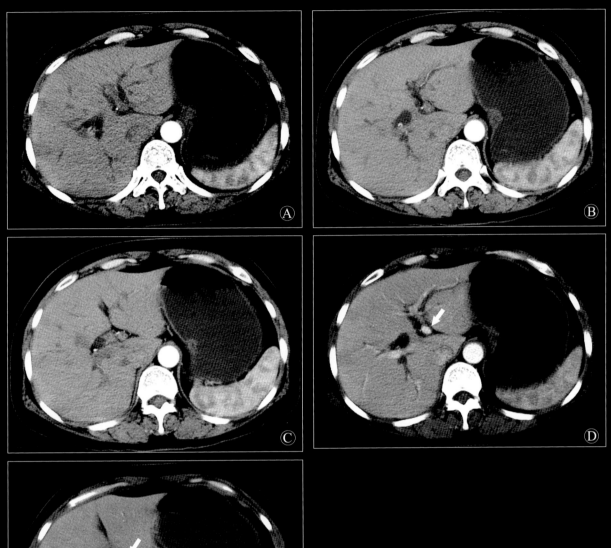

347

图6-4-1 肝门部胆管错构瘤CT检查

A、B、C. 动脉期：肝内胆管轻度扩张，呈条带状低密度影，肝门部可见小结节轻度强化影；D、E. 门静脉期：胆管边界显示更清楚，肝门部小结节仍呈高密度（箭头）

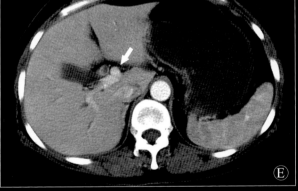 患者女性，50岁。不明原因腰背部疼痛。发现肝门部梗阻，肝门部胆管癌可能。手术：肝门部不规则肿块，质地中等（如触鼻尖），大小1cm。病理表现：胆管肿块组织由排列密集的胆管或管周腺体构成，部分腺管呈囊状扩张，细胞立方或柱状，核圆形或卵圆形，无异型，管周腺体增生活跃，向肌层延伸。

病理诊断：肝门部胆管错构瘤。

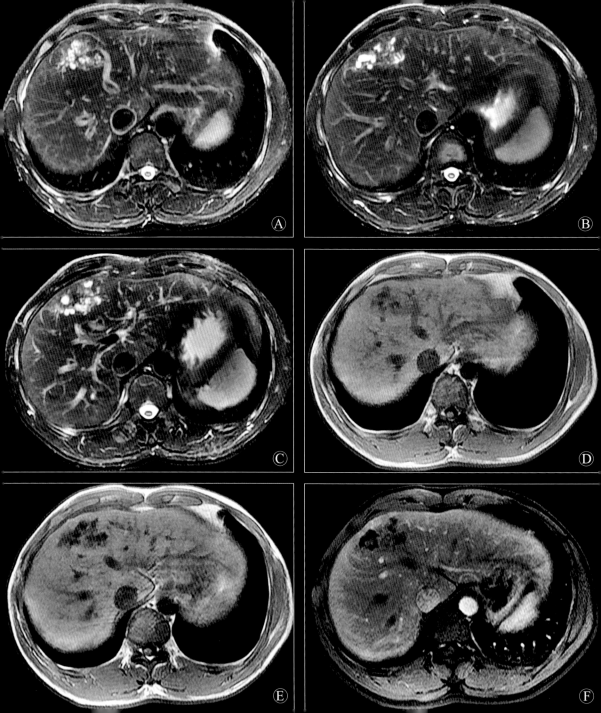

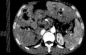

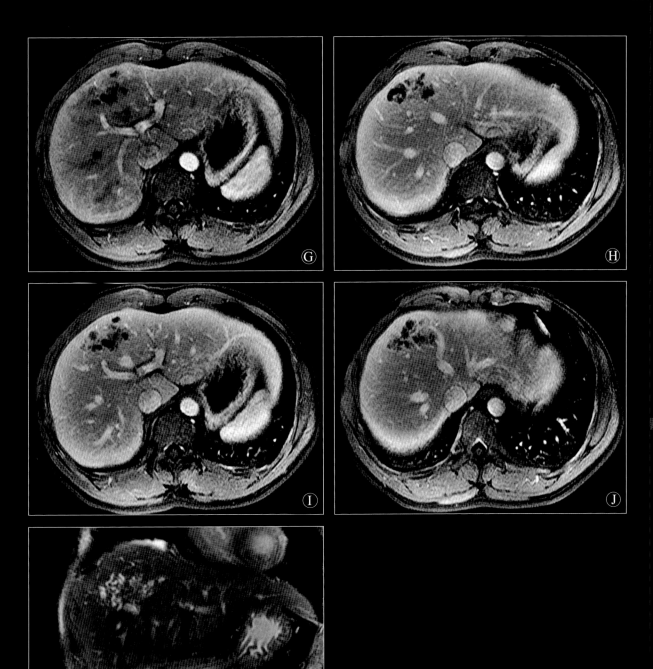

图 6-4-2 中肝叶胆管错构瘤MRI 检查

A、B、C. T$_2$WI：中肝叶见一密集分布的多发小囊状高信号区，形态各异，边缘模糊；D、E. T$_1$WI：病变区呈多囊状低信号区，信号欠均匀；F、G、H. 门静脉期：病变区未见明显强化；I、J. 延迟期：病变区低信号小囊影边界显示更清楚；K. 冠状位：病变区呈不均匀高信号；各期均无强化

☀ 患者男性，35岁。体检发现肝占位入院。超声检查：中肝叶高回声结节，边缘不清，回声不均，其旁胆管轻度扩张。术中：中肝叶不规则囊性肿块，质地较肝组织稍硬，边界不清。切开肿块见瘤内充满囊状扩张的肝内胆管，最粗直径达1 cm，内可见浅黄色胆汁样液体。病理所见：肿瘤呈灰白色囊性结节，无包膜。病灶由大小不等囊性扩张的增生性胆管构成，衬覆单层扁平上皮，管壁胶原纤维结缔组织增生，管壁慢性增厚。

诊断：中肝叶胆管错构瘤。

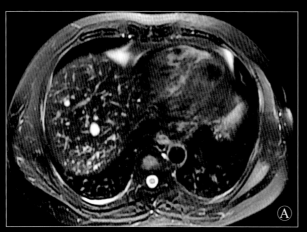

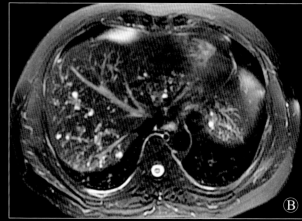

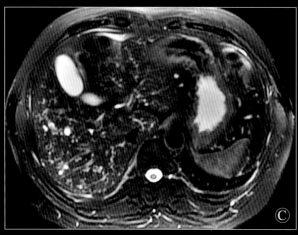

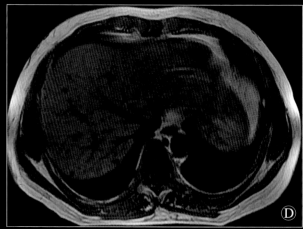

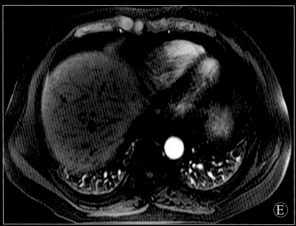

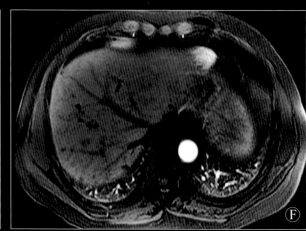

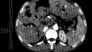

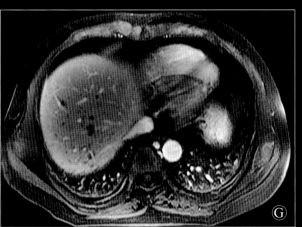
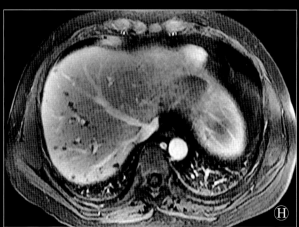
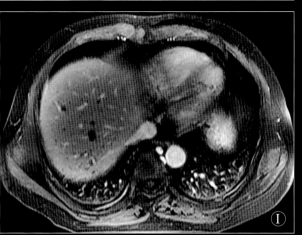
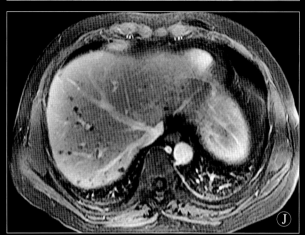

图6-4-3　肝脏多发性微小胆管错构瘤MRI检查

A、B、C. T₂WI：肝内左右叶见多发细小和微小的小圆形和不规则形的高信号影，信号强度不同，边缘稍模糊，病灶有沿胆管分布的趋势；D. T₁WI：肝内见多发大小不一的小圆形低信号影；E、F. 动脉期：病灶未见明显强化；G、H. 门静脉期：病灶亦未见强化；I、J. 延迟期：病灶仍无强化，边界显示更清楚

> 🔆 鉴别诊断：多发性肝囊肿和肝念珠菌病均可呈多发性小囊状表现。前者多呈圆形或卵圆形，边缘较清楚锐利；后者有临床病史可资鉴别。

第五节　先天性胆管囊肿

先天性胆管囊肿是指胆管的先天性扩张。先天性胆管囊肿可分为5型：Ⅰ型为胆总管囊肿，Ⅱ型为胆总管憩室，Ⅲ型为十二指肠壁内段胆总管囊状扩张，Ⅳ型为肝内外胆管多发囊肿，Ⅴ型为肝内胆管多发囊肿，即Caroli病。临床上以Ⅰ型和Ⅳ型多见。

先天性胆管囊肿的病因仍不清楚，可能为胚胎期胆管发育不良，胆管上皮空泡化，局部薄弱，继发性后天胆管梗阻，导致胆汁淤积，胆管壁发生纤维化而丧失弹性，当压力升高时胆管扩张而形成囊肿。或因胰胆管汇合的异常和过长的共同通路，不受括约肌控制以致胰液逆流入胆管，发生反流感染，上皮剥脱，胆管壁变薄，最终囊性变。

一、Ⅰ~Ⅳ型先天性胆管囊肿

（一）临床表现

临床以上腹痛、上腹部包块、黄疸三联症多见。病因不同可产生不同的临床表现，未成年人以典型症状为主，这可能是未成年人从出现症状到确诊时间明显短于成年人的原因。另外，成年人中胆汁胰淀粉酶大部分增高，说明成年人先天性胆管囊肿与胰胆管连接异常有关。由于胰胆反流致病变需时较长，患者主要表现为上腹痛，是成人最常见的临床表现，当合并结石和感染时才表现黄疸和发热。

先天性胆管囊肿还可能癌变。国内外报道癌变率为2.5%～17.5%，癌变率与年龄有关，胰液的反流认为是胆管癌变的重要原因。

（二）影像学表现

先天性胆管囊肿的影像表现：肝外胆管扩张表现为胆管囊状或梭形扩张，憩室表现为胆管一侧壁袋状突出；肝内胆管扩张则表现为阶段性柱状扩张或串珠状。增强检查肝内胆管囊肿内可见强化的门静脉影，称为"中心点征"。胆管囊肿可合并结石，癌变时多见肿块影。

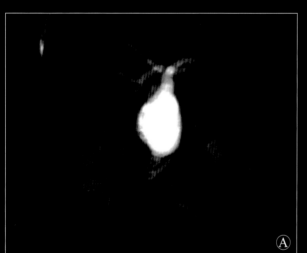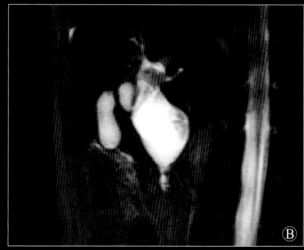
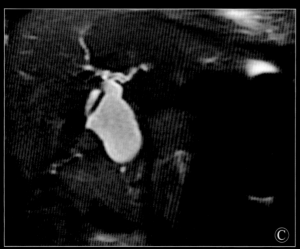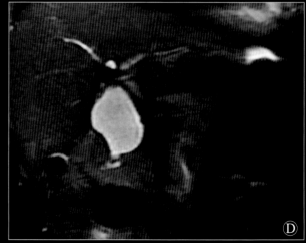

图 6-5-1　先天性胆总管囊肿伴结石MRCP检查

A、B. MRCP（不同角度）：肝外胆管明显囊状扩张，信号不均匀，内有充盈缺损影，胆囊、肝内胆管及胰管正常；C、D. MRCP薄层：清楚显示扩张的肝外胆管

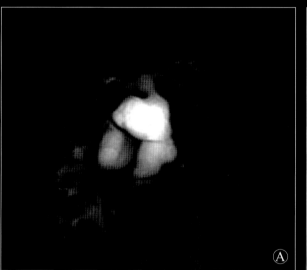

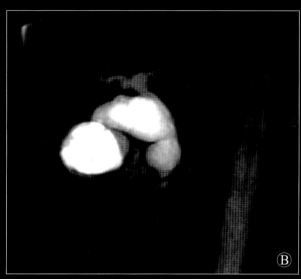

353

图 6-5-2 先天性胆总管囊肿MRCP检查

A、B. MRCP（不同角度）：肝外胆管明显不规则囊状扩张，信号均匀，胆囊、肝内胆管及胰管正常

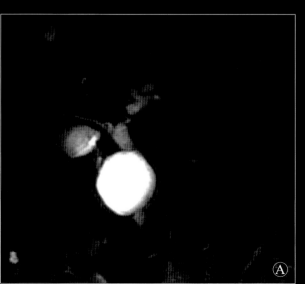

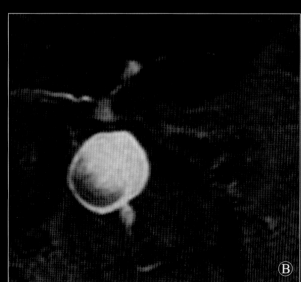

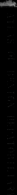

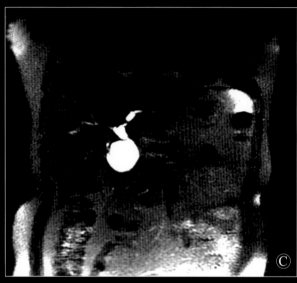

图 6-5-3 胆总管中段囊肿MRCP检查

A、B、C. （B、C为薄层）MRCP：胆总管中段局部囊状扩张，壁稍增厚，其上下胆管无扩张

354

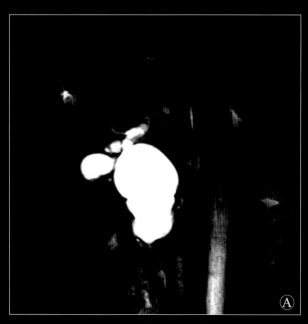

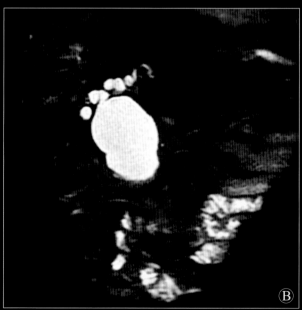

图 6-5-4 胆总管囊肿MRCP检查

A. MRCP：左右肝管及肝外胆管明显囊状扩张，粗细欠均匀，信号尚均匀，肝内胆管无扩张，胆囊形态正常；B. 薄层
MRCP：显示囊壁光滑

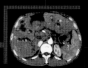

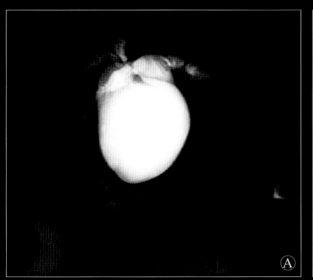

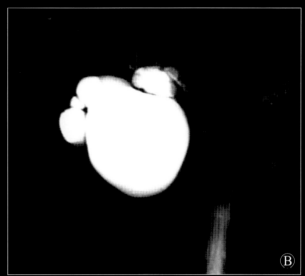

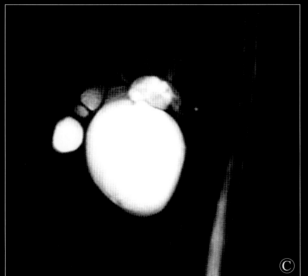

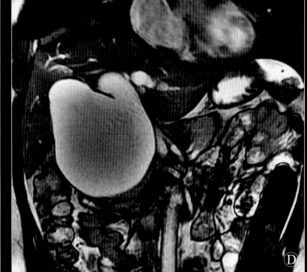

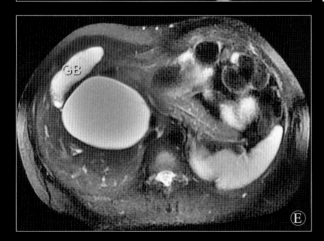

图 6-5-5 肝外胆管囊肿伴结石MRCP检查

A、B、C. MRCP：不同角度显示胆总管明显囊状扩张，其内见一颗粒状低信号影，其上肝内外胆管轻度扩张，胆囊不大；D. 冠状位：显示扩张的胆管；E. 横轴位T$_2$WI：显示扩张的胆管和胆囊

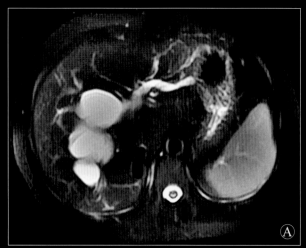

356

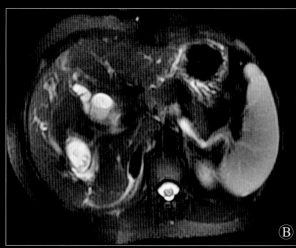
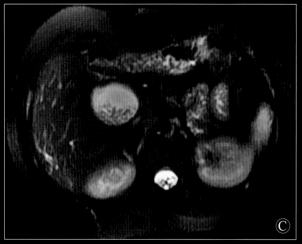
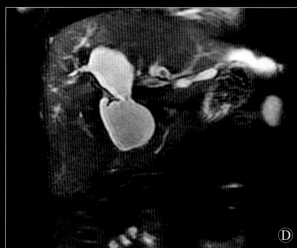
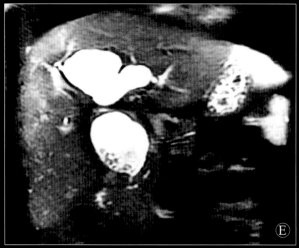
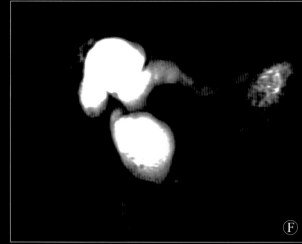

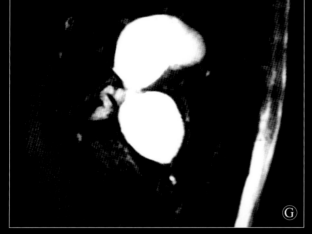

图 6-5-6　肝内外胆管囊肿伴结石的MRCP检查

A、B、C. T_2WI：肝内胆管扩张，右肝内胆管扩张更明显，局部呈囊状扩张，肝外胆管增粗，扩张胆管内见颗粒状低信号影；D、E. 薄层：肝内外胆管明显扩张，局部呈囊状，扩张胆管内见多发颗粒状低信号影；F、G. MRCP：肝内外胆管扩张，局部扩张明显呈囊状，扩张肝外胆管内可见颗粒状低信号影

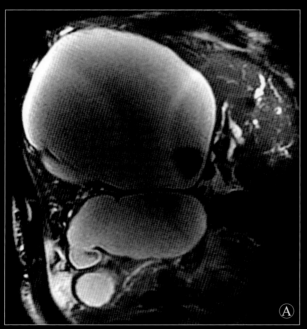

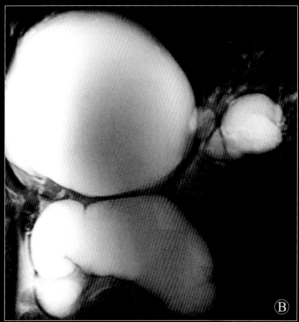

图 6-5-7　肝内外巨大胆管囊状扩张MRI检查

A、B. MRCP：肝内外胆管扩张十分显著，其内可见充盈缺损的结石影

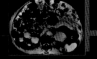

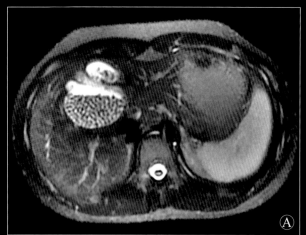

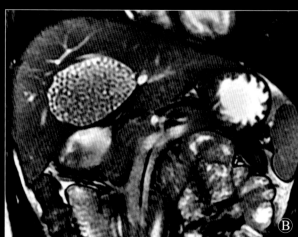

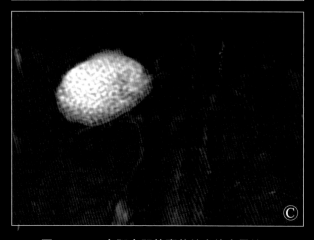

358

图 6-5-8   右肝内胆管囊状扩张伴大量结石MRI+MRCP检查

A. T$_2$WI：显示右肝管区域囊状高信号区，其内见多发细颗粒状低信号影；B、C. 冠状位+ MRCP：显示右肝区囊状高信号影，其内伴弥漫分布的细颗粒状低信号影，左肝及肝外胆管无扩张

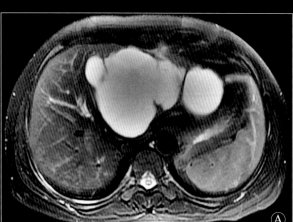

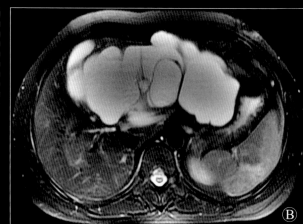

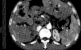

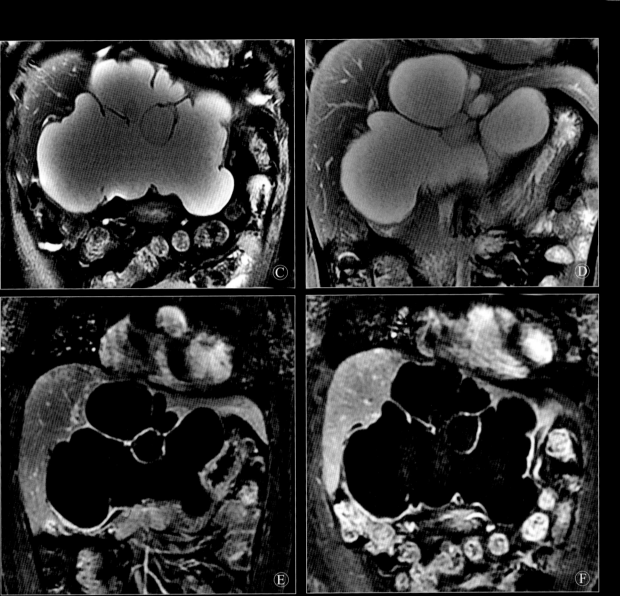

359

图 6-5-9　左肝管及胆管囊肿MRI检查

A、B. T_2WI：左肝胆管明显扩张，呈巨大不规则囊状极高信号，信号均匀；C、D. 冠状位：左肝见巨大不规则囊状极高信号影，呈多囊状，互相相通；E、F. MRA：囊壁及其内分隔轻度强化

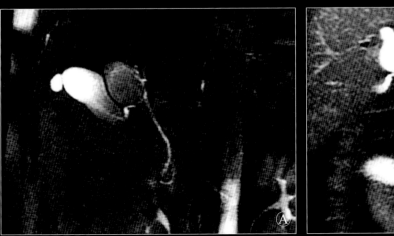

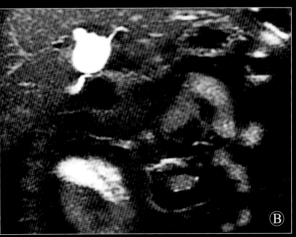

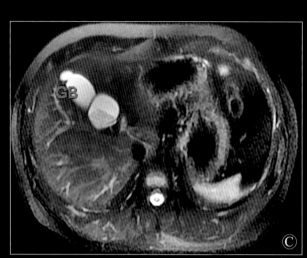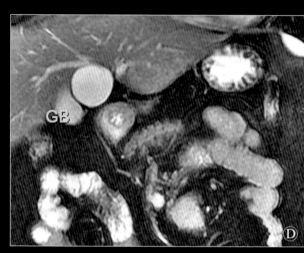

图 6-5-10　右肝管胆管囊肿MRI检查

A、B. MRCP：显示右肝区一囊状较高信号影，左肝及肝外胆管无扩张；C. T₂WI：显示病灶呈不均匀高信号影，呈分层状；D. 冠状位：显示右肝区一囊状较高信号影，信号欠均匀，与周围胆管相通（GB：胆囊）

二、Caroli病

Caroli病为肝内胆管多发囊肿，即先天性胆管囊肿的Ⅴ型，Caroli于1958年首先报道。该病与先天性肝纤维化同时出现时则称为Caroli综合征，均属先天性常染色体隐性遗传病，可伴常染色体显性或隐性多囊肾。Caroli病分为两型：单纯型（Ⅰ型）和汇管区纤维化型（Ⅱ型）。I型为肝内胆管囊状扩张，常合并胆管炎和胆道结石，无肝硬化及门脉高压；II型少见，为汇管区纤维化而导致肝硬化和门静脉高压，不伴胆管炎和胆道结石。

（一）病理表现

病变以肝内胆管树的多发囊状扩张为特征，扩张的胆管与肝内胆管分支相连通。可同时伴有肝内胆管结石。合并肝硬化者则出现肝脏形态、大小异常和门静脉高压的表现。

（二）临床表现

男性多见。好发年龄为21～49岁。长期胆汁淤积致胆石形成及胆道感染后可腹痛、畏寒、发热及间歇性黄疸等。

（三）影像学表现

1. CT　肝内散在大小不等的囊状低密度病灶，CT值接近水，病灶之间可见小的胆管相连。低密度病灶内可有小点状高密度影，增强后小点状影强化明显高于肝实质，为肝内门静脉的分支，即特征性的"中心点征"。Ⅰ型病灶内可伴高密度结石影。Ⅱ型显示多发性囊肿多位于肝门附近，可见肝硬化和门静脉高压的CT表现。

2. MRI　肝内胆管囊状扩张呈边界清楚的近似于水的T₁WI低信号、T₂WI均匀较高信号影，病灶内的门静脉分支为流空信号；增强后扩张的胆管无强化，其内的门静脉分支呈点样或索条样强化。MRCP能清楚地显示囊状扩张的胆管与正常胆管相通。

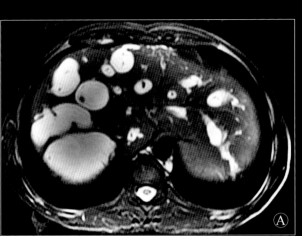
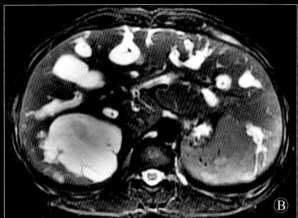
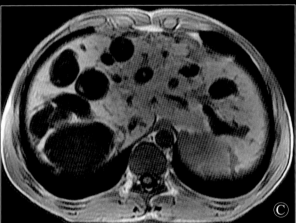
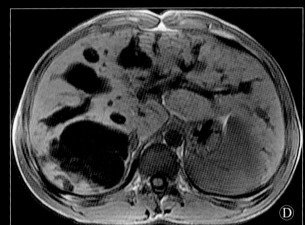

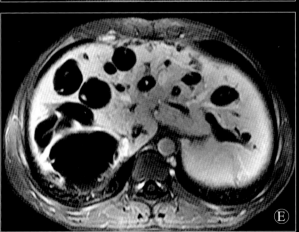
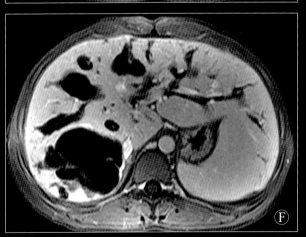

图6-5-11 肝脏Caroli 病MRI 检查

A、B. T₂WI：肝内多发条带状及不规则囊状高信号影，部分病灶内见点状流空门脉分支血管影；C、D. T₁WI：肝内多发不规则囊状低信号影，与水信号相似，边界清楚，信号欠均匀，在T₂WI上囊内点状低信号影，T₁WI上呈高信号影；E、F. 门静脉期：扩张胆管无强化，囊内见点状及索条样强化影，为门脉分支强化影，即"中心点征"

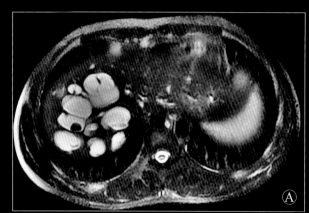

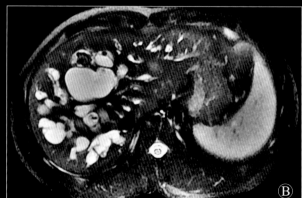

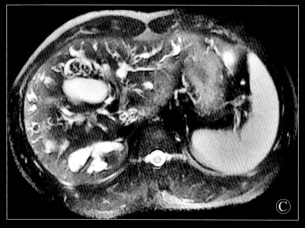

图6-5-12　肝脏Caroli 病伴结石MRI检查

A、B、C. T₂WI：肝内胆管明显扩张，呈条带状及囊状高信号影，信号不均匀，扩张胆管内见多发大小不等的颗粒状低信号影，为结石

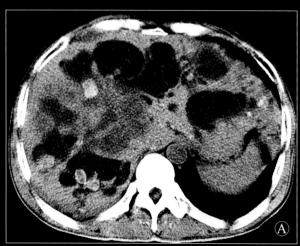

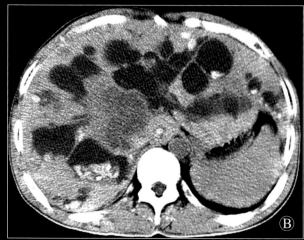

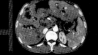

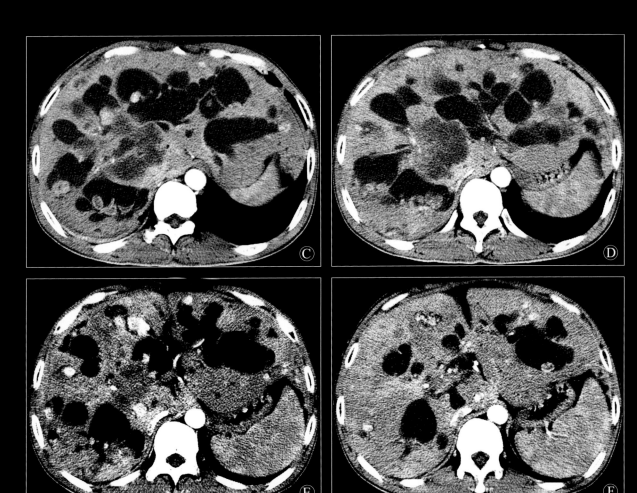

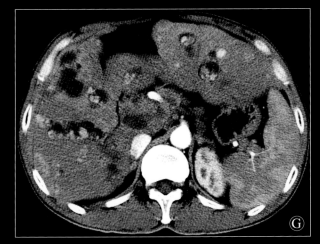

图 6-5-13　肝脏Caroli病伴大量结石CT检查

A、B. 平扫：肝内胆管明显扩张，粗细不均匀，远端胆管内见多发颗粒状高密度影，右肝近肝门见一不规则块状低密度影，边缘模糊；C、D、E、F、G. 动脉期：胆管及其内致密影边界显示更清楚

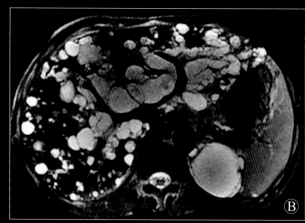

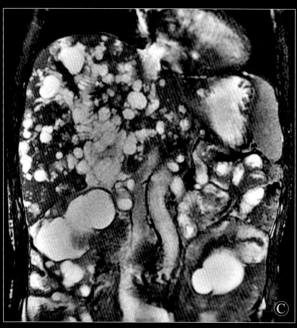

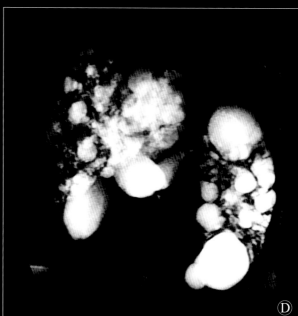

图6-5-14　肝脏Caroli 病伴肾囊肿的MRI 检查

　　A、B. T_2WI：肝内多发大小不等的类圆形极高信号影，信号均匀；并可见肝内胆管明显扩张，呈条带状高信号影；C、D. 冠状位：显示肝内多发性囊肿与胆管相通。双肾也可见囊状影

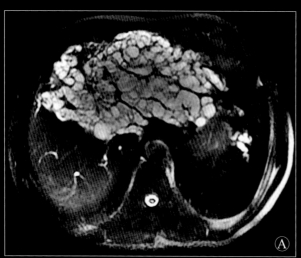

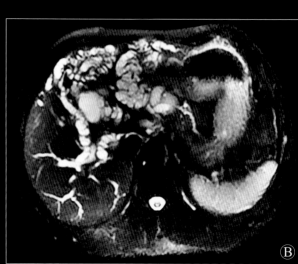

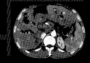
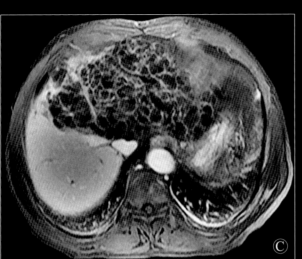

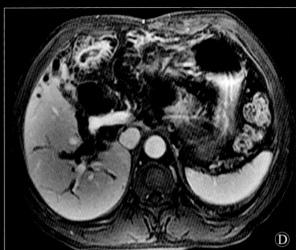

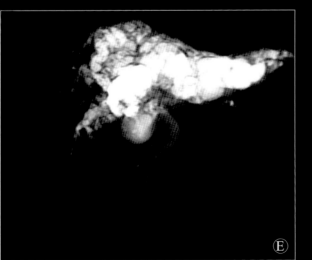

图6-5-15 肝脏Caroli 病伴肾囊肿的MRI 检查

A、B. T₂WI：左肝内胆管呈条带状、串珠状极高信号影；C、D. 门静脉期：扩张的胆管呈低信号；E. MRCP：左肝内胆管扩张呈伞状，胆囊、肝外胆管及胰管均正常